Sening/Wintersberger
Pflegeleitfaden
Rehabilitative Methoden

Heinrich Sening
Claudia Wintersberger

Pflegeleitfaden

Rehabilitative Methoden

Mit 49 Fotos, 43 Zeichnungen
und 49 Tabellen

Urban & Schwarzenberg
München–Wien–Baltimore

Anschrift der Herausgeber:
Claudia Wintersberger
Brodersenstraße 95
81929 München

Heinrich Sening
Hamannstraße 11
81739 München

Programmleiterin: Annette Heuwinkel
Lektorin: Birgit Ruf
Herstellerin: Christine Jehl
Zeichner: Jörg Mair
Abbildungsnachweis im Anhang des Buches
Umschlaggestaltung: Parzhuber & Partner, München

Die Deutsche Bibliothek – CIP-Einheitsaufnahme

Pflegeleitfaden Rehabilitative Methoden : mit Tabellen / Heinrich Sening ;
Claudia Wintersberger. – München ; Wien ; Baltimore :
Urban und Schwarzenberg, 1998
ISBN 3-541-22711-7

Satz: Design-Typo-Print GmbH, Ismaning
Druck: Appl, Wemding
Bindung: Monheim, Monheim
Printed in Germany

ISBN 3-541-22711-7

Gedruckt auf chlorfrei gebleichtem Papier

Vorwort der Herausgeber

Die Idee und Vorbereitungen zu diesem Pflegeleitfaden sind während unserer zweijährigen Weiterbildung zur Fachpflegekraft für Rehabilitation entstanden. Gemeinsam mit anderen langjährig erfahrenen und kompetenten Pflegekräften aus der Rehabilitation haben wir versucht, die wichtigsten Aspekte der rehabilitativen Pflege schwerpunktmäßig und praxisorientiert darzustellen. Somit kann dieser Pflegeleitfaden als Nachschlagewerk für erfahrenes Pflegepersonal dienen bzw. interessierten Pflegekräften aus den unterschiedlichen Fachrichtungen die rehabilitativen Möglichkeiten und Methoden vorstellen und die Umsetzung in die Pflegepraxis erleichtern.

Wir möchten uns an dieser Stelle insbesondere bei Evi Baier bedanken, der Leiterin des Weiterbildungslehrganges, die uns zu diesem Buch ganz besonders ermutigt und uns als Mitautorin unterstützt hat. Durch ihr persönliches Engagement hat sie Entscheidendes für die Umsetzung des rehabilitativen Gedankens in der Pflege geleistet.

Für Beiträge zu diesem Buch bedanken wir uns bei Susanne Haake (Kap. 8) und bei Renate Mühlstraßer (Kap. 11). Für die fachliche Unterstützung und Durchsicht von Texten bedanken wir uns bei Conny Wenz, Anne Schellhorn, Franziska Karlbauer, Ursula Sondermann, Josef Pössl, Inge Schnell, Marianne Seidl, Udo Münßinger, Dr. Ralf Glindemann, Dr. Göde. Bei Frau Dauner, die uns als betroffene Angehörige über ihre unterschiedlichen Erfahrungen in verschiedenen Kliniken berichtete und uns wertvolle Anregungen für das Kapitel 1.4 geben konnte, möchten wir uns ganz herzlich bedanken.
Für die Unterstützung beim Fotografieren möchten wir uns bei Andreas Kastenbauer bedanken.

Unseren besonderen Dank verdient die Lektorin Birgit Ruf, die als Vermittlerin zwischen Autoren und Verlag eine hervorragende Arbeit und einen großen Beitrag zu dieser Ausgabe geleistet hat.

München, Sommer 1998

Heinrich Sening
Claudia Wintersberger

Geleitwort von Prof. D. Yves von Cramon

Anfang der 80er Jahre wurde auch hierzulande die medizinische und insbesondere die neurologische Rehabilitation als eine notwendige, bis dahin nicht genügend beachtete Aufgabe erkannt und entsprechende Einrichtungen geplant und aufgebaut. Dabei kam dem Freistaat Bayern eine viel beneidete Vorreiterrolle zu. Im Rückblick auf diese bewegende Zeit kann man doch wohl mit Recht feststellen, daß sich damals, gewiß begünstigt, aber nicht allein bedingt durch stabile politische, wirtschaftliche und soziale Verhältnisse in der alten Bundesrepublik, ein Bewußtseinswandel in der Gesellschaft vollzog, der in seinen Auswirkungen die Einstellung gegenüber chronisch Kranken im allgemeinen und gegenüber hirngeschädigten Menschen im besonderen nachhaltig verändert hat.

Die aus unserer leidvollen jüngeren Geschichte herrührende ideologische Feindseligkeit gegenüber der vom Schicksal schwer geprüften Menschengruppe chronisch Kranker konnte ebenso zurückgedrängt werden wie auch jener lähmende therapeutische Nihilismus, dem letztlich althergebrachte, aber unzutreffende Meinungen und insgesamt eine allgemeine Unwissenheit über die komplexen Zusammenhänge der Reorganisation von Hirnfunktionen zugrunde lag.

Die medizinische Rehabilitation ist heute ein fester, wohl nicht mehr wegzudenkender Bestandteil unseres Gesundheitssystems. Es ist unbestritten, daß diese Aufgabe ihrer Natur nach multiprofessionell ist und in einem Therapeutenteam mit flachen Hierarchien besonders gut zu funktionieren scheint. Mit anderen Worten, erfolgreiche rehabilitative Maßnahmen erfordern eine Gruppe von Kolleginnen und Kollegen, die in wechselseitigem fachlichem Respekt und in Anerkennung der jeweils spezifischen und daher unersetzlichen Rolle miteinander arbeiten. Dazu ist gewiß Wissen und handwerkliches Können vonnöten, aber gleichermaßen braucht es, um den betroffenen Menschen zu erreichen, menschliche Talente, wie sie eben nur die einzelne Therapeutenpersönlichkeit mitbringen kann. In dieser Sichtweise kommt den Pflegekräften stets eine zentrale Bedeutung zu. Die „Intimität“ und Intensität ihrer Begegnungen mit den Kranken eröffnen oftmals den direktesten und natürlichsten Weg zu deren inneren Nöten und Bedürfnissen.

Für jemand, der sich nun schon bald zwei Jahrzehnte mit den Fragen und Problemen der neurologischen Rehabilitation befaßt hat, ist es sehr befriedigend zu sehen, wie sich die Pflegeberufe in diesem Arbeitsbereich zunächst emanzipiert und dann zunehmend professionalisiert haben. Das vorliegende Buch ist ein schöner Beweis dafür, wie weit inzwischen die verschiedenartigen pflegerischen Konzepte und Methoden entwickelt wurden und welche Fülle empirischen Wissens sich angesammelt hat, das jetzt zu Recht einem größeren Leserkreis zugänglich gemacht werden soll.

Es ist zu hoffen und beinahe schon vorauszusehen, daß dieser Pflegeleitfaden ein Standardwerk für die in der medizinischen Rehabilitation tätigen Pflegekräfte werden wird. Daß Mitarbeiterinnen aus meiner „Münchner Zeit" an diesem Buch wesentlichen Anteil haben, erfüllt mich mit besonderer Freude und Dankbarkeit.

Prof. D. Yves von Cramon
Max-Planck-Institut für neuropsychologische Forschung
und Tagesklinik für kognitive Neurologie, Leipzig

Geleitwort von Dr. Ruth Schröck

In den letzten zwei Jahrzehnten hat sich ein Wandel in der Pflege in den deutschsprachigen Ländern Europas angebahnt, der zu einer Wiederbesinnung auf ihre primären Aufgaben geführt hat. Ohne Zweifel war die Pflege aus vielerlei Gründen in der zweiten Hälfte dieses Jahrhunderts in den Sog der stetig zunehmenden medizinischen Technologie geraten, die auch sicherlich mit zu dem Erfolg geführt hat, daß weitaus mehr Menschen schwere Krankheiten und Behinderungen überleben und vielen eine lange Lebensspanne gegönnt ist.
Doch in der Faszination der medizinisch-technischen Entwicklungen sowie mit dem Wissen, daß Ärzte und Ärztinnen diagnostische und therapeutische Verfahren in einem immer größeren Umfang an Pflegende delegierten, tendierten diese dazu, ihre eigenen pflegerischen Aufgaben als wesentlich unbedeutender einzuschätzen. Die Nähe zu dem medizinischen Arbeitsfeld und die Identifikation mit dem ärztlichen Handeln versprachen zudem eine Teilhabe an dem höheren Status der Medizin. Daß sich dies als ein Irrweg für die Pflege herausstellen sollte, wurde zunächst kaum erkannt. Je unsicherer Pflegende jedoch wurden, ihren eigenständigen pflegerischen Beitrag zur Versorgung des kranken Menschen zu identifizieren, desto offensichtlicher erschienen sie in der vorwiegenden Rolle der ärztlichen Assistenz. Nur so konnte die Idee von der Pflege als eines Heilhilfsberufes an Boden gewinnen. Die Hoffnung auf eine Statusaufwertung der Pflege auf diesem Wege mußte enttäuscht werden.
Doch nicht allein die berufsständischen Interessen der Pflege führten zu einem Umdenken. Infolge der demographischen, sozialen und medizinischen Entwicklungen der vergangenen Jahrzehnte wurde immer klarer, daß zwar mehr Menschen vor einem vorzeitigen Tode bewahrt werden können, doch daß sie damit keinesfalls automatisch in einen Zustand von Gesundheit und Wohlbefinden versetzt werden. Die Krankheiten und Behinderungen, die die Menschen am Ende des 20. Jahrhunderts in den industrialisierten Ländern der Welt erleiden, sind zum größten Teil, wenn sie erst einmal eintreten, im medizinischen Sinne unheilbar. Die Medizin kann die Krankheitsprozesse eindämmen, aber sie kann sie nicht ungeschehen machen.
Um trotz der Krankheit oder Behinderung einen Zustand von bedingter Gesundheit und ein persönliches Wohlbefinden zu erreichen, brauchen immer mehr Menschen die professionelle Hilfe der Pflege, deren grundsätzliche Aufgabe die Begleitung des kranken Menschen in seinem individuellen Alltag und die Unterstützung bei der Erfüllung seiner grundlegenden Lebensbedürfnisse ist.
Rehabilitation bedeutet mehr als nur behandeln. Ein Pflegeverständnis, das sich an den Lebensbedürfnissen des kranken oder behinderten Menschen orientiert sowie ein höchstmögliches Maß an Unabhängigkeit und Selbstbestimmung für und mit ihm zu verwirklichen sucht, muß zu einer aktivierenden, rehabilitativen Pflege führen. Pflegerische

Rehabilitation setzt nicht irgendwann in dafür designierten Einrichtungen ein, sondern jegliche Pflege, wo auch immer sie stattfinden mag, ist per Definition rehabilitativ.
Daher ist dieser Pflegeleitfaden zu begrüßen, der schwerpunktartig und problemorientiert rehabilitative Pflegetechniken und Pflegemethoden beschreibt. Ein Leitfaden dient der Orientierung, vermittelt einen Überblick und kann als Erinnerungshilfe dienen. Er kann nicht die Beschäftigung mit weiterführender Pflegeliteratur und insbesondere mit diskursiven Texten ersetzen: diese ist unerläßlich für ein persönlich erarbeitetes Verständnis komplexer menschlicher Situationen und für die Entwicklung einer professionellen beruflichen Perspektive. Die reichhaltigen Literaturhinweise sollten jedem Leser und jeder Leserin einen Einstieg oder eine weitere Vertiefung in spezifische Themen ermöglichen.
Es ist wichtig hervorzuheben, daß die Autoren dieses Leitfadens neben nachschlagartigen, kurzgefaßten Informationen zur allgemeinen Orientierung auch eine hilfreiche Einbindung in die laufende pflegetheoretische und interdisziplinäre Diskussion bieten. Dies sollte zu weiterem Nachdenken anregen und vor allem zu der Erkenntnis führen, daß pflegerische Methoden, auch die der Rehabilitation, immer nur ein Mittel zum Zweck sind, der letzten Endes stets von neuem für und mit jedem einzelnen Patienten oder Klienten bestimmt werden muß.
Diesem Buch sei zu wünschen, daß es eine weite Verbreitung in allen pflegerischen Bereichen findet; ein Exemplar auf jeder Station und in jeder gemeindenahen Pflegeeinrichtung wäre nicht nur für die Pflegenden ein Gewinn, sondern es könnte zudem die so notwendige interdisziplinäre Diskussion mit in Gang bringen und unterstützen. Am meisten jedoch möchte man hoffen, daß viele Patienten und Klienten von einer Pflege profitieren werden, die sich auch anhand dieses Buches kundig gemacht hat und den Mut aufbringt, sie aktiv zu unterstützen und zu fördern.

Dr. Ruth Schröck
Professorin für Pflegewissenschaft
Universität Witten/Herdecke

Edinburgh und Witten
Sommer, 1998

Wegweiser

Merke

Vorsicht

Pflegetip

Wichtiges ist **fett** gedruckt.

Kursiv gedruckte Begriffe finden Sie im Lexikon (Anhang) erklärt.

Wenn im vorliegenden Buch von Teilnehmern, Pflegenden, Patienten, Schülern, Lehrern etc. die Rede ist, sind immer männliche und weibliche Personen gemeint.

Im vorliegenden Buch werden schwerpunktartig und problemorientiert Pflegetechniken und Pflegemethoden beschrieben. Die umfassende Pflege muß darüber hinaus selbstverständlich auch erfolgen.

Inhaltsverzeichnis

A Grundlagen und grundlegende Konzepte der rehabilitativen Pflege

B Häufige Krankheitsbilder und rehabilitative Pflegetechniken

C Weiterführende Aspekte der Rehabilitation

D Anhang

Autoren und Autorinnen

Evi Baier
Lehrerin für Pflegeberufe und pflegerische Leitung des Weiterbildungslehrganges für Krankenschwester/-pfleger, Kinderkrankenschwester/-pfleger und AltenpflegerInnen für Rehabilitation
Institut für Pflegeberufe
Fort- und Weiterbildung
Kölner Platz
80804 München

Erika Date
Stationsleitung (a.D.) in der Abteilung für Physikalische Medizin und Medizinische Rehabilitation (München-Bogenhausen)
Fort- und Weiterbildung in Basaler Stimulation®, Kinästhetik®
Fazio-oraler Trakt-Therapie
Krankenschwester für Rehabilitation
Eulenspiegelstraße 96
81739 München

Dagmar Emge-Rossa
Stationsleitungsvertretung in der Abteilung für Neuropsychologische Rehabilitation (München-Bogenhausen)
Krankenschwester für Rehabilitation
Städt. Krankenhaus
München-Bogenhausen
Englschalkinger Straße 77
81925 München

Elfriede Götz-Ahmed
Stationsleitungsvertretung in den Abteilungen für Neuropsychologische Rehabilitation und Physikalische Medizin und Medizinische Rehabilitation (München-Bogenhausen)
Trainerin und Praxisanleiterin für Kinästhetik® in der Krankenpflege
Krankenschwester für Rehabilitation
Städt. Krankenhaus
München-Bogenhausen
Englschalkinger Straße 77
81925 München

Dr. med. Peter Grünwald
Internist
Arzt für Physikalische Medizin und Rehabilitation
Städtisches Krankenhaus
München-Schwabing
Abteilung für
Physikalische Medizin
Kölner Platz 1
80804 München

Harald Hertwig
Bildungsreferent im Kuratorium Wohnen im Alter
Greimelstr. 27
83236 Übersee

Dr. med. Wolfgang Otter
Krankenpfleger und Arzt
Städtisches Krankenhaus
München-Schwabing
2. Medizinische Abteilung für Kardiologie, Pulmonologie und Intensivmedizin
Kölner Platz 1
80804 München

Brigitte Schuhbauer
Stationsleitungsvertretung in den Abteilungen für Physikalische Medizin und Medizinische Rehabilitation und Neuropsychologische Rehabilitation (München-Bogenhausen)
Weiterbildungslehrgang für die allgemeine Krankenpflege
Krankenschwester für Rehabilitation
Städt. Krankenhaus
München-Bogenhausen
Englschalkinger Straße 77
81925 München

Heinrich Sening
Krankenpfleger in der Abteilung für Neuropsychologische Rehabilitation
(München-Bogenhausen)
Fachweiterbildung zum Krankenpfleger für Rehabilitation
Hamannstraße 11
81739 München

Annette Steffek
Stationsleitungsvertretung in der Abteilung für Geriatrie und Frührehabilitation
(München-Neuperlach)
Mentorenausbildung
Städt. Krankenhaus
München-Neuperlach
Oskar-Maria-Graf-Ring
81737 München

Claudia Wintersberger
Krankenschwester in der Abteilung für Neuropsychologische Rehabilitation
(München-Bogenhausen)
Fachweiterbildung zur Krankenschwester für Rehabilitation
Brodersenstraße 95
81929 München

A

Grundlagen und grundlegende Konzepte der rehabilitativen Pflege

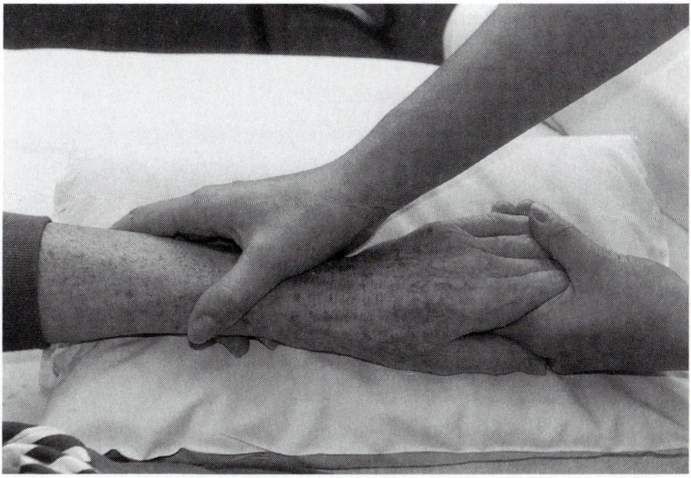

1 Grundlagen der Rehabilitation

Die medizinische Rehabilitation und die Rückführung behinderter Menschen in ihr soziales Umfeld stellt eine große Herausforderung für unsere zivilisierte und humane Denkweise dar. Die Gesamtheit der Rehabilitation umfaßt nicht nur eine komplexe medizinische Behandlung und Pflege in den Kliniken, sondern schließt auch staatliche Maßnahmen ein, die zur beruflichen, schulischen und sozialen Wiedereingliederung nötig sind. Die Rehabilitation entwickelte sich bis heute zu einem multidisziplinären Geschehen mit dem Ziel einer umfassenden, individuell angepaßten Hilfe für behinderte und kranke Menschen.

1.1 Was ist Rehabilitation?

Heinrich Sening

Historischer Überblick

In der Geschichte der medizinischen Entwicklung sind deutlich rehabilitative Elemente zu erkennen, die den medizinischen Fortschritt beeinflußt haben.

2500 v. Chr.: In **Indien** verweisen die ***vedischen Lehren*** auf Zusammenhänge zwischen Hygiene, körperlichen Übungen

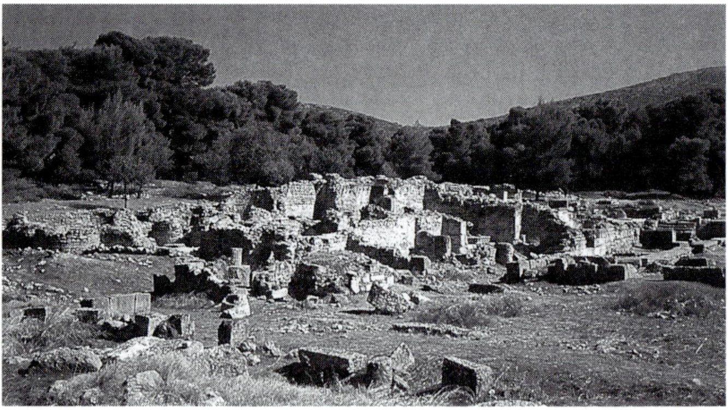

Abb. 1-1 Ruinen der Römischen Bäder in Epidauros (6. Jh. v. Chr. bis 5. Jh. n. Chr.)

	und Meditation zur Befreiung von Körper und Geist. Die verschiedenen Formen des **Yoga** entwickeln sich. Der Buddhismus stärkt Mitgefühl und Achtung für kranke und schwache Menschen.
1200 v. Chr.:	In **Griechenland** entwickelt sich die **Gymnastik** aus der ***Kinesiologie***. Sie lenkt die Aufmerksamkeit auf die Pflege des Körpers. **Hippokrates** begründet die Medizin und bezeichnet Gesundheit als ein Gleichgewicht zwischen Ernährung und Bewegung. In **Epidauros** entsteht die erste Heilanstalt der Antike (Abb. 1-1).
300 v. Chr.:	Die **Römer** erkennen die Heilkraft des Wassers. Ihre ***Thermen*** werden zu Orten kurativer und prophylaktischer Maßnahmen. Die **Massage** findet erstmals Anwendung als therapeutische Maßnahme.
5. Jh.:	In Europa entstehen christliche **Ordensklöster** als Zentren der Lehre sowie zur **Beherbergung** und **Versorgung** von Kranken, Aussätzigen und Krüppeln.
16. Jh.:	Erneuerung der Medizin, die aktive und passive ***Kinesiotherapie*** wird wiederentdeckt. Der Theologe Vincent de Paul gründet mit Madame le Gras die Vincentinerinnen (Barmherzigen Schwestern) zur Versorgung alter und kranker Menschen.
19. Jh.:	Die ***Balneologie*** erfährt einen hohen Stellenwert als präventive und kurative Behandlungsmethode (Publikationen durch Pfarrer Sebastian Kneipp). Aus der Kinesiologie entsteht die Physikalische Medizin. Die Ergotherapie und die Krankengymnastik entwickeln sich zum eigenständigen, medizinischen Hilfsberuf.
20. Jh.:	Mit dem Ende des Ersten Weltkrieges entstehen in Deutschland die ersten Fach- und Spezialkliniken für Rehabilitation sowie Selbsthilfegruppen. Gesetze zum Schutz der Schwerbehinderten (SchwbG, 1953) und über die Zuständigkeiten und Organisationen der Rehabilitation (Rehabilitationsangleichungsgesetz, 1974) werden verabschiedet. Die erste Rehabilitationsfachausbildung für Krankenpflege entsteht (1992).

Behinderung und Rehabilitation

Behindert ist jener, der durch eine Krankheit, ein angeborenes Leiden oder durch eine äußere Schädigung mit funktionellen Einschränkungen von körperlicher, geistiger oder seelischer Art in seiner persönlichen, familiären, beruflichen und gesellschaftlichen Entfaltung beeinträchtigt ist, und dies länger als sechs Monate. Am Anfang steht immer eine Schädigung **(impairment),** die zu einer funktionellen Einschränkung **(disability)** führt und eine soziale Beeinträchtigung **(handicap)** nach sich zieht (Abb. 1-2).

Als **Rehabilitation** (lat. habilitare: fähig machen) bezeichnet man alle notwendigen Aufwendungen, um einen behinderten Menschen,

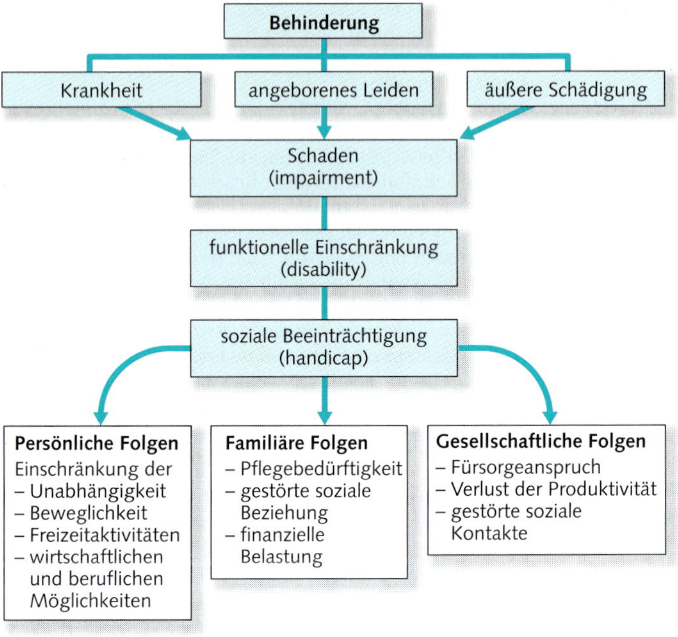

Abb. 1-2 Die Behinderung und ihre Folgen

soweit wie möglich, in seinen ursprünglichen Zustand der körperlichen, geistigen und seelischen Unversehrtheit zurückzuführen. Um dieser Herausforderung gerecht zu werden, ist multidisziplinäre Kooperation gefordert und interdisziplinäre Aktivität Voraussetzung (Göde, 1993).

Die **Ziele der Rehabilitation** sind:

- **Restitution,** eine komplette oder partielle Wiederherstellung funktioneller Einschränkungen
- **Kompensation**, Hilfsstrategien zum besseren Umgang mit einer erworbenen Funktionsbeeinträchtigung
- **Adaption**, Anpassung an Hilfsmittel zum Ausgleich einer Funktionsstörung

Je nach Schweregrad der Schädigung und dem zu erwartenden *Rehabilitationspotential* erfährt ein Patient unterschiedliche Phasen in der medizinischen Rehabilitation.

Den Behandlungs- und Rehabilitationsverlauf unterteilt man in:

Phase A Akutbehandlung auf der Normal- oder Intensivstation

Phase B Patienten haben schwere Bewußtseinsstörungen, eine Einzelförderung ist erforderlich

Phase C pflegeabhängige, aber kooperative Patienten, umfassende rehabilitative Pflege und Therapie

Phase D Patienten sind selbständiger, umfassende rehabilitative Pflege und Therapie

Phase E ambulante Nachsorge, berufliche und soziale Wiedereingliederung

Phase F zustandserhaltende Dauerpflege, wenn nach der Phase A oder B kein Rehabilitationspotential vorhanden ist

(Arbeitsgruppe „Neurologische Rehabilitation“, Dez. 1993)

1.1.1 Rehabilitationsformen

Bei der Rehabilitation unterscheidet man zwischen medizinischer, beruflicher, schulisch-pädagogischer und sozialer Rehabilitation. Alle Rehabilitationsformen gehen ineinander über und können in einer Rehabilitationseinrichtung bzw. unabhängig voneinander in Spezialeinrichtungen oder Fachkliniken erfolgen. Am Anfang steht immer die medizinische Rehabilitation, die mit fortschreitender Behandlung abnimmt und in die berufliche, soziale bzw. schulisch-pädagogische Rehabilitation übergeht (Med.-berufl. Reha Steinach, s. Abb. 1-3).

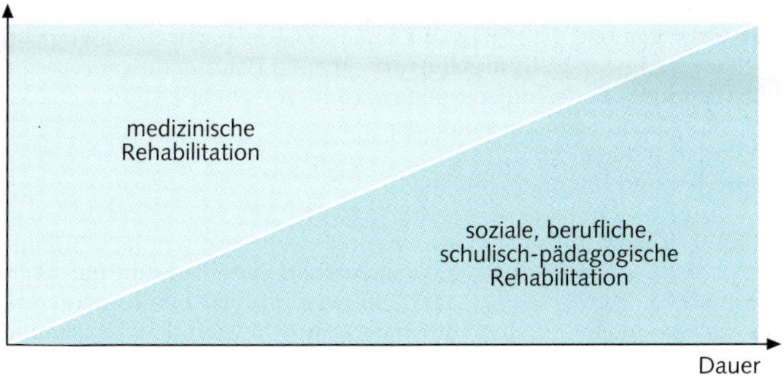

Abb. 1-3 Verlagerung der Rehabilitationsformen mit zunehmender Rehabilitationsdauer

Medizinische Rehabilitation

Die medizinische Rehabilitation umfaßt alle Maßnahmen, die angewendet werden, um eine drohende Behinderung zu vermeiden oder eine bestehende funktionelle Einschränkung zu verringern.

Einrichtungen der medizinischen Rehabilitation:

- niedergelassene Ärzte, sie erkennen Risikofaktoren und drohende Behinderungen und können die Nachbetreuung übernehmen
- Krankenhäuser, Akut- und Erstversorgung, Versorgung mit Arznei- und Verbandmitteln, Phase der Frührehabilitation inkl. physikali-

scher Maßnahmen, Versorgung mit Hilfsmitteln, Übergang in die Langzeitrehabilitation
- Kur- und Spezialeinrichtungen, meist unmittelbar nach dem Klinikaufenthalt als Anschlußheilbehandlung
- Fachkliniken für medizinische und berufliche Rehabilitation

Berufliche Rehabilitation

Zur beruflichen Rehabilitation zählen alle Maßnahmen, die eine Erwerbsfähigkeit eines Behinderten erhalten, verbessern oder wiederherstellen. Sie ist angezeigt, wenn die Aussicht des Behinderten auf eine Wiederaufnahme einer beruflichen Tätigkeit nicht nur vorübergehend gemindert ist. Der Träger dieser Maßnahmen ist die Bundesanstalt für Arbeit. Sie bietet umfassende berufsfördernde Leistungen wie Umschulungsmaßnahmen, Zuschüsse an Arbeitgeber, Umzugskosten oder Lernmittel und Arbeitskleidung.
Einrichtungen der beruflichen Rehabilitation:
- Berufsbildungswerke (Erstausbildung für jugendliche Behinderte)
- Berufsförderungswerke (Umschulungen)
- Werkstätten für Behinderte

Schulisch-pädagogische Rehabilitation

Die schulisch-pädagogische Rehabilitation umfaßt die sozialen, die medizinischen und die pädagogischen Maßnahmen zur Behebung von angeborenen oder im Kindesalter erworbenen Behinderungen.
Einrichtungen der schulisch-pädagogischen Rehabilitation:
- sozial-pädiatrische Einrichtungen
- Sonderkindergärten
- Sonder- und Internatsschulen

Soziale Rehabilitation

Unter sozialer Rehabilitation versteht man die Rückführung eines behinderten Menschen in sein familiäres, kulturell-politisches und sportliches Umfeld. Sie umfaßt Leistungen zum behindertengerechten Wohnen, Leistungen durch soziale Dienste (z.B. Essen auf Rädern, Putz- und Einkaufshilfen usw.) sowie die vielfältigen Angebote von Behindertensport, Selbsthilfevereinen und kommunalen Beratungsdiensten.

1.1.2 Rehabilitationsträger

Die primären Aufgaben der Rehabilitationsträger sind:
- **Beratung** und **Information** (über die Rehabilitationsmaßnahmen und Leistungen)
- **Sicherung der Finanzierung** der Rehabilitation: Die Rehabilitationsträger sind verpflichtet, frühzeitig Rehabilitationsmaßnahmen, auch bei drohender Behinderung, einzuleiten.

Die Rehabilitationsträger bilden zusammen das System der sozialen Sicherheit. Ihre Zuständigkeiten sind gesetzlich geregelt:

- **Krankenversicherung:** Sie leistet vor allem die medizinische Rehabilitation bei Behinderten oder wenn eine Behinderung droht. Zielgruppen sind hauptsächlich Kinder, Jugendliche, ältere Menschen und Familienmitglieder des Pflichtversicherten.
- **Rentenversicherung:** Sie tritt in Kraft, wenn durch eine drohende Behinderung die Erwerbsfähigkeit gefährdet ist und durch Rehabilitationsmaßnahmen abgewendet werden kann. Sie leistet medizinische wie soziale, vor allem jedoch berufliche Rehabilitation. Die Zielgruppe sind Personen, die älter als 27 Jahre oder bereits 15 Jahre pflichtversichert sind.
- **Unfallversicherungen:** Sie vertreten die Berufsgenossenschaften und sind zuständig bei Arbeits- und Wegeunfällen, bei Berufskrankheiten, aber auch bei Kindern, Schülern und Studenten.
- **Bundesanstalt für Arbeit:** Sie ist zuständig für die berufliche Rehabilitation und Eingliederung von Behinderten, die weniger als 15 Jahre pflichtversichert waren. Die Maßnahmen werden vom Berufsförderungswerk vorgenommen.
- **Träger der sozialen Entschädigung:** Sie sind zuständig für Kriegsopferversorgungen, bei Leistungsansprüchen von Zivildienstleistenden und Opfern von Gewalttaten.
- **Sozialhilfe:** Sie übernimmt die Kosten, wenn kein anderer Leistungsträger zuständig ist. Sie gewährleistet alle Formen der Rehabilitation sowie persönliche und materielle Hilfen gemäß dem Bundessozialhilfegesetz.

1.1.3 Rehabilitationseinrichtungen

Stationäre Rehabilitation

- Krankenhäuser
- Rehabilitationsfachkliniken
- Kur- und Spezialkliniken für die Anschlußheilbehandlung
- Werkstätten für Behinderte
- Einrichtungen für medizinisch-berufliche Rehabilitation
- Heime für Schwerstbehinderte

Ambulante Rehabilitation

- Hausarzt
- Tageskliniken
- Sozialdienst
- ambulante Rehabilitationshilfen

1.1.4 Gesetzliche Bestimmungen

Das Rehabilitations-Angleichungsgesetz (RehaAnglG)

Mit dem Rehabilitations-Angleichungsgesetz von 1974, das zuletzt 1994 geändert wurde, hat der Gesetzgeber die bis dorthin ungeregelten Rechtsverhältnisse in der Rehabilitation koordiniert und die Zuständigkeiten durch die sogenannten Rehabilitationsträger gesetzlich verankert. Mit dem Gesetz von 1974 sind die Rehabilitationsträger verpflichtet:

- im Rahmen ihrer Zuständigkeit die erforderlichen Leistungen zu erbringen,
- zur Zusammenarbeit, falls mehrere Träger zuständig sind,
- Vorleistungen binnen sechs Wochen zu gewähren und ggf. mit anderen Trägern später auszugleichen,
- einen Rehabilitationsgesamtplan aufzustellen.

Die medizinischen, beruflichen und sozialen Rehabilitationsmaßnahmen sind unabhängig von der Ursache der Behinderung zu gewähren. Familienmitglieder der Pflichtversicherten sind in die Leistungen miteinzubeziehen.

Das Schwerbehindertengesetz (SchwbG)

Schwerbehindert im Sinne des Gesetzes sind Personen mit einem Grad der Behinderung von wenigstens 50%, sofern sie ihren Wohnsitz im Geltungsbereich dieses Gesetzes haben (§ 1). Gleichgestellt sind Personen, deren Grad der Behinderung weniger als 50%, aber wenigstens 30% beträgt und die infolge ihrer Behinderung ohne die Gleichstellung einen geeigneten Arbeitsplatz nicht erlangen oder nicht behalten können (§ 2).

Das Schwerbehindertengesetz sieht die Wiedereingliederung von Schwerbehinderten in Arbeit und Beruf vor. Laut Gesetz haben öffentliche und private Arbeitgeber, die über mindestens 16 Arbeitsplätze verfügen, die Verpflichtung, wenigstens sechs Prozent Schwerbehinderte zu beschäftigen. Kommen sie dieser Aufforderung nicht nach, sind die Betriebe verpflichtet, eine monatliche Ausgleichsabgabe (derzeit 200 DM) zu entrichten (§ 11). Das SchwbG sieht ebenso Nachteilsausgleiche für Schwerbehinderte vor (s. Kap. 20.6).

Berufs- und Erwerbsunfähigkeit

Berufsunfähig ist die Person, deren Leistungsfähigkeit in einem erlernten Beruf wegen Krankheit oder einer Behinderung auf weniger als die Hälfte gesunken ist, im Vergleich zu Personen, die körperlich, geistig und seelisch gesund sind und eine ähnliche Ausbildung haben sowie gleichwertige Kenntnisse und Fähigkeiten besitzen.

Erwerbsunfähig ist die Person, deren Erwerbsfähigkeit durch eine Krankheit oder eine Behinderung auf nicht absehbare Zeit beeinträchtigt ist, so daß eine regelmäßige Tätigkeit mit einem Einkommen, das höher als 1/7 ihrer monatlichen Bezüge liegt, nicht mehr gewährleistet werden kann.

Verletztenrente: finanzieller Ausgleich der Unfallversicherung, wenn die Erwerbsfähigkeit um mindestens 20% vermindert ist und über 13 Wochen hinausgeht.

1.2 Pflegetheorie und Pflegeplanung in der Rehabilitation

Evi Baier und Brigitte Schuhbauer

Ein erfolgreicher Rehabilitationsprozeß setzt voraus, daß sowohl der Patient als auch seine Angehörigen und Freunde so viel wie möglich aktiv zu der Rehabilitation beitragen. Für die Pflegekräfte bedeutet dies, daß ihren Handlungen ein **Pflegeverständnis** zugrunde liegen muß, das den Patienten und seine Angehörigen als Partner akzeptiert. Dieses Pflegeverständnis ist in der Pflegetheorie nach Orem wiederzufinden.

1.2.1 Die Pflegetheorie nach Orem („Selbstpflegedefizit-Theorie")

Dorothea Orem (geb. 1923) ist Professorin für Pflegepädagogik. Ihre Theorie wurde erstmalig 1971 veröffentlicht, in den Jahren 1980, 1985 und 1991 weiterentwickelt und 1997 in die deutsche Sprache übersetzt. Sie wird den **bedürfnisorientierten Theorien** zugeordnet, d.h., daß sich die Theorie von ihrem Ansatz her mit den Bedürfnissen und den Lebensaktivitäten des Menschen auseinandersetzt – im Gegensatz zu Theorien, die sich insbesondere mit der Anpassung des Menschen (Roy) oder den Interaktionen des Menschen (Peplau) befassen.
Orem (1991) teilt ihr Konzept in drei Theorien auf:
- Theorie der Selbstpflege (Theory of self-care)
- Theorie des Selbstpflegedefizites (Theory of self-care deficit)
- Theorie der Pflegesysteme (Theory of nursing systems)

Theorie der Selbstpflege

Orem geht davon aus, daß jedes Lebewesen die Fähigkeit zur **Selbstpflege** hat. Daher braucht nicht jeder Mensch, der ärztlicher Hilfe bedarf, auch pflegerische Hilfe.
Orem unterscheidet drei Arten von Selbstpflegebedürfnissen:

- **Universelle Selbstpflegebedürfnisse**

Sie sind nötig, um menschliche Funktionen aufrechtzuerhalten. Orem unterscheidet acht universelle Selbstpflegebedürfnisse:
- eine ausreichende Zufuhr von Luft
- eine ausreichende Zufuhr von Wasser
- eine ausreichende Zufuhr von Nahrung
- Vorkehrungen im Zusammenhang mit Ausscheidungsprozessen und Ausscheidungen
- der Erhalt eines Gleichgewichts zwischen Aktivität und Ruhe
- der Erhalt eines Gleichgewichts zwischen Alleinsein und sozialer Integration
- die Abwendung von Gefahren für Leben, menschliche Funktionsfähigkeit und menschliches Wohlbefinden

- die Förderung der menschlichen Funktionsfähigkeit und Entwicklung innerhalb sozialer Gruppen im Einklang mit den menschlichen Fähigkeiten, Grenzen und dem Wunsch nach Normalität.

- **Entwicklungsbedingte Selbstpflegebedürfnisse**

Der Mensch hat spezielle Bedürfnisse (physiologische und soziale), die eine normale Entwicklung gewährleisten (beginnend im Mutterleib bis zum Tod). Er braucht z.B. in der intrauterinen Phase ausreichend Sauerstoff, eine spezielle Körpertemperatur usw., auch in späteren Phasen müssen bestimmte Bedingungen vorhanden sein, z.B. finanzielle Sicherheit, Arbeitsplatz.
Orem beschreibt auch Faktoren, die einen negativen Einfluß auf die menschliche Entwicklung ausüben können, wie Umweltgifte, mangelhafte Ausbildung. In der rehabilitativen Pflege haben wir häufig mit behinderten Menschen zu tun, die Unterstützung in ihrem Entwicklungsprozeß brauchen, z.B. eine spezielle Ernährung, Hilfsmittel, Sonderschulen.

- **Krankheitsbedingte Selbstpflegebedürfnisse**

Orem versteht darunter Selbstpflegebedürfnisse, die durch eine Krankheit oder Behinderung auftreten, z.B. erforderliche Hilfestellung bei der Gabe von Injektionen.
Orem unterscheidet **sechs Kategorien:**

- Die entsprechende medizinische Versorgung in Verbindung mit einer Krankheit oder Behinderung wählen und sicherstellen.
- Sich über die Auswirkungen der pathologischen Zustände, einschließlich ihrer Auswirkung auf die eigene Entwicklung, im klaren sein und sich mit ihnen auseinandersetzen.
- Medizinisch verordnete, therapeutische und rehabilitative Maßnahmen auf eine effektive Weise durchführen.
- Sich über unbequeme oder schädliche Auswirkungen der medizinischen Behandlung im klaren sein, auf diese reagieren und versuchen, sie auszugleichen.
- Das Selbstbild dahingehend reflektieren, daß es dem einzelnen bewußt ist, daß er sich in einem bestimmten Gesundheitszustand befindet oder daß er derzeit von Unterstützung abhängig ist.
- Mit Folgen pathologischer Zustände und den Auswirkungen der medizinischen Diagnostik und Behandlung leben lernen und dies in einen Lebensstil, der die weitere persönliche Entwicklung fördert, integrieren.

Orem befaßt sich nicht nur mit den **Lebensaktivitäten im allgemeinen,** sondern auch mit den **Auswirkungen der Krankheit auf dieselben**. Sie beschreibt in den sechs Kategorien die Aufgaben des Pflegepersonals, z.B. entsprechende Versorgung im behandlungspflegerischen Bereich, aber auch Hilfestellung in bezug auf die Krankheitsbewältigung. Diese umfassende Darstellung der Aufgaben des Pflegepersonals sind insbesondere für die rehabilitative Pflege ein brauchbarer Leitfaden.

Die Selbstpflegebedürfnisse wandeln sich im Laufe des Lebens (Säugling, Erwachsener, alter Mensch). Normalerweise gelingt es dem Menschen, sich jeweils den veränderten Bedingungen anzupassen, so daß seine Selbstpflege**fähigkeit** seinen Selbstpflege**bedürfnissen** entspricht (Abb. 1-4 a). Gelingt ihm dies nicht, so braucht er Hilfe (Abb. 1-4 b und c). Die Einschätzung der Hilfe nennt man die **Ermittlung des therapeutischen Selbstpflegebedarfs**.

Theorie des Selbstpflegedefizits

Reicht das Selbstpflegevermögen nicht aus und kann der therapeutische Selbstpflegebedarf durch den Patienten und dessen Angehörige nicht ausgeglichen werden, entsteht ein **Selbstpflegedefizit.** Daraus

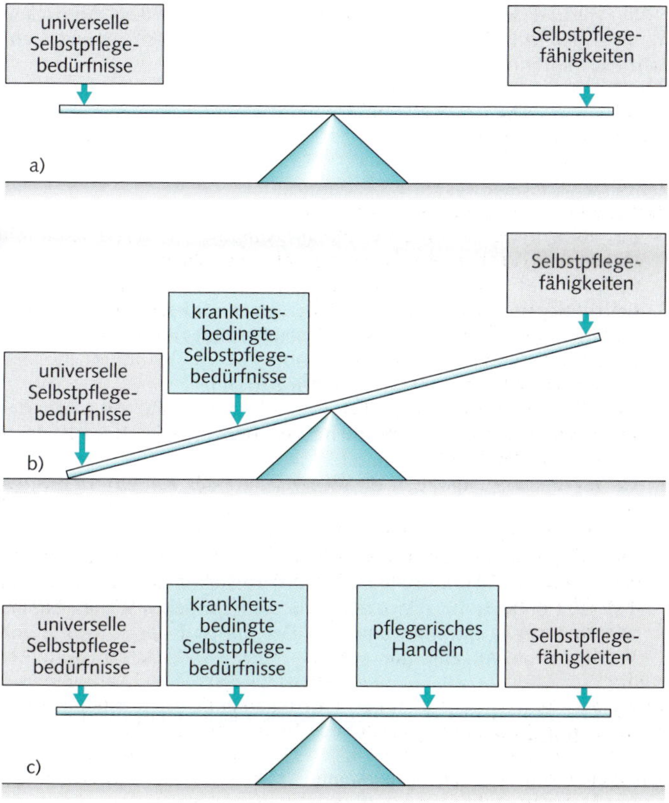

Abb. 1-4 a–c Ermittlung des therapeutischen Selbstpflegedefizits

leitet sich ab, wann und welches Ausmaß an professioneller Pflege benötigt wird. Das **Ziel der Pflege** muß es jedoch sein, das **Selbstpflegevermögen wiederherzustellen.**

Das Defizit wird von Orem in **vier Arten** unterteilt:

- **Informationsdefizit**
  So kann das Defizit eines Patienten mit Diabetes mellitus dadurch verursacht sein, daß ihm Informationen über seine Erkrankung fehlen. Bei ausreichender Beratung über die erforderliche Diät (Broteinheiten) kommt er wieder selbst zurecht.
- **fehlende Fähigkeit**
  Ein Patient kann sich z.B. eine Injektion nicht selbst geben.
- **fehlende Motivation**
  Ein Patient will z.B. nicht lernen, sich das Essen selbst zu richten, da dies von seiner Ehefrau erledigt wurde.
- der **individuelle Entwicklungsstand** ermöglicht dem Menschen nicht, seine Pflege durchzuführen (z.B. bei Kindern und bei sehr alten Menschen)

Gelingt es der Pflegekraft nicht, das **genaue Defizit** zu erfassen, so plant sie möglicherweise eine falsche Maßnahme und kommt nicht zum gewünschten Ziel.

Theorie der Pflegesysteme

Orem gibt drei Pflegesysteme an:

- **das völlig kompensatorische Pflegesystem**
  Der Patient **kann** (z.B. bewußtloser Patient), **darf** (z.B. nach Herzinfarkt) und **will** (z.B. bei psychiatrischen Erkrankungen) seine Selbstpflege nicht übernehmen. Die Pflegekraft führt die Pflegemaßnahmen durch und trifft auch die **Entscheidungen** für den Patienten in Zusammenarbeit mit den Angehörigen.
- **das teilweise kompensatorische Pflegesystem**
  Patienten führen teilweise ihre Pflege selbst durch, z.B. Teile der universellen Selbstpflegebedürfnisse. Bei diesem System muß sowohl die **Fähigkeit** vorhanden sein, einen Teil der **Tätigkeiten** zu übernehmen, als auch die **Bereitschaft des Patienten,** dies zu tun.
- **das unterstützend-entwicklungsfördernde Pflegesystem**
  Die Pflegekraft fungiert insbesondere als Beraterin und als Lehrerin. Sie schafft eine für den Patienten förderliche Umgebung. Für diese Tätigkeit müssen die Pflegekräfte ein sehr spezielles Wissen haben, wie Kenntnisse im pädagogischen Bereich und der Beratung von Patienten und Angehörigen.

1.2.2 Die Bedeutung der Pflegetheorie nach Orem für die rehabilitative Pflege

Pflegetheorien sagen etwas aus über:

- das Menschenbild
- den Begriff Gesundheit

- die Rolle der Pflegenden
- das Eingreifen der Pflege
- den Pflegeprozeß

Im rehabilitativen Bereich ist es sinnvoll, mit einer Pflegetheorie zu arbeiten, die den Patienten und dessen Angehörige als Partner annimmt, alle Prozesse mit ihm abstimmt und ein selbstbestimmtes Leben des Behinderten zum Ziel hat.

Die Pflegetheorie nach Orem erfüllt diese Bedingungen, da sie von einem Menschenbild mit folgenden Prinzipien ausgeht:

- der Mensch ist ein funktionierendes Ganzes
- er ist bestrebt, das Gleichgewicht wiederherzustellen
- der Mensch ist um Information für seine Gesundheit bemüht
- er ist in Zusammenarbeit mit seiner Umwelt in der Lage zu wählen

Der Patient wird in diesem **Menschenbild als selbsthandelnde Person** und nicht als Objekt gesehen. Er wird vom Patienten (der etwas „erduldet") zum Klienten (der etwas fordert).

Jeder behinderte Mensch wie auch Personen, die mit behinderten Menschen zu tun haben, müssen sich mit dem Begriff Gesundheit auseinandersetzen. Orem unterscheidet die Begriffe Gesundheit und Wohlergehen:

- **Gesundheit** ist für sie ein Zustand des Menschen, der durch Intaktheit oder Ganzheit entwickelter menschlicher Struktur sowie körperlicher und geistiger Funktion gekennzeichnet ist. Auch behinderte Menschen sind gesund, wenn es ihnen gelingt, die körperliche und geistige Störung durch Hilfsmittel oder die Hilfe anderer zu beheben.
- **Wohlergehen** ist bei Orem ein subjektiver Begriff. Nur der Patient selbst kann sagen, ob er sich wohl fühlt oder nicht.

Orems **Unterscheidung von Gesundheit und Wohlergehen** ist im Umgang mit behinderten Menschen hilfreich. Der Begriff Krankheit wird in diesem Zusammenhang nicht benutzt und bezieht sich damit nicht automatisch auf Behinderungen, sondern nur auf tatsächlich meßbare Erkrankungen.

Eine **Pflegeperson**, die nach Orems Theorie arbeitet, muß folgende Voraussetzungen erfüllen:

- Sie muß sich über ihre Rolle im therapeutischen Team bewußt sein und diese auch im Team vertreten.
- Sie muß spezielles fachliches Wissen und Können über rehabilitative Pflegemethoden, Anleitung und Beratung haben.
- Sie muß in der Lage sein, die Zielsetzung und den Pflegeplan zusammen mit dem Patienten und dessen Angehörigen aufzustellen, wie auch die Pflege durchführen und evaluieren können.
- Sie muß durch Schulung der Selbst- und Methodenkompetenz in der Lage sein, ihr Wissen den Kollegen und Mitarbeitern im Team weiterzugeben.

Das **Eingreifen der Pflegenden** erfolgt bei Orem nicht automatisch, sondern der Patient und seine Angehörigen bestimmen nach eingehender Beratung mit der Pflegekraft, welche Maßnahmen getroffen wer-

den. Orem empfiehlt, darüber einen Vertrag abzuschließen. Diese Praktik ist hierzulande im Bereich der häuslichen Pflege auch üblich. Im Klinikbereich kann mit der Pflege kein separater Vertrag geschlossen werden, jedoch muß sich die Pflegekraft in der Rehabilitation bewußt sein, daß pflegerische Maßnahmen, die dem Patienten oder seinen Angehörigen nicht verständlich gemacht werden können, erfolglos sind. Menschen, die schon lange mit einer Behinderung leben, wissen meist sehr genau, welche Maßnahmen für sie hilfreich sind.
Bezüglich des **Pflegeprozesses** beschreibt Orem insbesondere die Ermittlung des Pflegedefizits und unterteilt in Maßnahmen des Patienten und in Maßnahmen der Pflegekraft. Außerdem besteht sie auf der Angabe der konkreten Pflegemethode, wobei sie damit die fünf helfenden Methoden meint (Tab. 1-1). Orem teilt alle pflegerischen Methoden in fünf Gruppen ein. Damit zwingt sie die Pflegekraft zu differenzierenden Überlegungen, die nur in Zusammenarbeit mit dem Patienten erfaßt werden können.
Beispiel: Ein Patient mit Multipler Sklerose muß katheterisiert werden.
Wenn diese Maßnahme von der Pflegekraft ausgeführt wird, so handelt es sich um die **Pflegemethode „tun“.** Braucht der Patient wegen seiner leichten Ataxie nur Hilfe beim Einführen des Katheters, so heißt die **Pflegemethode „Unterstützung“.**
Wenn die Pflegekraft bei der Maßnahme anwesend ist, die Schritte erklärt und der Patient die Tätigkeit selbst ausführt, so sprechen wir von der **Pflegemethode „führen und leiten“.**
Wenn nur das Bett verstellt werden muß und der Patient die Katheterisierung selbst ausführen kann, so lautet die **Pflegemethode „eine andere Umgebung schaffen“.**

Tab. 1-1 Die fünf helfenden Methoden nach Orem

Pflegemethode	Abkürzung	Beispiel
Etwas für jemanden tun	tun	Lagerung nach Bobath
Jemanden führen und leiten	f.+ l.	Hilfestellung beim Selbsthilfetraining
Jemanden unterstützen in physiologischer und psychologischer Hinsicht	stüt.	Hilfestellung beim Transfer „dem anderen in seiner Anstrengung behilflich sein"
Voraussetzung in der Umgebung schaffen, die eine persönliche Entwicklung ermöglicht	Umg.	für einen geeigneten Rollstuhl sorgen, so daß der Patient mit Liegegips mehr Bewegungsfreiheit hat
Lehren	l.	Angehörigenschulung

Werden Angehörige für diese Tätigkeit geschult, so handelt es sich um die **Pflegemethode „lehren"**.
Die Pflegetheorie nach Orem ist für die rehabilitative Pflege sehr gut geeignet. Kritisch ist zu erwähnen, daß die Unterteilung der Selbstpflegebedürfnisse nach Orem für die rehabilitative Pflege zu abstrakt ist. Die Pflegekräfte brauchen für die Erfassung des Selbstpflegedefizits eine Checkliste, die sich an den Bedürfnissen des Menschen im Alltag orientiert.

1.2.3 Konkrete Überlegungen für die praktische Umsetzung der Pflegetheorie nach Orem

Bei der Umsetzung der Pflegetheorie ist auf folgendes zu achten:
- Das **Pflegesystem** der Station ist auf seine Brauchbarkeit zu überdenken (Anregungen dazu in Kapitel 1.3.5).
- Die Pflegekräfte müssen lernen, die **Pflegeplanung** zusammen mit dem Patienten vorzunehmen. Sie müssen die Ziele des Patienten auf **realistische Teilziele** reduzieren. Der Patient muß die Teilziele als Weg zur vollständigen Rehabilitation akzeptieren lernen.
- Es sind **spezielle Fortbildungen** für das Pflegepersonal erforderlich.
- Das gemeinsame Planen mit dem Patienten braucht mehr Zeit. Dies ist bei der Berechnung des Personalschlüssels zu berücksichtigen. Auch muß überlegt werden, ob alle bisher zum Tätigkeitsbereich der Pflege gehörenden Aufgaben auch von Pflegekräften ausgeführt werden müssen, z.B. Betten machen, Tee kochen.
- Es müssen **Räumlichkeiten** zur Verfügung stehen, in denen Gespräche mit Patienten und Angehörigen ungestört stattfinden können und in denen das Pflegepersonal die Pflege gemeinsam mit den Patienten planen kann.
- Der **Tagesablauf** auf den Stationen ist gegebenenfalls zu modifizieren. Für die Pflege sind bestimmte Zeiten im Stundenplan des Patienten einzuräumen, so daß er die Pflege auch als Teil der rehabilitativen Therapie erkennen kann.

1.2.4 Pflegeanamnese in der rehabilitativen Pflege

Eine ausführliche Erhebung der Pflegeanamnese ist in der Rehabilitation besonders wichtig. Die Pflegekraft muß die Biographie des Patienten kennen, um zu wissen, was für die Lebensqualität des Patienten von Bedeutung ist. Die Kenntnis der Biographie erleichtert häufig den Kontakt zum Patienten und das Einschätzen seiner Lebensqualität.
Die Erfassung der Anamnese ist bei hirngeschädigten Patienten schwierig und nimmt viel Zeit in Anspruch. Die **Dauer** des Erstgespräches hängt von der Aufnahmefähigkeit der Patienten ab. Ein Teil der Daten wird durch **Beobachtung** ermittelt. Zusätzlich stehen die Aussagen der Angehörigen, die Übergabeberichte der verlegenden Station und Aussagen weiterer Personen des therapeutischen Teams zur Verfügung. In der rehabilitativen Pflege spielt neben der Erfassung der

Probleme des Patienten insbesondere die Erfassung der **Ressourcen** eine wichtige Rolle:

- äußere Ressourcen (z.B. durch Angehörige, Freunde)
- innere Ressourcen (Möglichkeiten, die der Patient selbst hat)
- körperliche Ressourcen (welche praktischen Fähigkeiten hat der Patient noch?)
- seelische Ressourcen (wie ist seine Zuversicht, Auseinandersetzung mit der eigenen Person, Lebensqualität, Stimmungslage?)
- geistige Ressourcen (Kognition, Intelligenz).

Das **Aufnahmegespräch** ist die **Grundlage der pflegerischen Beziehung** zwischen Patient und Pflegekraft. Es soll in einem geeigneten Raum, z.B. Besprechungszimmer, stattfinden. Das Patientenzimmer ist nur geeignet, wenn die Mitpatienten nicht anwesend sind. Die Atmosphäre des Gesprächs hängt wesentlich davon ab, ob der Patient den Eindruck gewinnt, daß die Pflegekraft Zeit hat.
Das Aufnahmegespräch hat folgende Funktionen:

- **Information des Patienten** über die Station. Hier ist zu berücksichtigen, daß Patienten mit Hirnschädigungen nur begrenzt aufnahmefähig sind. Eine schriftliche Darstellung der Station, z.B. „Station xy stellt sich vor", ist hilfreich.
- **Grundlagen** für die **Pflegeplanung** ermitteln.

Es ist sinnvoll, daß die Pflegekräfte für jedes Fachgebiet der Rehabilitation einen **eigenen Anamnesebogen** entwickeln und den Umgang damit schulen. Die Akzeptanz dieses Erfassungsbogens wird die Qualität der ermittelten Daten wesentlich beeinflussen.

Der Patient und die Angehörigen müssen wissen, welche Daten zu welchem Zweck notiert und wie die Daten geschützt werden.
Da im Bereich Rehabilitation Pflege und Therapie nicht strikt zu trennen sind, werden auch therapeutische Aspekte in den Katalog aufgenommen. So ist z.B. die Angabe der Medikamente notwendig, wenn sie pflegerische Tätigkeiten beeinflussen (z.B. spastiklösende oder stimmungsaufhellende Medikamente).

1.2.5 Pflegediagnose in der rehabilitativen Pflege

„Eine Pflegediagnose stellt eine klinische Beurteilung der Reaktion eines Individuums, einer Familie oder einer Gemeinde auf aktuelle oder potentielle Gesundheitsprobleme/Lebensprozesse dar. Pflegediagnosen bilden die Grundlage für die Auswahl von pflegerischen Interventionen, um die aufgestellten Ziele und erwünschten Pflegeergebnisse zu erreichen, wofür die Pflegeperson verantwortlich ist" (NANDA, Gordon 1994, S.16).
Bei dem Pflegemodell nach Orem wird Pflegediagnose mit Ermittlung des **Selbstpflegedefizits** gleichgesetzt.
Basierend auf der Pflegeanamnese werden das Selbstpflegevermögen des Patienten und sein Selbstpflegebedarf eingeschätzt. Daraus kann

das Selbstpflegedefizit des Patienten ermittelt und die erforderliche pflegerische Unterstützung abgeleitet werden.
Die Ermittlung des Selbstpflegedefizits ermöglicht so eine präzise Festlegung der pflegerischen Aktivitäten, da Probleme und Ressourcen gegeneinander aufgewogen werden. Hierzu ist von der Fachpflegekraft nicht nur ein Denk, sondern auch ein Entscheidungsprozeß gefordert.
Der Stellenwert des Selbstpflegedefizits läßt sich anhand des folgenden Beispiels verdeutlichen:
Beispiel: Ein Patient hat einen Schlaganfall erlitten mit Hemiparese rechts. Er erhält Selbsthilfetraining durch die Pflegekraft (vgl. Tab. 1-2).
Wenn der Patient zwar die „Fähigkeit" hat, sich anzuziehen, ihm aber der Antrieb dazu fehlt, lautet das Selbstpflegedefizit „fehlender Antrieb". Die Maßnahme dazu ist: Anreize schaffen, die den Patienten motivieren.
Die Selbstpflegedefizite sind nach ihrer Wertigkeit für den jeweiligen Patienten zu ordnen.

Tab. 1-2 Ermittlung des Selbstpflegedefizits am Beispiel des Ankleidens

Ankleiden		
Ressourcen	Probleme	Selbstpflegedefizit
Herr Meier – kennt die sinnvolle Reihenfolge beim Ankleiden – hat eine Haltestange zur Verfügung – hat gute Sitzkontrolle	Herr Meier kann nicht: – die Hose allein hochziehen	fehlende Fähigkeit – hat nicht ausreichenden Stand, um sich zugleich die Hose hochzuziehen
	– seine Socken anziehen	– kennt noch keine Technik für das Anziehen der Socken
	– Hemdknöpfe schließen, wenn er unter Streß ist	– schafft es nicht, die Hemdknöpfe unter Zeitdruck zu schließen

1.2.6 Pflegeplanung in der rehabilitativen Pflege

Die Pflegeplanung ist wichtiger Bestandteil des pflegerischen Handelns. In Tabelle 1-3 sind die Pflegeplanung nach Fiechtner/Meier und die nach Orem einander gegenübergestellt. Eine Besonderheit der Pflegeplanung nach Orem ist, daß die Pflegemaßnahmen in **Maßnahmen des Patienten** und **der Pflegekraft** unterteilt werden und daß die **Pflegemethode angegeben** wird (vgl. Tab. 1-1).
Beispiel: Die Pflegekraft plant eine Maßnahme, z.B. „Umsetzen durch Schwenken" und kontrolliert anhand der Pflegemethode, ob die Maßnahme richtig geplant ist. Bei einem Patienten, der nur noch wenig Unterstützung braucht, werden „unterstützende" Pflegemethoden ein-

Tab. 1-3 Pflegeplanung nach Fiechtner/Meier und Orem

Fiechtner/Meier	Orem
1. Information	1. Erfassung der Selbstpflegeerfordernisse – universelle – entwicklungsbedingte – krankheitsbedingte
2. Erkennen der Probleme und Ressourcen	2. Ermittlung des Pflegedefizits
3. Festlegung der Pflegeziele	3. Festlegung der Pflegeziele
4. Planung der Pflegemaßnahmen	4. Planung der Pflegemaßnahmen – Maßnahmen des Patienten – Maßnahmen der Pflegekraft – Pflegemethode
5. Durchführung der Pflege	5. Durchführung der Pflege
6. Beurteilung der Pflege auf den Patienten bezogen	6. Beurteilung der Pflege auf den Patienten bezogen

Tab.1-4 Exemplarische Darstellung einer Pflegeplanung nach Orem

Ressourcen	Probleme	Selbstpflegedefizit
– akzeptiert die Bobath-Lagerung	– Pat. hat armbetonte Hemiparese rechts und massive Sensibilitätsstörungen	– Pat achtet nicht selbständig auf eine korrekte Lagerung, z.B. Fußstellung (Sensibilitätsstörung, Gedächtnisstörung)
– Pat. hat ein gutes Gleichgewicht, ist nicht primär sturzgefährdet, da der Stand auf dem linken Bein sicher ist	– starke Gewichtsverlagerung auf die linke Seite	– Pat. ist auf Rollstuhl angewiesen und benötigt Unterstützung bei allen Transfers
– kann mit Hilfe einige Schritte gehen	– vorschnelles Handeln	
– Pat. ist motiviert und zeigt gute Anstrengungsbereitschaft		

gesetzt. In diesem Falle ist zu überlegen, ob der Patient nicht bereits einen Transfer im Stand durchführen kann.
Es ist sinnvoll, die Methoden mit einer Abkürzung zu bezeichnen, da in den Formularen für Pflegeplanung aus Platzgründen meist nur eine schmale Spalte dafür zur Verfügung steht. Es gibt bisher noch keine standardisierten Abkürzungen.

Die Pflegeplanung ist mit dem Patienten und den in die Pflege einbezogenen Angehörigen zu besprechen.

Die Zielsetzung muß für alle akzeptabel sein, ebenso müssen der Patient und die Angehörigen die Pflegemaßnahmen kennen.
Um zu veranschaulichen, wie eine Pflegeplanung nach Orem aussehen kann, ist sie in Tabelle 1-4 exemplarisch (auf einige Probleme und Ressourcen verkürzt) dargestellt. Die Planung bezieht sich auf das folgende **Fallbeispiel:**
Allgemeines
Patientin A., geb. 3. 10. 43 in Landshut
wohnhaft in München
Sozialanamnese
Patientin lebt mit Lebenspartner in einem Einfamilienhaus, Ehemann seit 10 J. verstorben, Tochter 29 J.
Beruf: Kosmetikerin

Ziele	Maßnahmen des Patienten	Maßnahmen der Pflegekraft	Methode
– reduzierte Spastik – verbesserte Wahrnehmung der rechten Körperhälfte	– nimmt an der Gymnastikgruppe teil, um spastiklösende Bewegungsmuster einzuüben	– Lagerung nach Bobath	tun
– Übernahme des Gewichts auf die rechte Seite – Selbständigkeit und Sicherheit bei den Transfers	– Pat. achtet auf Sitzhaltung	– für Transfer geplantes Vorgehen eintrainieren (z.B. Bremsen, Umgang mit der Fußstütze, Gewichtsverlagerung)	f.+l.
		– auf korrekte Sitzhaltung achten/ Rollstuhltisch	f.+l.

Hobbies: Lesen, Malen, Fernsehen
Patientin lebte seit ihrer Entlassung aus dem Krankenhaus zu Hause.
Pat. blockt Fragen ab, Problematik mit Lebenspartner wird vermutet.
Tochter ist sehr bemüht, ist in Bobath-Lagerung geübt. Sie sagt, daß die Mutter zu Hause wenig Aktivitäten zeigt.
Die Sicht der Patientin, ihrer Ziele und Wünsche sind aufgrund der Aphasie, Gedächtnisstörung und kognitiver Einbußen schwer zu erfassen.
Ihre Beschwerdeliste lautet in folgender Reihenfolge:
- sie möchte aus dem Rollstuhl heraus
- die Sprachprobleme sollen weniger werden
- sie möchte wieder arbeiten

Krankengeschichte
Patientin ist am 8. 1. 96 auf der Treppe zusammengebrochen.
Einlieferung ins Krankenhaus
Diagnose: SAB li. temp. Aneurysma li.
Verklippung des blutenden Aneurysmas links am 8.1.96
31.1.96 Verlegung auf die klin. Rehabilitation
Entlassung am 2.2.96
Am 4.8.96 Verlegung auf die neuropsychologische Station
Die Patientin hat folgende Beeinträchtigungen:
- armbetonte Hemiparese rechts
- schwere Aphasie (Alexie, Agraphie)
- Schluckstörung

1.2.7 Selbsthilfeplan und Selbsthilfetraining

Selbsthilfeplan

Im Bereich der rehabilitativen Pflege geht es in ersten Linie darum, die Eigenleistung des Patienten zu fördern, um seine Selbständigkeit zu erreichen. Ein Selbsthilfeplan stellt ein **Instrument (bzw. eine Ergänzung) der Pflegeplanung** dar, das die Eigenaktivität des Patienten in den Vordergrund stellt, auch die Maßnahmen der Pflegekraft miteinbezieht und für pflegerische Laien (Patienten und Angehörige) nachvollziehbar darstellt (Tab. 1-5), was in den Pflegeplanvordrucken aus Platzgründen häufig nicht möglich ist.
Der Selbsthilfeplan sollte alle Bereiche, in denen Selbstpflegedefizite bestehen, berücksichtigen. Er dient zwei **Zielen:**
- einheitliche Vorgehensweise aller Pflegekräfte gewährleisten
- Patienten und Angehörigen eine Orientierungshilfe bieten, besonders bei täglichen Selbsthilfeleistungen wie Körperpflege und Ankleiden; bei Patienten mit kognitiven Störungen (vgl. Kap. 10) kann er auch als externe Gedächtnishilfe dienen

Erstellen des Selbsthilfeplans:
- Pflegeanamnese (evtl. Fremdanamnese) erheben
- den Patienten einen bestimmten Zeitraum beobachten (ca. 1 Woche), um die Selbsthilfedefizite festzustellen
- gemeinsam mit dem Patienten **realistische Ziele** festlegen; dabei die Wünsche des Patienten berücksichtigen

Tab.1-5 Selbsthilfeplan für Patienten mit rechtsseitiger Hemiparese, Schwerpunkt: teilkompensatorische Pflege

Selbsthilfeleistungen	unterstützend/erzieherisch (kann Patient selbst)	teilkompensatorisch (Pflegekraft hilft teilweise)	kompensatorisch (wird ganz von Pflegekraft übernommen)
Waschen und Ankleiden des Unterkörpers im Bett			– Waschschüssel am Bett (auf Stuhl) bereitstellen – Waschlappen und Handtuch reichen – Kopfteil vom Bett hochstellen
	– Unterkörper waschen im Bett		
		– Unterkörper im Bett anziehen Patient hebt sein Gesäß, um die Hose hochzuziehen	
			– AT- bzw. Kompressionsstrümpfe an beiden Beinen anziehen
Schuhe und Transfer		– Aufsetzen im Bett über die Seitenlage – Schuhe reichen	
	– Anziehen linker Schuh	– Anziehen rechter Schuh – tiefer Transfer immer durch „Umschwenken" über die „gesunde" Seite – ggf. führt die Pflegekraft den Patienten, wenn er die Füße auf die Fußstützen stellt.	
	– Fußstütze umdrehen, runterklappen und den Fuß daraufstellen – evtl. muß die Pflegekraft den Patienten daran erinnern		

Tab. 1-5 Selbsthilfeplan für Patienten mit rechtsseitiger Hemiparese, Schwerpunkt: teilkompensatorische Pflege (*Fortsetzung*)

Selbsthilfeleistungen	unterstützend/ erzieherisch (kann Patient selbst)	teilkompensatorisch (Pflegekraft hilft teilweise)	kompensatorisch (wird ganz von Pflegekraft übernommen)
Waschen Oberkörper am Waschbecken	– fährt nah an das Waschbecken – legt rechten Arm Arm in das Waschbecken – deckt die Beine mit Handtuch ab – zum gründlichen Waschen der Achsel auffordern – wäscht mit dem Rückenschwamm den Rücken		– Wassertemperatur überprüfen – spastische Hand öffnen und vorsichtig offenhalten, während Patient die Hand wäscht
	– Arme und Brust abtrocknen – den rechten Arm wegen Schulterschmerz vorsichtig aus dem Waschbecken heben – Zähne putzen (Pflegekraft kann in dieser Zeit das Zimmer verlassen)	– zum Rückenabtrocknen Patient führen	
Anziehen	– Unterhemd anziehen (gerät manchmal mit Arm in Halsausschnitt)	– Pullover auf dem Bett ausbreiten und mit Rückseite nach oben, Pat. soll rechten Arm nur bis zur Hälfte einfädeln, Pflegekraft führt Oberkörper und Arme des Pat. nach unten	
	– Sitz der Kleidung im Spiegel überprüfen – kämmt und rasiert sich am Nachttisch		
			– Uhrzeit für Frühstück festlegen, da Patient sich häufig „verzettelt"

- das Vorgehen bei den einzelnen Tätigkeiten/Aktivitäten ausführlich (für den Patienten verständlich) und in chronologischer Reihenfolge beschreiben
- die Anordnung erfolgt (in den meisten Fällen) tabellarisch, damit deutlich zu erkennen ist, welche Maßnahmen der Patient und welche die Pflegekraft ausführt
- der Selbsthilfeplan ist im Zimmer des Patienten gut sichtbar anzubringen
- der Selbsthilfeplan muß bei fortschreitender Rehabilitation regelmäßig der Belastungsfähigkeit des Patienten angepaßt werden.

Es gibt **keine einheitliche Struktur** für einen Selbsthilfeplan, da die Ressourcen und Defizite sowie die Wünsche bei jedem Patienten individuell verschieden sind.

Das Selbsthilfetraining (SH-Training)

Das Selbsthilfetraining beschreibt das gezielte Anleiten von Patienten mit dem Ziel, daß sie lernen, Selbsthilfeleistungen wie Körperpflege, Bewegung und Mobilisation, Nahrungsaufnahme und Ausscheidung möglichst selbständig auszuführen.

Folgende Aspekte spielen beim Aufbau eines SH-Trainings eine Rolle:

- Feststellen der Selbsthilfedefizite des Patienten durch die Pflegekraft, z.B.: Worin besteht die Einschränkung der Bewegung?
- subjektive Einschätzung des Patienten, z.B.: Patient mit Hemiparese möchte wieder laufen können

Für den Erfolg des Selbsthilfetrainings ist die **Motivation** des Patienten entscheidend.

- Ressourcen des Patienten, z.B. hohe Anstrengungsbereitschaft
- körperliche und psychische Belastbarkeit des Patienten
- Lernfähigkeit des Patienten (kognitive Fähigkeiten)
- dic Nahziele des SH-Trainings werden gemeinsam mit dem Patienten festgelegt

Der Patient sollte möglichst eine oder zwei feste pflegerische Bezugspersonen haben (vgl. Kap. 1.3.5). Fortschritte, aber auch Probleme des Patienten sind so leichter festzustellen. Das SH-Training ist in diesen Fällen zu modifizieren.

- das SH-Training erfolgt nach einem **einheitlichen Schema;** um dies zu gewährleisten, ist ein **Selbsthilfeplan** sinnvoll
- die Eigenleistung des Patienten ist schrittweise zu steigern
  Beispiel: Zu Beginn soll sich ein Patient mit Schlaganfall auf das Waschen des Gesichts, das Kämmen und Zähneputzen konzentrieren.
- der Patient wird gestisch und verbal angeleitet

Nach Möglichkeit ist das SH-Training auf Video aufzuzeichnen. Auf diese Weise können Fortschritte dokumentiert und typische Probleme erkannt werden. Die Aufzeichnungen unterstützen die Pflegekraft, Schwerpunkte festzulegen.

1.3 Die Organisation in der Rehabilitation

Evi Baier und Erika Date

Für eine erfolgreiche Rehabilitation spielen viele Faktoren eine Rolle. Im Mittelpunkt steht der Betroffene. Seine Persönlichkeit ist durch seine Biographie geprägt, hier sind folgende Aspekte von Bedeutung:
- die biologische Entwicklung
- die soziale Stellung und Einbindung in die Gesellschaft
- die persönlichen Wünsche (Bedürfnis nach Lebensqualität)

Die Betroffenen erleben ihre Beeinträchtigungen subjektiv und empfinden häufig einen starken Leidensdruck.
Die ganzheitliche Rehabilitation ist ein **komplexer Prozeß.** Er kann nur bewältigt werden, wenn Spezialisten der einschlägigen Disziplinen sich die Aufgaben teilen, aber auch fachübergreifend zusammenarbeiten. Die enge Zusammenarbeit erfordert intensive Kommunikation auf direktem Wege. Dies ist am ehesten durch interdisziplinäre Teamarbeit zu erreichen.

1.3.1 Interdisziplinäre Teamarbeit in der Rehabilitation

Die interdisziplinäre Teamarbeit ist durch folgende Aspekte charakterisiert:
- Teammitglieder mit spezieller Ausbildung erfüllen **spezifische Aufgaben;** wenn erforderlich, arbeiten die Teammitglieder fachübergreifend
- alle Teammitglieder wirken am Rehabilitationsprozeß mit, der Arzt für Rehabilitation **koordiniert** die Teamaktivitäten
- **vielfältiges Wissen** aus verschiedenen Disziplinen ist für alle Mitarbeiter **unmittelbar** zugänglich
- den Teammitgliedern werden verschiedene Perspektiven eines Falles deutlich; daraus ergibt sich eine **breitere Urteilsbasis**, Probleme können objektiv betrachtet werden
- das Vorgehen wird **gemeinsam diskutiert** und wirkt sich auf die verschiedenen Disziplinen aus

Die interdisziplinäre Teamarbeit bietet den Vorteil, daß vielfältige Erfahrungen und Fertigkeiten (Ressourcen) genutzt werden können. Durch das gemeinsame Arbeiten kann die Motivation gesteigert werden. Das Team bietet den einzelnen Mitgliedern Entlastung und Rückhalt.

Voraussetzungen für Teamarbeit

Die **Teamfähigkeit** aller Mitarbeiter ist erforderlich, dazu gehören:
- Lernbereitschaft und Entwicklungsfähigkeit
- Überblick über das gesamte Tätigkeitsfeld (auch der anderen Disziplinen)
- sachkundiges und sachliches Einbringen und Vertreten der eigenen Aufgabe und Meinung
- Kritik annehmen und ausüben können
- Anerkennen anderer Meinungen
- Wertschätzung der anderen Teammitarbeiter
- offenes Austragen von Konflikten

1.3.2 Berufsgruppen im rehabilitativen Prozeß

- **Ärzte**
- stellen die Diagnose und führen die medizinische Behandlung durch
- leiten die Erstellung des Rehabilitationskonzepts, koordinieren die Teamaktivitäten
- sichern die Durchführung der geplanten Maßnahmen

- **Pflegekräfte**
- leisten voll- bzw. teilkompensatorisch Beistand bei totaler bzw. teilweiser Unselbständigkeit in allen Lebensaktivitäten
- unterstützen und fördern die Entwicklung des Patienten
- planen die Pflege individuell und stimmen sie auf das Rehabilitationskonzept ab

- **Krankengymnasten**
- erarbeiten Körperhaltung und Bewegungsabläufe und deren Basisfunktionen, wie Lagerung, Stabilität, Koordination der Bewegung, Bewegungsausmaß, Kraft, Ausdauer und ökonomische Bewegung. Dazu stehen verschiedene Techniken zur Verfügung, die je nach Störungsbild unterschiedliche Ansätze ermöglichen, z.B. die Behandlung nach Bobath
- leiten die Versorgung mit Hilfsmitteln zur Bewegung ein

- **Ergotherapeuten**
- bauen lebenspraktische, funktionelle und kognitive Fähigkeiten auf
- die Basis der Förderung sind Alltagssituationen, Ziel ist die weitestgehende Selbständigkeit des Betroffenen
- führen Selbsthilfetraining zu Körperpflege, Kleiden, Essen, Haushaltsführung (Kochen und Einkaufen) durch (Planung und Handlungsablauf)
- fördern die taktil-kinästhetische Wahrnehmung
- wirken bei Diagnostik und Therapie der kognitiven Fähigkeiten mit
- wenden handwerkliche Techniken an, Arbeit an Geräten (z.B. Computer), gestalterische Verfahren

- beraten bei Hilfsmittelversorgung (Hausbesuche), leiten die Beschaffung ein und erproben die Anwendung

- **Klinische Psychologen**
  - begleiten den Betroffenen in seiner psychischen Befindlichkeit und seinem subjektiven Krankheitserleben
  - fördern die Krankheitsverarbeitung, nehmen Einfluß auf Problemverhalten und regen Gesundheitstraining an, z.B. durch Entspannungsübungen
  - psychische Begleitung der Angehörigen
  - Supervision des therapeutischen Teams

- **Neuropsychologen**
  - wirken bei Diagnostik und Therapie bei Hirnschädigungen mit
  - fördern die kognitiven Fähigkeiten mit unterschiedlichen Therapieverfahren
  - „bearbeiten" emotionales und soziales Verhalten

- **Logopäden**
  - fördern die Sprach-, Sprech- und Stimmfunktionen, z.B. bei Patienten mit aphasischer Sprachstörung, Dysarthrie, Sprechapraxie
  - beraten alle Personen, die mit Betroffenen umgehen, bezüglich ihres Kommunikationsverhaltens (verbale und nonverbale Verständigung)
  - Diagnostik und Therapie von Schluckstörungen, sofern dieser Bereich nicht von spezialisierten Therapeuten für Dysphagie (Schluckstörung) übernommen wird

- **Musiktherapeuten**
  - in der Frührehabilitation (Intensivstation): Kommunikationsaufbau sowie therapeutische Begleitung und Förderung geistig-seelischer Prozesse
  - in der weiterführenden Therapie: unterstützen den Patienten beim Verarbeiten des Erlebten
  - die Therapie kann in jeder Phase des Rehabilitationsprozesses begonnen werden

- **Physiotherapeuten und Masseure**
  - physikalische Anwendungen, z.B. Massagen, Ultraschallbehandlungen, Lymphdrainagen, licht- und elektrophysikalische Behandlungen, Hydro- und Thermotherapie

- **Sozialpädagogen**
  - beraten und betreuen bei psychosozialen Problemen, die aus einer Behinderung oder chronischen Erkrankung resultieren

1.3.3 Praxis der interdisziplinären Teamarbeit

Die Basis der interdisziplinären Zusammenarbeit ist die **Kommunikation.**

Sie findet in Form von **Besprechungen** statt. Diese erfordern Zeit, sind aber zur Koordination einzelner Belange unabdingbar.

Die regelmäßige Teilnahme der Mitarbeiter an den Besprechungen ist wichtig, je nach Problematik kommen auch Patienten und Angehörige hinzu.

Die Besprechungen haben folgende **Inhalte:**

- Beeinträchtigungen der Patienten
- Rehabilitationskonzept und individuelle Vorgehensweisen
- Rehabilitationsverlauf (der Patient wird aus verschiedenen fachlichen Perspektiven beobachtet, Erfolg bzw. Nichterfolg wird bewertet, die Ziele werden aktualisiert oder verändert)
- besondere Problemstellungen, z.B. zwischenmenschliche und soziale Probleme der Betroffenen

Die Besprechungen regen die Mitarbeiter auch an, ihre eigene Arbeit zu reflektieren.

In der interdisziplinären Zusammenarbeit unterscheidet man verschiedene Tätigkeiten, z.B.

- **spezielle Tätigkeiten,** die nur von einer Disziplin ausgeführt werden (z.B. logopädische Therapie)
- **gemeinsame Tätigkeiten,** die die Mitarbeiter verschiedener Disziplinen miteinander ausführen (z.B. bei der Wahrnehmungsförderung: ein Ergotherapeut und ein Krankengymnast führen den Patienten gemeinsam)
- **therapieübergreifende Tätigkeiten,** die das Lernen fortführen bzw. außerhalb einer bestimmten Therapieeinheit ausgeführt werden (Beispiel: Pflegekräfte begleiten das Schlucktraining bei jeder Mahlzeit)

In der Therapie kommen **verschiedene Arbeitsformen** zur Anwendung:

- **Einzeltherapie** setzt alle Disziplinen ein, sowohl in Alltagssituationen als auch in gesonderten Sitzungen
- **Gruppentherapie** fördert Sozialkontakte der Patienten und vermittelt besondere Fähigkeiten, Beispiele sind Übungen für Hemiplegiker, Entspannungsübungen, kreative gestalterische Verfahren
- **externe Aktivitäten** führen den Patienten aus der Klinik heraus, z.B. Einkaufstraining, Spaziergänge oder Veranstaltungen

1.3.4 Die Pflege im interdisziplinären Team

Die Rehabilitation stellt an die Pflege besondere Anforderungen.

Aufgaben der Pflege

- voll- bzw. teilkompensatorische Übernahme der Selbstpflegedefizite (s. Kap. 1.2.1), vorwiegend in der Frührehabilitation
- entwicklungsfördernde Unterstützung und Anleitung bei der Pflege, bis der Betroffene selbständig handeln kann, vorwiegend in der weiterführenden Rehabilitation

Die Pflegekräfte in der Rehabilitation setzen in ihrer Arbeit theoretisches und praktisches Wissen sowie praktische Fertigkeiten mit rehabilitativer Wirkung um und geben der Pflege dadurch „therapeutischen Wert".

Zur grundlegenden Ausbildung in der Krankenpflege müssen Fort- und Weiterbildungen in den entsprechenden Wissensgebieten hinzukommen. Die „Rehabilitationskompetenz", die dadurch erworben wird, ist Voraussetzung für eine gleichberechtigte Stellung der Pflege im therapeutischen Team.
Die Pflegeplanung muß mit den Rehabilitationsmaßnahmen abgestimmt werden, z.B. durch Festlegung von Schwerpunkten und Vorgehensweisen. Je nach aktuellem Stand des Rehabilitationsprozesses werden **Pflegestufen** (unselbständig, mit Hilfe selbständig, selbständig) entwickelt. Beobachtungen und Ergebnisse aus der Pflege werden dem Team rückgemeldet.
Für einen ungestörten, harmonischen Tagesablauf ist **eine patienten- und therapiegerechte Terminplanung** sehr wichtig. Auf folgende Aspekte ist zu achten:
- der Patient kann seine Aktivitäten termingerecht und ohne Zeitdruck ausführen; dabei ist die individuelle Belastbarkeit zu berücksichtigen
- Pflegehandlungen und Therapien behindern sich nicht
- Pflegehandlungen, die Grundbedürfnisse betreffen, sollten den Vorzug haben, damit der Patient entspannt an den Therapien teilnehmen kann

  Beispiel Blasentraining: Der Patient muß die geplanten Toilettenzeiten einhalten können. Berücksichtigt der Tagesplan dies nicht, wird sowohl der Rhythmus des Blasentrainings unterbrochen als auch die Therapie gestört, und beide können nicht erfolgreich sein.

Die Terminplanung kann zentral gesteuert werden (computerunterstützt). Eine patientennahe Termingestaltung mit Plänen im Patientenzimmer berücksichtigt evtl. erforderliche Veränderungen besser, die sich z.B. aus dem Befinden des Patienten ergeben können.

1.3.5 Pflegesysteme in der Rehabilitation

Im folgenden sind die verschiedenen Pflegesysteme kurz skizziert. Aus der Darstellung der Vor- und Nachteile ist das für die rehabilitative Pflege am besten geeignete System ersichtlich.

Funktionspflege

Die Funktionspflege hat sich in Anlehnung an Arbeitsabläufe in der Industrie entwickelt, die möglichst rational erfolgen müssen. Als Vorteile der Funktionspflege werden häufig genannt, daß sie zeitsparend ist und daß aufgrund der hierarchischen Strukturen nur wenig speziell ausgebildetes Pflegepersonal gebraucht wird.

In der rehabilitativen Pflege gibt es allerdings kaum Routinearbeiten, ebenso sind hierarchische Strukturen für selbständiges Denken nicht förderlich.

Bereichspflege

Bereichspflege bedeutet, daß eine Abteilung/Station in mehrere Bereiche aufgeteilt ist. Sie sagt nichts über die Arbeitsorganisation aus. Innerhalb der Bereiche kann im Gruppen- oder Zimmerpflegesystem bzw. im Funktionspflegesystem gearbeitet werden.

Gruppenpflege

Eine Gruppe von Pflegekräften übernimmt eine begrenzte Anzahl von Patienten. In der Rehabilitation bietet dieses Pflegesystem den Vorteil, daß auch Pflegekräfte mit wenig Erfahrung gut eingesetzt werden können, da die Planung gemeinsam erfolgt und die Verantwortung nicht alleine getragen werden muß. Der Nachteil für den Patienten ist, daß er keine feste Bezugsperson hat.

Primary Nursing

Primary Nursing wurde in den 60er Jahren in den USA entwickelt. Die Primary Nurse („Primärschwester") übernimmt die Einschätzung, die Zielfestlegung und die Planung der Pflegemaßnahmen zusammen mit dem Patienten und den Angehörigen. Die Ausführung der Tätigkeiten wird nur zum Teil von ihr selbst übernommen, z.T. von der Associated Nurse („vertretenden Schwester"). Jede Primary Nurse hat mehrere Associated Nurses. Das System ist eher hierarchisch aufgebaut und ermöglicht, Pflegekräfte mit unterschiedlichem Ausbildungsstand einzusetzen, wobei die Verantwortung bei der Primary Nurse liegt (Abb. 1-5).

Bezugspflege

In diesem Pflegesystem hat jeder Patient seine zuständige Pflegekraft (Bezugspflegekraft, Abb. 1-6). Diese übernimmt zusammen mit dem Patienten und den Angehörigen die Pflegeplanung von der Aufnahme bis zur Entlassung. Sie trägt auch die Verantwortung. Während ihrer Dienstzeiten führt sie auch die Pflege aus, außerhalb ihrer Dienstzeiten

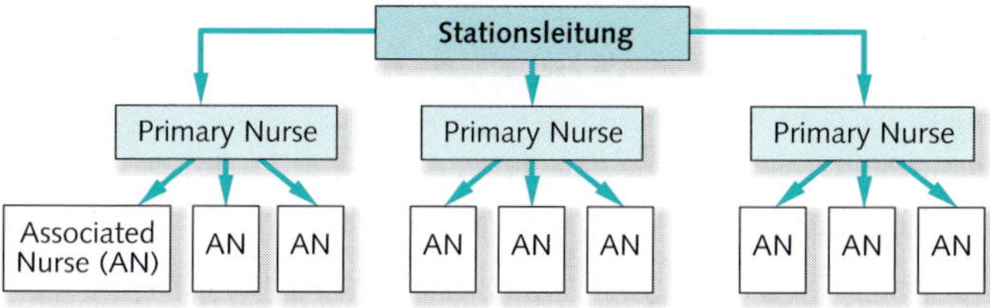

Abb. 1-5 Pflegesystem Primary Nursing

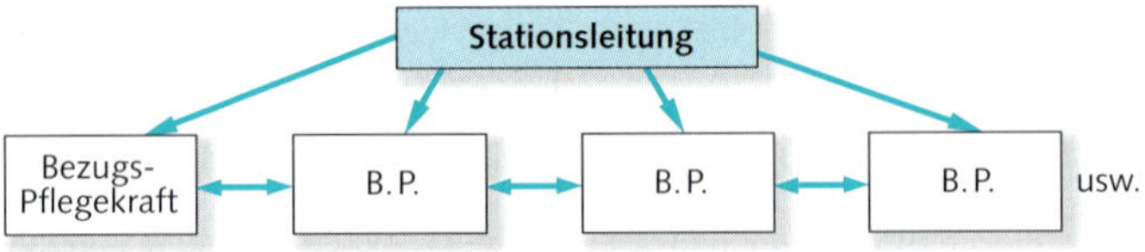

Abb. 1-6 Pflegesystem Bezugspflege

übernimmt eine andere Pflegende den Patienten. Änderungen der Pflegeplanung müssen mit der Bezugspflegekraft besprochen werden.
Die Bezugspflegekraft ist Ansprechpartnerin für das therapeutische Team und die Angehörigen.
Je nach Pflegeaufwand übernimmt eine Pflegekraft ca. fünf Patienten. Von einer Bezugspflegekraft werden folgende Voraussetzungen erwartet:

- fundiertes Fachwissen
- praktische Fähigkeiten, z.B. die Anwendung des Bobath-Konzepts, der Kinästhetik®, der Basalen Stimulation®; diese Fähigkeiten müssen durch Selbsterfahrung vertieft werden
- Fähigkeit, Entscheidungen zu treffen, z.B. welche Pflegehandlungen vorrangig sind
- organisatorische Fähigkeiten, z.B. Organisationsgeschick und Koordinationsvermögen
- Beziehungsfähigkeit, soziale Kompetenz und die Bereitschaft, Verantwortung zu übernehmen

Die Stationsleitung und ihre Vertretungen organisieren die Station und beraten neue Mitarbeiter. Sie betreuen selbst Patienten, soweit es ihre Aufgaben zulassen, die Verantwortung der Pflege liegt aber bei jeder einzelnen Bezugspflegekraft.
Bei der Bezugspflege sind zwei Aspekte von besonderer Bedeutung: die Fähigkeit und Bereitschaft, Verantwortung zu übernehmen und Beziehungen einzugehen:

- **Verantwortung**

Im rehabilitativen Bereich ist die Pflege gleichwertiges Mitglied im therapeutischen Team. Im Prozeß der rehabilitativen Pflege ist eine persönliche Verantwortungsübernahme erforderlich, die Bereitschaft, „Ausführungsverantwortung" zu tragen, genügt nicht.
Für die Übernahme von Verantwortung ist umfangreiches, auch aktuelles Wissen und Können erforderlich. Neue Mitarbeiter brauchen Hilfestellung, denn Verantwortung kann nur übernehmen, wer Antwort geben kann (Schlettig/Heide 1993).

- **Beziehung**

Bezugspflege ist ein Pflegesystem, das ein bestimmtes Pflegeverständnis voraussetzt: die professionell helfende, therapeutische Beziehung. Für den Patienten ist es wichtig, Vertrauen fassen zu können, körperliche und seelische Bedürfnisse befriedigt zu wissen und sicher aufgehoben zu sein, d.h., die Kontinuität der betreuenden Person wie auch die des pflegerischen Vorgehens muß gewährleistet sein. Die Beziehung zum Patienten muß gewollt und bewußt aufgenommen werden. Dabei muß sich die Pflegeperson des Problems „Abhängigkeit und Macht“ bewußt sein und sich in Schulungen mit der Problematik auseinandersetzen. Außerdem muß sie die Auswirkungen, die eine Hirnschädigung auf das Verhalten des Patienten hat, kennen und berücksichtigen.

Einführung des Bezugspflegesystems

Vor der Einführung der Bezugspflege ist abzuklären, ob die jeweilige Abteilung dafür geeignet ist (Tab. 1.6). Folgende **Voraussetzungen** müssen gegeben sein:

- große Stationen müssen in zwei bis drei Bereiche unterteilt werden
- in jedem Bereich müssen genügend eingearbeitete Pflegekräfte mit abgeschlossener 3jähriger Ausbildung vorhanden sein

Weiterhin sind folgende Punkte zu beachten:

- Patienten mit hohem Pflegebedarf sollten gleichmäßig auf die Bereiche verteilt werden
- bei der Zuordnung eines Patienten zu einer Bezugspflegekraft ist die fachliche Kompetenz und Erfahrung der Pflegekraft entscheidend, außerdem soll die Bezugsperson möglichst in den ersten Tagen nach der Aufnahme des Patienten im Schichtdienst eingesetzt sein

Tab. 1-6 Pro und Kontra Bezugspflegesystem

Pro	Kontra
• kontinuierliche Betreuung durch eine Pflegekraft – besserer Kontakt zw. Pflegekraft und Patient – Patient kann Vertrauen zur Pflegekraft aufbauen – die Pflegekraft kann die Aufgaben, die sie dem Patienten stellt, selbst überwachen u. evtl. Fortschritte direkt beobachten → Motivation der Pflegekraft	• bei Mißerfolgen der Rehabilitation oder bei sehr langer Aufenthaltsdauer kann die Bezugspflegekraft leicht demotiviert werden
• Therapeuten haben feste Ansprechpartner, Absprachen sind eher möglich	• unterschiedliche Arbeitszeiten von Pflegekraft (meist Schichtdienst) und Therapeuten (meist Kernarbeitszeit) → Terminkoordination zwischen verschiedenen Mitgliedern des therapeutischen Teams ist schwierig
	• Dienstplangestaltung ist aufwendiger; Diensttausch nur begrenzt möglich

- alle Mitarbeiter des therapeutischen Teams müssen wissen, wer die Bezugspflegekraft des jeweiligen Patienten ist und welche Pflegekraft in welcher Schicht für ihn zuständig ist (Übersichtstafel)
- grundsätzlich muß jede Pflegekraft bereit sein, auch bei Patienten, für die sie nicht zuständig ist, mitzuhelfen; die Übergabe muß daher von allen Pflegekräften gehört werden
- die Leistungen der einzelnen Bezugspflegekräfte müssen von der Stationsleitung und der betreffenden Pflegekraft reflektiert werden
- ein Austausch über Schwierigkeiten, die im Umgang mit Patienten auftreten, muß möglich sein, z.B. im Rahmen von Supervision

Die Umstellung auf Bezugspflege braucht Zeit, bei Anfangsschwierigkeiten nicht aufgeben.

1.3.6 Rehabilitationsphasen

1.3.6.1 Frührehabilitation

Sie schließt sich an die Akutbehandlung, die z.B. auf einer Intensivstation erfolgte, an.

Zielsetzung der Frührehabilitation
(Empfehlungen der Arbeitsgemeinschaft „neurologisch-neurochirurgische Frührehabilitation")
- den Verlauf der Spontanremission unterstützen bzw. beschleunigen
- das Rehabilitationspotenial optimal fördern und Fehlentwicklungen entgegensteuern
- Folgeschäden vermeiden
- Sekundärschäden erkennen und beheben (z.B. Hydrozephalus)
- Tertiärschäden mildern und vermeiden (z.B. chronische Infekte, Dekubitus, Osteoporose, Kontrakturen)

Aufnahmekriterien
Patienten, die in eine Einrichtung zur Frührehabilitation aufgenommen werden, sollten folgende Kriterien erfüllen:
- nicht mehr beatmungspflichtig
- ausreichende Kreislaufstabilität
- keine Erhöhung des intrakraniellen Druckes
- keine schwerwiegenden Infektionen
- Ausschlußkriterien sind in der Regel prozeßhafte, zerebrale Erkrankungen, z.B. Morbus Alzheimer

Einrichtungen der Frührehabilitation
- **Rooming-in**

Es werden nahe Angehörige oder Freunde aufgenommen, die mit dem Patienten im gleichen Zimmer wohnen und schlafen. Rooming-in wird bei sehr unruhigen Patienten, bei Patienten mit Desorientierung und

Angstzuständen sowie bei Patienten mit Selbstgefährdung angewendet. Die **Vorteile** sind:
- die Anwesenheit von Bezugspersonen schafft eine vertraute Atmosphäre, die Sicherheit und Geborgenheit vermittelt; auf Sedierung und Fixierung der Patienten kann in vielen Fällen verzichtet werden
- die Angehörigen können in die Betreuung integriert werden und sind in der Regel froh, „etwas tun zu können“

Mögliche **Nachteile** sind:
- Überforderung der Angehörigen; sie unterschätzen die Doppelbelastung
- Unterforderung des Patienten, wenn die Angehörigen ihm Dinge abnehmen, die er lernen soll
- Ablösungsprozesse Jugendlicher von ihren Eltern werden behindert
- der Abbau dieser intensiven Beziehung zwischen Angehörigen und Patienten ist schwierig; bei der Bezugsperson entsteht das Gefühl, nicht mehr gebraucht zu werden

Der finanzielle Mehraufwand, der durch die Aufnahme einer Begleitperson entsteht, wird in den meisten Fällen durch den günstigen Verlauf der Rehabilitation ausgeglichen.

- **Stroke unit**

Die Schlaganfalleinheit besteht in der Regel aus einem Intensivbereich und einer Einheit zur rehabilitativen Pflege, in die die Patienten meist nach drei bis vier Tagen verlegt werden können.

Ziel der Stroke unit ist es, die Entwicklung eines Hirnödems bzw. den Anstieg des Hirndrucks so gering wie möglich zu halten, um daraus resultierende Folgeschäden zu verhindern. Die Patienten sollen möglichst in den ersten sechs Stunden nach dem Schlaganfall in die Stroke unit zur intensivmedizinischen Überwachung (Monitoring) eingewiesen werden. Dort sind auch spezielle Therapien möglich, z.B.
- Thrombolyseverfahren (nur innerhalb der ersten sechs Stunden)
- Sauerstofftherapie

1.3.6.2 Spätrehabilitation

Die Phase umfaßt die Wiedereingliederung in den Alltag: Schule, Beruf und Freizeit. Als Einrichtungen für die Spätrehabilitation kommen Kliniken, Schulen, Berufsförderungswerke sowie spezielle Anstalten in Frage. Die spätrehabilitativen Maßnahmen sind in Kapitel 19 dargestellt.

1.3.6.3 Aktivierende Dauerpflege

Wenn ein Aufenthalt in einer spätrehabilitativen Einrichtung nicht möglich ist und/oder der Patient nicht nach Hause zu seiner Familie entlassen werden kann, kommt die Unterbringung in einer Einrichtung zur „aktivierenden Dauerpflege“ in Frage.

Die Arbeitsgemeinschaft der Pflegekassenverbände in Bayern und der Verband der bayerischen Bezirke hat in Zusammenarbeit mit den Ärzten und Pflegedienstleitungen aus neurologischen Rehabilitationskliniken sowie Vertretern von Pflegeeinrichtungen im Februar 1997 ein **Rahmenkonzept** erarbeitet. Darin wird der Begriff „zustandserhaltende Pflege" in „aktivierende Dauerpflege" verändert.
Die **Aufgabe der aktivierenden Dauerpflege** besteht darin, neben der allgemeinen Pflege auch die Behandlung der vorhandenen Störungen zu ermöglichen sowie Komplikationen zu vermeiden. Der während der Rehabilitation erreichte körperliche und psychische Zustand soll erhalten und möglichst verbessert werden.

- **Anforderungen an eine Einrichtung der „aktivierenden Dauerpflege":**
- Die **qualifizierte Versorgung** von Patienten mit einer Trachealkanüle, einem PEG- oder Harnblasenkatheter muß durch geschultes Personal gesichert sein.
- Die Angehörigen sind in die Betreuung miteinzubeziehen. Es werden deshalb **familiennahe Einrichtungen** gefordert.

Die obengenannte Arbeitsgruppe hat **Rahmenrichtlinien** für die bauliche Ausstattung, für den Bedarf an medizinischen Hilfsmitteln sowie den Pflegebedarf erarbeitet. Zur baulichen Ausstattung zählen z.B. behinderten- und rollstuhlgerechte Räumlichkeiten, Sauerstoffversorgung, Absaugvorrichtungen sowie Räumlichkeiten für therapeutische Behandlungen (Bäder, Gymnastikräume etc.).
Der **pflegerischer Bedarf** wird wie bei der PPR in drei Pflegekategorien eingeteilt, die sich an der allgemeinen und speziellen Pflege orientieren und bei einem Wert zwischen 93 und 321 Minuten pro Tag liegen.

1.4 Angehörigenarbeit

Claudia Wintersberger

1.4.1 Die Bedeutung der Angehörigen im Rehabilitationsprozeß

Im Zentrum aller rehabilitativen Bemühungen steht der Erkrankte. Im Sinne einer ganzheitlichen Betrachtungsweise sollten die nächsten Angehörigen des Patienten in den Rehabilitationsprozeß miteinbezogen werden. In der Regel sind es die **Lebenspartner** oder **Eltern**, manchmal auch nahe Freunde, die dem Betroffenen während der Rehabilitationszeit beistehen. Viele Patienten benötigen auch nach ihrer Entlassung Betreuung und Pflege, welche zumeist von den Angehörigen geleistet wird. Somit stellen die Angehörigen eine wichtige **Ressource für den Rehabilitationserfolg** des Patienten dar. Sie haben folgende **„Funktionen"**:
- **Informationen** geben
  zur Biographie des Patienten bei der Anamnese, zur Persönlichkeit und zu Gewohnheiten des Patienten

Dies ist bei bewußtlosen, verwirrten oder gedächtnisgestörten Patienten von besonderer Relevanz.
- **psychosoziale Betreuung** des Patienten
Die Angehörigen sind vertraute Bezugspersonen und stellen die Verbindung zu seinem sozialen Umfeld dar, sie vermindern Heimweh und das Gefühl der Isolation; durch ihre aktive Teilnahme am Pflegeprozeß signalisieren sie dem Betroffenen die Bereitschaft, seine schwierige Situation mit ihm gemeinsam durchzustehen.
- **Mitwirkung** bei der Vorbereitung der Entlassung
Die Angehörigen übernehmen nach der Entlassung häufig pflegerische und therapeutische Maßnahmen und können behindertengerechte Veränderungen in der Wohnung frühzeitig einleiten.
- **Entlastung des Pflegepersonals**
durch Hilfestellungen und Übernahme von pflegerischen Tätigkeiten (z.B. Lagerungen, Transfers, Hilfestellung beim Essen)

Angehörige nehmen somit einen erheblichen Einfluß auf den Rehabilitationsprozeß. Aus diesen Gründen sollte ihnen auch von seiten des Pflegepersonals besondere **Aufmerksamkeit** zuteil werden.

Aspekte der Angehörigenarbeit in der Pflege sind:
- Informationsaustausch und Beratung
- Integration in den Pflegeprozeß und praktische Anleitung bei pflegerischen Maßnahmen
- gemeinsame (Patient, Angehörige, Pflege) Überlegungen sowie Vorbereitungen auf das Leben nach der Entlassung
- psychische Unterstützung (Gespräche)

1.4.2 Integration von Angehörigen in die rehabilitative Pflege

Wenn Angehörige in die Pflege miteinbezogen werden, können sie sich mit der Erkrankung des Patienten und den daraus resultierenden Problemen **aktiv auseinandersetzen**. Sie lernen den angemessenen Umgang mit den Einschränkungen. Die Integration der Angehörigen dient der Vorbereitung auf das gemeinsame Leben zu Hause, welches sich durch die Einschränkungen erheblich verändern kann und eine angemessene Planung benötigt.

Voraussetzungen

Grundvoraussetzung für die Integration der Angehörigen in die rehabilitative Pflege ist die **Bereitschaft zur partnerschaftlichen Zusammenarbeit** von Angehörigen, Patienten und Pflegekräften.

- **Voraussetzungen von seiten des Patienten**

Der Patient muß einverstanden und motiviert sein, daß Angehörige in den Pflegeprozeß einbezogen werden. Lehnt ein Patient dies rigoros ab, sollten die Gründe hierfür hinterfragt werden. Besonders bei der Anleitung und Übernahme von pflegerischen und cotherapeutischen Maßnahmen kommt es häufig zu Konflikten. Ursachen hierfür sind:

- mangelnde Einsicht über die Notwendigkeit, die Angehörigen miteinzubeziehen
- Schamgefühle, verletztes Selbstwertgefühl
- belastete und konfliktreiche Beziehung zwischen den Beteiligten
- Befürchtung, von den Angehörigen stärker abhängig zu werden (z.B. durch Überfürsorglichkeit, „bemuttern")

- **Voraussetzungen von seiten der Angehörigen**
- Einsicht in die Notwendigkeit, in die Pflege integriert zu werden
- Bereitschaft, auf die Bedürfnisse des Patienten einzugehen und ihn während der Krankheitsphase zu begleiten
- Vertrauen hinsichtlich der Kompetenz der Pflegekräfte
- Bereitschaft, in einem Team zusammenzuarbeiten
- seelische und körperliche Belastbarkeit

- **Voraussetzungen von seiten der Pflegekräfte**
- Akzeptanz der Angehörigen als wichtige Ressource des Patienten im Pflegeprozeß
- positive Einstellung zu den Angehörigen; sie dürfen nicht als unerwünschte „Kontrollinstanz" für pflegerische Tätigkeiten oder als Konkurrenz der eigenen pflegerischen Kompetenz betrachtet werden
- soziale und kommunikative Kompetenz, z.B. bei Auseinandersetzungen und im Umgang mit Kritik
- beratende und anleitende Kompetenz
- Bereitschaft für die (anfängliche) Mehrbelastung

Maßnahmen zur Integration von Angehörigen

- **Information und Beratung**
- Vorstellen des Arbeitskonzeptes (Pflegemodell)
- Wissensstand der Angehörigen ermitteln (Was weiß/kann der Angehörige schon?)
- Vermitteln von pflegerischem und fachspezifischem Wissen in verständlicher Art
- Pflegeplanung gemeinsam mit Angehörigen und Patient besprechen; Ideen und Vorschläge, falls möglich, in die Planung integrieren
- Ressourcen des Patienten besprechen (Was kann der Patient selbständig? Welche Unterstützung benötigt er noch? Wie belastbar ist er?)
- Defizite und Einschränkungen sowie pflegerische Probleme erläutern (Was muß besonders beachtet werden? Womit ist der Patient überfordert?)
- Erklären von pflegerischen Maßnahmen, Methoden und praktischen Hilfen

- **Praktische Anleitung**
- von pflegerischen Tätigkeiten, z.B. Inkontinenzversorgung, Injektionen
- bei speziellen Pflegemethoden, z.B. Bobath-Konzept, Basale Stimulation®, Kinästhetik®

- bei cotherapeutischen Techniken, z.B. Verhaltensmodifikation, Umgang mit aphasischen Patienten, Umgang mit gedächtnisgestörten Patienten
- im Umgang mit Hilfsmitteln (z.B. Rollstuhl), Orthesen und Prothesen

Problematik der Integration von Angehörigen in die Pflege

- **unterschiedliche Vorstellungen** von Pflegekräften und Angehörigen bei der Festlegung von Pflegezielen und -maßnahmen
- **Überforderung des Patienten** durch die Angehörigen
  - zu hohe Erwartungen, die der Patient nicht erfüllen kann („Du mußt dich nur genügend anstrengen! Das haben wir nun schon so oft geübt und du machst es immer noch falsch!“)
  - ständiges Korrigieren und Dauerkritik bei Fehlern
  - übertriebene „Trainingsprogramme“
- **Unterforderung des Patienten** durch die Angehörigen
  - überfürsorgliches Verhalten („bemuttern“ und übertriebene Schonung des Patienten)
  - Unterschätzen der Fähigkeiten und Belastbarkeit des Patienten
- **Überforderung der Angehörigen** infolge von emotionaler Überlastung (s. Kap. 1.4.3)
- große **Entfernungen zwischen Wohnort und Klinik** erschweren das kontinuierliche Einbeziehen der Angehörigen in die Pflege

1.4.3 Die Situation von Angehörigen

Schwerwiegende Erkrankungen, z.B. eine Hirnschädigung, betreffen in der Regel nicht nur den Patienten selbst, sondern auch seine nahen Angehörigen. Alle Betroffenen müssen mit einer Lebensumstellung, oft sogar mit einer Lebenskrise fertig werden. Für die Angehörigen ergeben sich hieraus enorme Belastungen. In der **Akutphase** dominieren:

- Ängste, Sorgen, Hoffnungen
- das Gefühl von Hilflosigkeit und Unsicherheit durch die noch nicht absehbaren Folgen der Erkrankung
- Wissensdefizite über die Erkrankung, ihre Folgen sowie über die Möglichkeiten und Erfolgsaussichten der Behandlungen

Während der gesamten **Rehabilitationsphase** und **nach der Entlassung** sind vor allem folgende Aspekte für die Angehörigen belastend:

- psychische und physische **Mehrbelastung** (z.B. Beruf, Familie und Betreuung der erkrankten Person)
- **Rollenkonflikte** durch Veränderungen in den Beziehungen
  Die Angehörigen übernehmen gleichzeitig verschiedene Rollen: Partner, Eltern, Pflegekraft, Therapeut; manchmal werden die traditionellen Rollen neu verteilt, z.B. wenn die Ehefrau eines Erkrankten wieder berufstätig wird, um den Familienunterhalt zu verdienen
- **Abhängigkeit** des Patienten vom versorgenden Angehörigen
- drohende **soziale Isolierung** (zu wenig Zeit, eigene Bedürfnisse zu befriedigen, Hobbies und Kontakte zu pflegen; Bekannte ziehen sich zurück, wenn bleibende Behinderungen erkennbar sind)

- spezielle **krankheitsspezifische Aspekte**, z.B. schwere motorische Einschränkungen, Aphasie, Gedächtnisstörungen, Persönlichkeitsveränderungen, Inkontinenz, unkontrollierter Speichelfluß
- **emotionale Belastung** durch die Stimmungsschwankungen und Depressionen, die häufig im Zusammenhang mit der Krankheitsverarbeitung sowohl beim Betroffenen als auch beim Angehörigen auftreten
- **finanzielle Belastungen** und Einbußen bis zum Verlust an Lebensstandard für die gesamte Familie (Minderung des Einkommens, hohe Kosten für die Patientenbetreuung, z.B. Medikamente, Arzt- und Pflegekosten, Umbau der Wohnung)

Die vielfältigen Belastungen und Aufgaben, mit denen Angehörige konfrontiert sind, führen oft zu einer **Überforderung.** Sie überschreiten die Grenze ihrer Belastbarkeit und erkranken selbst. Depressive, ängstliche oder psychovegetative Symptome wie Kopfschmerzen, ständige Müdigkeit, Schlafstörungen treten bei stark belasteten Angehörigen häufig auf.

Angehörige werden häufig in die **„Helferrolle“** gedrängt. Es sollte hier bedacht werden, daß sie Menschen sind mit eigener Persönlichkeit, Bedürfnissen, Problemen und Zukunftsplänen.

Es kommt vor, daß Angehörige sich wenig um den Patienten bemühen, kaum Verständnis und Interesse für die Situation des Betroffenen zeigen. Gespräche werden abgeblockt und eine Kooperation läßt sich auch trotz intensiver Bemühungen nicht erreichen. **Gründe** für ein **distanzierendes Verhalten** von seiten der Angehörigen können sein:

- Angehörige und Patienten betrachten Schwierigkeiten innerhalb ihrer Beziehung und im Zusammenleben als **private Angelegenheiten**. Somit erwarten oder wünschen sie auch diesbezüglich keine Interventionen von seiten der Klinikmitarbeiter, welche allein für die Wiederherstellung der gestörten Fertigkeiten des Patienten als zuständig betrachtet werden.
- **Schwierige Beziehungen** zwischen Angehörigen und Patient, welche schon **vor der Erkrankung** zu starken Konflikten führten, machen eine kooperative Zusammenarbeit häufig unmöglich. Die Angehörigen fühlen sich nicht in der Lage bzw. sind nicht dazu bereit, die Pflege und Betreuung insbesondere von sehr hilfsbedürftigen Patienten zu übernehmen.
- **Persönlichkeitsveränderungen** und Verhaltensstörungen aufgrund der Erkrankung können zu schwerwiegenden Problemen führen, welche das langfristige Zusammenleben in der Familie unmöglich machen oder zu einer **Trennung** führen.

Viele Angehörige stehen in einem **moralischen Konflikt.** Emotionale Verbundenheit und Pflichtgefühl stehen dem Wunsch nach Verwirklichung eigener Lebenspläne entgegen. Diese Ambivalenz führt manchmal dazu, daß Angehörige ihre Entscheidung zuungunsten des Patienten treffen und sich von diesem distanzieren. Die **Trennungsproblematik**, insbesondere nach einer Hirnschädigung des Lebenspartners, sollte nicht unterschätzt werden. Vorwiegend bei jüngeren Paaren

ist die Gefahr groß, daß die Partnerschaft den zusätzlichen Belastungen nicht standhält, die **Scheidungsrate** ist in diesen Fällen hoch.
Die Entscheidung, ob ein Angehöriger die Pflege und Betreuung eines Patienten leisten kann oder will und ob eine Beziehung mit diesem für ihn auch weiterhin möglich ist, muß er selber treffen. Auch wenn für den betroffenen Patienten dadurch negative Konsequenzen entstehen, muß dieser Entschluß von allen Beteiligten akzeptiert werden.

Eine **urteilende und moralisierende Haltung** von seiten des Rehabilitationsteams sollte unbedingt vermieden werden.

1.4.4 Möglichkeiten, Angehörige zu unterstützen

Angehörige stehen mit ihrer Hilflosigkeit, Unsicherheit und Überforderung häufig alleine da. In der Klinik gibt es selten „offizielle“ Ansprechpartner für ihre Sorgen und Probleme. Diese Aufgaben werden häufig von Pflegekräften übernommen. Es geht vor allem um folgende Punkte:
- emotionale Entlastung der Angehörigen
- Hilfestellung zur Konfliktbewältigung bei Problemen im Umgang mit und der Beziehung zu dem Patienten
- Einschätzen der Belastbarkeit der Angehörigen

Die Aufgaben der Pflegekräfte bestehen darin, eine Vertrauensbasis zu schaffen und dem Angehörigen zu vermitteln, daß er mit seinen Problemen ernstgenommen wird. Die wichtigste Maßnahme sind **regelmäßige Gespräche** mit den Angehörigen in ruhiger Atmosphäre (nicht „zwischen Tür und Angel“). Durch aktives Zuhören (vgl. Kap. 7.2) können Angehörige ermutigt werden, über ihre Anliegen und Probleme zu sprechen, vorhandene Informationsdefizite können abgeklärt werden.
Der **Inhalt der Angehörigengespräche** wechselt je nach Rehabilitationsphase.
- Während der Akutversorgung und in der **frührehabilitativen Phase** steht in der Regel die Situation des Patienten im Vordergrund. Hier sollten medizinische Sachverhalte sowie das therapeutische und pflegerische Vorgehen verständlich vermittelt werden. Fragen zur Prognose sollten möglichst realitätsnah beantwortet werden, den Angehörigen darf aber nicht die Hoffnung genommen werden.
- In der **spätrehabilitativen Phase** steht meist die Situation der Angehörigen im Vordergrund. Folgende Aspekte sollten konkret exploriert werden:
  - körperliches und emotionales Befinden
  - besondere Belastungen (familiär, beruflich, finanziell etc.)
  - Veränderungen des Familienlebens
  - Probleme und Konflikte mit dem Patienten oder unerwünschte Veränderungen in der Beziehung zu dem Patienten
  - vorhandene Ressourcen, Hilfen, Unterstützungen (Woher schöpft der Angehörige seine Kraft?)

- Erwartungen und Hoffnungen in bezug auf die Rehabilitation des Patienten
- Erwartungen an die Pflege (Anregungen, Wünsche, Kritik etc.)

Bei starker **Überbelastung** ist es oft sinnvoll, Angehörige zu ermutigen, wieder einmal an sich selbst zu denken, um eine **Distanz zu ihrer Helferrolle** zu finden. Dies ist für viele Angehörige sehr schwer, sie müssen das „Loslassen" erst wieder lernen.

Hilfreiche Ratschläge für stark belastete Angehörige sind:

- Denken Sie wieder einmal an sich selbst und tun Sie sich einmal etwas Gutes!
- Nehmen Sie Ihre eigenen körperlichen und seelischen Grenzen wahr und berücksichtigen Sie diese!
- Stecken Sie Ihre eigenen Interessen nicht immer zugunsten des Kranken zurück!
- Organisieren Sie sich Hilfe und Unterstützung so früh wie möglich!

Weitere **konkrete Hilfestellungen** für Angehörige sind:

- Vermittlung von **professioneller Hilfe** (Arzt, Sozialtherapeut, Psychologe etc.)
- Kontakte mit **anderen betroffenen Angehörigen** schaffen (Erfahrungsaustausch)
- Information über **Selbsthilfegruppen**, Angehörigengruppen etc. (s. Adressen im Anhang)
- Information über Leistungen der Pflegeversicherung

  Durch das Pflegeversicherungsgesetz (PflegeVG) besteht für betreuende Angehörige die Möglichkeit, Leistungen in Form von Tagespflege, Nachtpflege und Kurzzeitpflege in Anspruch zu nehmen. Ein Anspruch auf Kurzzeitpflege für längstens 4 Wochen im Jahr besteht dann, wenn der Pflegebedürftige zuvor mindestens 12 Monate in seiner häuslichen Umgebung gepflegt wurde. Die Pflegekassen übernehmen in diesen Fällen die anfallenden Kosten (max. 2800 DM/Jahr).

  Gründe für die Gewährung von Kurzzeitpflege können u.a. die Abwesenheit der Pflegenden durch Urlaub oder Krankheit, Kompensation einer zeitweiligen Überbelastung oder eine kurzfristige Unterbringung während des Umbaus zu einer behindertengerechten Wohnung sein.

1.4.5 Möglichkeiten und Grenzen der Angehörigenarbeit

Ein **wichtiges Ziel** der Angehörigenarbeit in der Rehabilitation ist es, für alle Beteiligten Möglichkeiten und Wege zu finden, die **Lebensverhältnisse** sowie die **Rollen und Aufgaben** innerhalb der Familie oder Partnerschaft **neu zu ordnen**. Hierbei sollten sowohl die Bedürfnisse des Patienten als auch der Angehörigen berücksichtigt werden.

Viele Probleme des Alltags kommen häufig erst nach Abschluß der Rehabilitation voll zum Tragen. Die Anpassung an bleibende Behinderungen ist für die Betroffenen ein **langwieriger Lernprozeß** und bringt sowohl leidvolle Erfahrungen als auch Erfolgserlebnisse mit sich.

Zuneigung, Toleranz, Geduld und Experimentierfreudigkeit sind wichtige Faktoren, die häufig über den Erfolg der Integration eines behinderten Menschen in seine Familie entscheiden.
Das Rehabilitationsteam kann durch seine Bemühungen eine Basis für die gemeinsame Lebensbewältigung schaffen und Lösungsansätze anbieten. Es können jedoch **keine Patentrezepte** vermittelt und auch nicht für jedes Problem eine Lösung gefunden werden.

Pflegekräfte sowie Ärzte und Therapeuten sollten sich hinsichtlich der Lebensbewältigung von Familien mit behinderten Menschen **ihrer Grenzen** bewußt sein

2 Bobath-Konzept

Erika Date

Bei der Schädigung des zentralen Nervensystems durch Hirnblutung, Embolie, Tumoren oder Traumen (z.B. Verkehrsunfälle) können Lähmungen (z.B. Hemiplegie) auftreten.
Das Bobath-Konzept ist ein Therapiekonzept, das den betroffenen Patienten ermöglicht, eine Kontrolle über ihre Haltung und Bewegung wiederzuerlangen.

Entwicklung des Bobath-Konzepts

Berta Bobath, eine Krankengymnastin, beobachtete schon im Jahre 1943 an Patienten mit Hemiplegie, daß der Muskeltonus in bestimmten Stellungen erhöht oder erniedrigt sein kann. Sie erkannte, daß der Tonus keine konstante Größe ist, wie man bis dahin annahm, sondern beeinflußt werden kann. Auf der Grundlage dieser Erkenntnis entwickelte Frau Bobath ihr Therapiekonzept. Die theoretischen Grundlagen zu ihren Erfahrungen erarbeitete der Neurologe Dr. Karel Bobath.

Ziele des Bobath-Konzepts

- Regulation des Muskeltonus
  bei Spastik: Tonus vermindern
  bei schlaffer Lähmung: Tonus aufbauen
- Anbahnen von Bewegung
- Reintegration der betroffenen Seite und Wiedererlangen normaler Bewegungsabläufe
- größtmögliche Selbständigkeit des Patienten

2.1 Grundlagen des Bobath-Konzepts

Aspekte der normalen Bewegung

Der Mensch ist ständig der Schwerkraft ausgesetzt, sein Muskelapparat arbeitet bei jeder Bewegung gegen sie. Er hält das Gleichgewicht oder stellt es bei jeder Veränderung wieder neu her. Die einzelnen Muskelgruppen arbeiten funktionell zusammen, um von Statik zu Mobilität wechseln zu können. Kontrahiert sich ein Muskel, so erschlafft sein Gegenspieler (= reziproke Innervation).
In der stammesgeschichtlichen Entwicklung des Menschen haben sich **automatische Haltungskontrollmechanismen** herausgebildet, z.B. die dynamische Tonusanpassung, die ständig erforderlich ist, sowie Stütz- und Ausweichreaktionen zum Schutz vor Gefahr.

Weitere Mechanismen werden in der kindlichen Entwicklung durch Bewegungserfahrung erlernt. Sie sind als Muster gespeichert und abrufbar.
Dieses System von automatischen Mechanismen, Reaktionen und erlernten Bewegungen kann bei Patienten mit Hirnschädigung gestört sein.

Bahnen von Bewegung

Die Plastizität des Gehirns (Kap. 5.1.4) ermöglicht das Wiedererlernen physiologischer Bewegungsmuster. Ausschlaggebend für das Bahnen von Bewegung und das erneute Speichern der Bewegungsmuster ist, daß der Patient ständig ein Gefühl für normale, funktionelle Bewegung bei angemessener Anstrengung erlebt.

> Wenn der Patient keine Bobath-Therapie erhält, werden „falsche", d.h. unphysiologische Haltungs- und Bewegungsmuster kompensatorisch erlernt. Diese würden zu einer weiteren Abnahme der Bewegungsfähigkeit führen. Sie begünstigen Spastik und sind schwer aufzulösen, ehe normale Bewegung gebahnt werden kann.

Muskeltonus

Bei Patienten mit Hemiparese ist der Muskeltonus auf beiden Körperseiten verschieden. Aus der **Asymmetrie der beiden Körperhälften** entwickelt sich ein abnormaler Tonus (Spastik, Hyperreflexie). Er wird als ein „Überschußsymptom" von Teilen des zentralen Nervensystems angesehen, deren hemmende Funktion aufgrund der Schädigung ausgefallen ist.
Der Patient erfährt veränderte Rückmeldungen von seinen Muskeln und Gelenken. Bewegungen erfolgen nur mit großem Kraftaufwand. Die Spastik bewirkt zwar Stabilität, wie sie bei schlaffer Lähmung erwünscht ist, verhindert aber Mobilität. Sie behindert damit eine angemessene Haltung und Bewegung. Zudem treten bei Bewegen der gesunden Seite unwillkürliche Mitbewegungen (abnorme assoziierte Reaktionen) der Gegenseite auf. Dies kann noch vorhandene oder wiederkehrende Aktivität beeinträchtigen.
Faktoren, die Spastik auslösen und verstärken:
- zu starkes, nicht adäquates Anstrengen, z.B. Benutzen des Bettbügels
- Schmerz, Überforderung, Eile, Unsicherheit (z.B. aufgrund von Gleichgewichtsstörung), inkorrektes Handling, inkorrekte Lagerung
- Angst, z.B. die des Aphasikers, sich nicht mitteilen zu können

Reflexhemmende Bewegungsmuster

Das Hemmen der abnormen Reflexaktivität bringt die Spastik unter Kontrolle, d.h., die Spastik wird nicht ausgelöst bzw. vermindert.
Reflexhemmende Maßnahmen, die nach dem Prinzip „Übernahme des Körpergewichts auf die betroffene Seite" funktionieren:

- Lagern: therapeutische Maßnahme und beste Prophylaxe, ferner stimuliert es vorbereitend die aktive Gewichtsübernahme bei Bewegungen
- Vorneigen des Oberkörpers: im Sitzen, in der Bewegung, bei Transfers
- seitliches Hängenlassen des betroffenen Armes in der Bewegung, z.B. beim Ausführen von Alltagsaktivitäten
- symmetrische Haltung beim Sitzen, bei Transfers, im Stehen, beim Gehen

Handling

Handling bedeutet das „Handhaben" des Patienten, d.h. seine Bewegung zu leiten, z.B. beim Lagern. Es ist bei jeder Unterstützung der Bewegung erforderlich. Mit Handling kann der Patient physiologische Bewegungen trotz Lähmung ausführen.
Beim Handling sind folgende Aspekte zu beachten:

- das Vorgehen erfolgt nach dem reflexhemmenden Bewegungsmuster
- der Helfer vermindert den Kraftaufwand des Patienten, indem er Gewicht übernimmt (z.B. den Arm); dabei lenkt er die Bewegung und steuert ihr Tempo
- der Therapeut/die Pflegekraft gibt nur soviel Hilfe, wie unbedingt erforderlich ist, um die Eigenaktivität des Patienten zu erhalten
- die betroffene Schulter ist zu schützen, z.B. indem sie – bei der Lagerung – mit der ganzen Handfläche hervorgeholt wird, während die andere Hand das Brustbein des Patienten abstützt
- die betroffene Körperseite ist in die Bewegung einzubeziehen **(bilaterale Bewegungsführung)**
- auf begleitende Störungen, z.B. der Sprache, des Sehens, des Hörens, der Wahrnehmung, der Kognition ist gleichzeitig adäquat einzugehen

Grundlegende Prinzipien des Bobath-Konzepts

- Therapie möglichst bald nach dem Schadensereignis beginnen
- die Umgebung an den Patienten anpassen (z.B. Zimmergestaltung, Kap. 2.2.1)
- einheitliches Vorgehen aller Personen des therapeutischen Teams, um den Lernprozeß des Patienten nicht zu unterbrechen und ihn nicht zu verwirren
- Information und Aufklärung des Patienten, dabei muß eine Sprach- bzw. Sprechstörung berücksichtigt werden, z.B. Aphasie
- Motivation, Leistungsbereitschaft und das Lernen durch sinnvolle Aufgaben fördern; der Patient muß etwas tun bzw. tun wollen
- die Anforderungen orientieren sich an der Belastbarkeit; die Befindlichkeit kann sich täglich ändern, Überforderung ist unbedingt zu vermeiden
- dem Patienten zum Ausführen einer Aktivität genügend Zeit geben und Sicherheit vermitteln, Schmerzen immer berücksichtigen
- den Patienten anleiten, Handlungen selbständig zu übernehmen

2.2 Praktische Beispiele der Bobath-Therapie

2.2.1 Zimmergestaltung

Die Umgebung an den Patienten anzupassen ist ein therapeutisches Mittel, um der Vernachlässigung der betroffenen Körperseite entgegenzuwirken. Sie ist bei allen Patienten mit Hemiplegie sinnvoll.

Vorgehen (Abb. 2-1)

- Bett so in den Raum stellen, daß der Patient über die betroffene Seite zur Tür blickt (jedesmal, wenn die Tür sich öffnet, wendet er den Kopf, die vernachlässigte Seite gerät dadurch ins Blickfeld und wird präsent)
- persönliche und Gebrauchsgegenstände (z.B. Nachtkästchen, Rollstuhl) sind auf der betroffenen Seite zu plazieren (wenn der Patient nach ihnen greift, überschreitet er die Mittellinie des Körpers; die „verlorene" Körpermitte wird dadurch allmählich bewußt)
- die Kommunikation mit dem Patienten sowie alle (pflegerischen) Handlungen sind von der betroffenen Seite her auszuführen; Angehörige sollten darüber informiert werden (Maßnahme begründen, s.o.); Patient wendet den Kopf auf die betroffene Seite, er belastet sie beim Aufstehen, nimmt sie dadurch wahr und bezieht sie aktiv in seine Handlungen mit ein

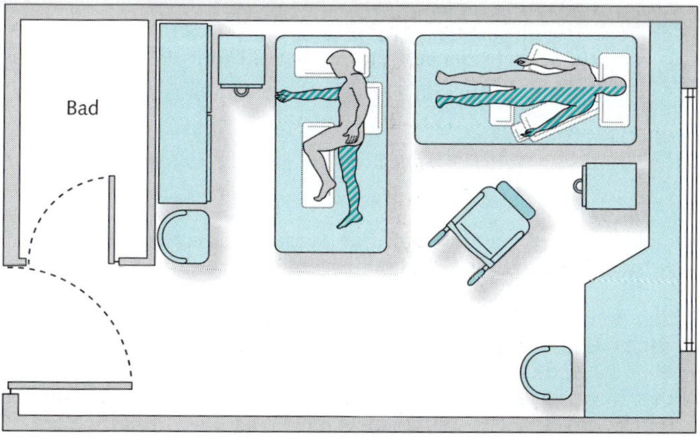

Abb. 2-1 Zimmergestaltung nach dem Bobath-Konzept

2.2.2 Lagerung

Die korrekte Lagerung bewirkt eine Tonusregulierung und vermittelt dem Patienten Informationen zur taktil-kinästhetischen Wahrnehmung. So können Fehlhaltungen und ihre Folgeschäden vermieden werden.

Ein Lagewechsel stimuliert das Gleichgewichtsorgan, ermöglicht erneute Bewegungserfahrung, entlastet druckgefährdete Körperstellen und fördert Atmung und Kreislauf. Die Lagerung nach dem Bobath-Konzept bedeutet auch Mobilisation (Kap. 9.2.3), da der Patient sie aktiv mitgestaltet und baldmöglichst selbst ausführt.

Richtlinien

gelten für alle Lagerungsarten:
- Bett flach stellen
- Aufrichthilfen (z.B. Bettbügel) gleich zu Beginn der Bobath-Therapie entfernen
- Bewegen in korrektem Handling
- Lagern in reflexhemmender Stellung, an den Tonus angepaßt
- bei der Lagerung ist folgende Reihenfolge zu beachten: Kopf – Rumpf – Arme – Beine
- die Lagerung ist dem Patienten individuell anzupassen; sie muß bequem und vor allem schmerzfrei sein
- mit kurzen Zeiten beginnen, damit der Patient sich an die Lagerung gewöhnen kann, aber konsequent durchführen und die Dauer steigern (in der Regel im zweistündlichen Wechsel)
- im Akutstadium sind die Bettseiten durch Gitter zu sichern, sie sollten aber baldmöglichst abgebaut werden

2.2.2.1 Aktive Seitenlagerung

Lagerung auf der betroffenen Seite, der Patient kann dabei „aktiv“ sein; physiologischste Lagerungsart mit dem größten therapeutischen Wert .

Anwendungsbereich

- Lagerung zur Wahrnehmungsförderung der betroffenen Seite

Vorgehen (Abb. 2-2)

- dickes Kissen unter den Kopf, die Unterlagerung entlastet die Schulter
- Schulterblatt mit flacher Hand untergreifen und vorholen, mit der anderen Hand am Brustbein abstützen
- den betroffenen Arm gestreckt in Schulterhöhe lagern, die Handfläche zeigt dabei nach oben, die Hand ist zu unterlagern, wenn sie über die Bettkante ragt
- den Rumpf gegen ein Rückenkissen lagern und leicht dagegendrehen bzw. das Becken vorholen
- das betroffene Bein gestreckt lagern, oberes Bein in Beugung (Schrittstellung) auf Kissen (das Kissen verhindert die Beugung des betroffenen Beines)

Mögliche Schwierigkeiten oder Komplikationen

- bei Schulterschmerzen akzeptiert der Patient diese Lagerung anfänglich nur schwer, er erfährt aber durch vorsichtig begonnene, fachgerechte Lagerung eine Besserung

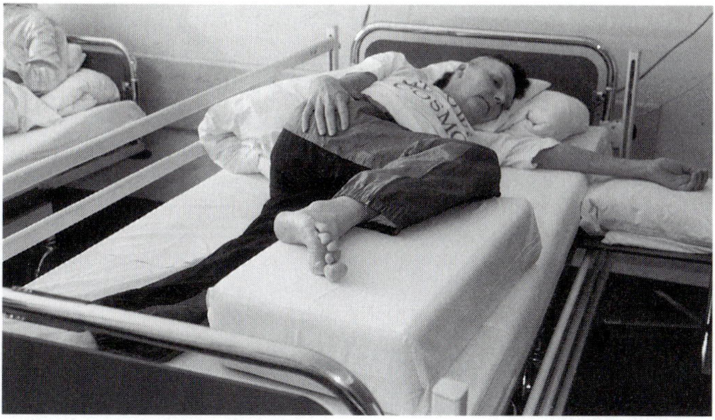

Abb. 2-2 Aktive Seitenlagerung

2.2.2.2 Lagerung auf die nichtbetroffene Seite

Lagerung auf die „gesunde Seite", ebenfalls physiologische Lagerung.

Anwendungsbereich
- Lagerung für Ruhephasen bei überwiegend liegenden Patienten

Vorgehen (Abb. 2-3)
- Kissen unter den Kopf

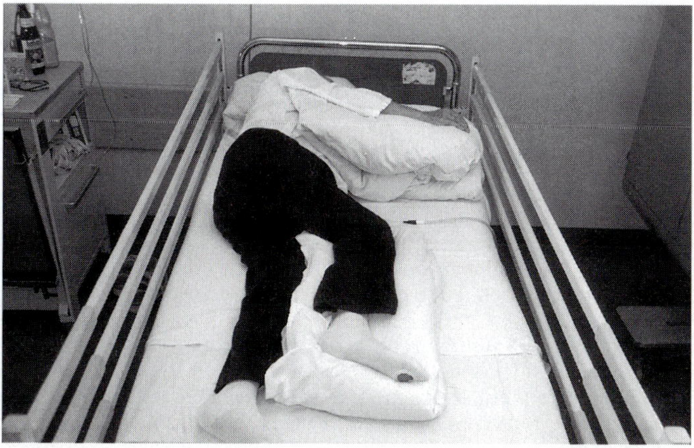

Abb. 2-3 Lagerung auf die nichtbetroffene Seite

- den betroffenen Arm vollständig (bis zur Achsel) in Schulterhöhe unterlagern
- das betroffenes Bein in Beugung unterlagern, Fuß in Kniehöhe

Mögliche Schwierigkeiten oder Komplikationen

- bei Spastik kann die betroffene Seite wegrutschen, dann ist eine Nachlagerung erforderlich

2.2.2.3 Rückenlagerung

Anwendungsbereich

- diese Lagerung möglichst wenig anwenden, da sie Reflexaktivität auslöst
- wenn andere Lagerungen problematisch sind, z.B. im Rahmen der Dekubitusprophylaxe, bei schweren Subluxationen oder Herzerkrankungen

Vorgehen

- Kopf auf Kissen lagern
- die betroffene Schulter und Hüfte nach vorn (am Körper orientiert, vgl. Kap. 3.3) auf Kissen lagern
- den betroffenen Arm gestreckt, nach außen gedreht auf Kissen lagern, die Handfläche zeigt nach oben

Mögliche Schwierigkeiten oder Komplikationen

- bei Spastik verrutschen die Kissen leicht, Nachlagerung erforderlich

2.2.2.4 Bauchlagerung

Anwendungsbereich

- vorwiegend bei Kontrakturen im Beugebereich (z.B. Hüfte, Knie), da diese Lagerung die betroffene Muskulatur dehnt
- bei skoliotischer Verformung der Wirbelsäule

Vorgehen

- Kopf zur nichtbetroffenen Seite drehen (lassen)
- Kissen unter Brustkorb und Bauch
- Arme je nach Gelenkbeweglichkeit neben den Körper, zur Seite oder nach oben lagern
- Beine gespreizt (durch Kissen) nach außen gedreht lagern
- Fußbrett entfernen, Füße über das Bettende hängen lassen

Mögliche Schwierigkeiten oder Komplikationen

- Patienten mit Tracheostoma müssen im Halsbereich ausreichend hohl gelagert und beobachtet werden; auf keinen Fall darf zum Schutz des Bettes ein loses Tuch unter die Trachealkanüle gelegt werden, es besteht die Gefahr, daß es durch eine Spastik verrutscht und die Kanüle verlegt

2.2.2.5 Sitzen im Bett (Langsitz)

Anwendungsbereich
- nur im Akutstadium oder bei geringer Belastbarkeit

Vorgehen
- den Patienten ausreichend nach oben in Richtung Kopfende bewegen
- das Kopfteil des Betts hochstellen
- den Rücken mit Kissen abstützen
- den Kopf mit Kissen abstützen, wenn er nicht frei gehalten werden kann
- den Bettisch nah vor den Patienten rücken
- den betroffenen Unterarm gestreckt auf die Tischplatte lagern, der Handrücken zeigt nach oben
- den betroffenen Arm bis zur Achsel mit Kissen unterstützen
- die Beine gestreckt und gespreizt lagern

Mögliche Schwierigkeiten oder Komplikationen
- das Sitzen im Bett bietet dem Patienten weniger Informationen als das Sitzen auf dem Stuhl

2.2.2.6 Sitzlagerung am Tisch

Anwendungsbereich
- auch für Patienten in der Frühphase (z.B. nach SHT) geeignet, da sie das Gleichgewicht stimuliert und die Wahrnehmung fördert

Vorgehen (Abb. 2-4)
- der Patient sitzt im Rollstuhl oder auf einem Stuhl mit Seitenlehnen
- den Oberkörper nach vorn gegen die abgepolsterte Tischkante lehnen
- den Kopf zur Seite drehen und auf ein ausreichend hohes Lagerungselement plus Kissen legen
- die Arme beidseits auf den Tisch legen
- den Rumpf bei Instabilität mit einem Kissen abstützen (Rücken und Seiten)

Mögliche Schwierigkeiten oder Komplikationen
- Patienten in der Frühphase brauchen ausreichende Überwachung (z.B. Bewußtseinslage, Kreislauf, Atmung, Sitzstabilität)

2.2.2.7 Sitzen im Rollstuhl bzw. auf dem Stuhl

Günstige Lagerung, da sie dem Patienten zahlreiche Informationen über seine Umgebung sowie über seine Lage im Raum vermittelt.

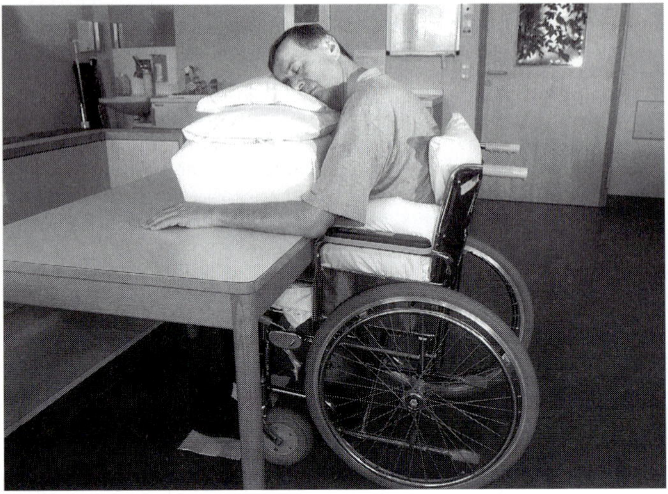

Abb. 2-4 Sitzlagerung am Tisch

Anwendungsbereich

- zu allen Alltagsaktivitäten
- zur Fortbewegung

Vorgehen

- im Rollstuhl: Bremsen einlegen, Fußstützen zur Seite klappen und Füße flach auf den Boden stellen
- Gesäß bis an die Stuhllehne bringen, evtl. Rücken mit Kissen abstützen oder bei Bedarf Lordosekissen einlegen
- den Tisch nah an den Patienten heranschieben bzw. Rollstuhltisch aufsetzen
- den betroffenen Unterarm auf die Tischplatte lagern, der Handrücken zeigt nach oben
- bei Schwellung die Hand erhöht lagern (auf keilförmiges Lagerungselement)

Mögliche Schwierigkeiten oder Komplikationen

- der Patient bemerkt aufgrund der Vernachlässigung seiner betroffenen Seite nicht, wenn er schief sitzt und aus dem Rollstuhl zu rutschen droht oder wenn sein betroffenes Bein von der Fußstütze gleitet; die Sitzposition muß daher überwacht und ggf. korrigiert werden
- das Sitzen auf dem Stuhl erfordert Rumpfstabilität

2.2.3 Weitere Anwendungsmöglichkeiten

Auch die **Mobilisation** von Schlaganfallpatienten wird nach dem Bobath-Konzept gestaltet. Dies betrifft z.B. Transfers, das Fortbewegen im Rollstuhl und das Gehen. Weiterhin erfolgen die **Selbsthilfetrainings** in den Bereichen Körperpflege, Kleiden sowie Nahrungsaufnahme nach dem Bobath-Konzept. Diese Fördermaßnahmen sind in Kapitel 9.2 beschrieben.
Auf Störungen, die im Zusammenhang mit einer Hemiplegie auftreten, kann mit Hilfe des Bobath-Konzepts adäquat und fördernd eingegangen werden, z.B. Störungen der Sprache und des Sprechens, des Sehens und Hörens.

2.3 Bedeutung des Bobath-Konzepts und Auswirkungen auf die rehabilitative Pflege

Das Bobath-Konzept kann in vielen Fachbereichen, z.B. Innere Medizin, Neurologie, Neurochirurgie, angewendet werden. Der frühzeitige Beginn der Therapie ermöglicht eine erfolgreichere Rehabilitation. Die konsequente und frühzeitige Anwendung des Bobath-Konzepts trägt dazu bei, Komplikationen, die die Rehabilitation erschweren und die Behandlungsdauer verlängern würden, zu vermeiden, z.B.:
- Schwellung von Hand und Arm, Fuß und Bein; diese kann zum **Sudeck-Syndrom** führen (Mangelernährung des Muskel- und Knochengewebes bis zur Gelenkversteifung)
- schmerzhafte Schulter (Subluxation des Schultergelenkes)
- Fehlhaltungen und Kontrakturen
- Selbstverletzungen, z.B. Stürze aufgrund von Gleichgewichtsstörungen

Der Patient erlernt durch seine aktive Mitarbeit, evtl. verbleibende Restsymptomatiken nach der Entlassung zu beherrschen.
Es ist sinnvoll, das Bobath-Konzept mit Elementen anderer Konzepte, z.B. Wahrnehmungsförderung und Kinästhetik®, zu kombinieren; spezielle Problematiken, die individuell auftreten, können so ergänzend behandelt werden.
Für eine fachgerechte und individuelle Anwendung des Bobath-Konzepts ist die **Fortbildung „Pflege nach dem Bobath-Konzept“** erforderlich. Sie vermittelt detaillierteres Wissen und praktische Erfahrungen.
Das Bobath-Konzept kann in der rehabilitativen Pflege zu einer intensiveren Förderung des Patienten beitragen.

3 Kinästhetik®

Elfriede Götz-Ahmed

Kinästhetik® ist eine Lehre der menschlichen Bewegung und Bewegungswahrnehmung. Sie unterstützt natürliche, ursprüngliche und harmonische Bewegungsabläufe, sie fördert Gesundheit und Selbständigkeit.

Dr. Lenny Maietta und Dr. Frank Hatch aus den USA sind die Begründer der Kinästhetik®. Die Grundannahmen der Gesundheitsentwicklung basieren auf den Forschungsergebnissen der Verhaltenskybernetik. Die Ganzheit des Menschen und seine Fähigkeit zur Selbstbestimmung stehen im Vordergrund. Mit Hilfe von Elementen des modernen Tanzes und Körperarbeit werden präzise Berührung und Bewegung erlernt sowie größere Bewußtheit und Bewegungsfähigkeit entwickelt.

Die Kinästhetik® kann bei gesunden wie kranken Kindern und Erwachsenen angewandt werden und bringt gerade dem Behinderten wesentliche Erleichterung und Erfolge.

Gemeinsam mit der Krankenschwester Suzanne Schmidt wurde ein **Handlungskonzept für die Pflege** entwickelt und mit der Unterstützung von Christel Bienstein (Krankenschwester und Diplompädagogin) in Deutschland verbreitet.

Ziele der Kinästhetik®

- Pflegekräfte erlernen Grundsätze, die sie befähigen, ihren eigenen Körper für Bewegung und für die Organisation des Körpers eines Patienten zu nutzen, sowie dessen vorhandene Fähigkeiten einzusetzen.
- Die eigene und fremde Bewegungsfähigkeit sowie deren Wahrnehmung werden gefördert.
- Pflegende entwickeln Handlungskompetenz, um gesundheits- und wahrnehmungsfördernde Interaktionen zu unterstützen.
- Harmonische, natürliche Bewegungsaktivitäten werden geschult. Sie unterstützen die Selbständigkeit und Lernfähigkeit des Menschen.

3.1 Grundsätze der Kinästhetik® und ihre Anwendung in der rehabilitativen Pflege

Es gibt sechs verschiedene Grundsätze der Kinästhetik®.

3.1.1 Interaktion

Beteiligte Personen einer Interaktion sind Patient und Pflegeperson. Es findet ein wechselseitiger Austausch statt. Die **Mittel des Austausches** sind in erster Linie Tast- und Bewegungssinn (kinästhetischer Sinn) sowie Hören, Sehen, Riechen und Schmecken. Jeder Sinn hat seine eigene spezifische Fähigkeit und Grenze, jedoch brauchen alle die Bewegung für ihre Funktion. Ihre Aufgabe ist der Austausch von Information.

Zeit, Raum und Kraftaufwand stehen in Beziehung zueinander: Die Geschwindigkeit einer Bewegung, der Raum, in dem sie erfolgt, sowie die Richtung haben Auswirkungen auf den Kraftaufwand. Da sich diese Elemente wechselseitig beeinflussen, können Pflegende ihre Anstrengung bewußt vermindern.

In der Kinästhetik unterscheidet man verschiedene **Interaktionsformen,** eine Interaktion kann auf folgende Arten geschehen:

- gleichzeitig und gemeinsam (Patient und Pflegender arbeiten gleichzeitig und miteinander im gegenseitigen Einverständnis)
- schrittweise (jeder der beiden übernimmt nacheinander seinen Teil)
- einseitig (nur eine Person ist aktiv)

Praktische Anwendung der Interaktion

- **Angebote an die Sinne**

– vor allem bei wahrnehmungsgestörten und aphasischen Patienten

Hier bestehen Parallelen zur Basalen Stimulation® (s. Kap. 4.3.4). Das kinästhetische Ziel ist, die Funktion der Sinne zu erhalten bzw. wiederzuerlangen, um in Interaktion treten zu können. Folgende Angebote sind möglich:

- Geschmacksangebote
  Sie sollen an die Situation angepaßt sein: z.B. Säfte oder Kaffee zur Mundpflege oder zur oralen Stimulation.
- Aromen, um den Schlaf-wach-Rhythmus wieder zu normalisieren (z.B. Pfefferminze, Spearmint morgens und Lavendel abends einsetzen, bekannte Gerüche dienen zur Beruhigung)
- Töne und Gesang, um durch Vibrationen den Körper spüren zu lassen
- Mobiles, die das Sehen aktivieren
- Angebote an den Tastsinn
  Die Hände bzw. der ganze Körper der Pflegekraft, der den Patienten führt, ist zur Kommunikation bei Bewegung bestens geeignet.

Folgende Aspekte sind bei der **rehabilitativen Interaktion** von Bedeutung:

- Patienten mit Unsicherheit und Angst brauchen viel **Körperkontakt und Führung:** Kleine (Raum), langsame (Zeit) Schritte sind nötig, um Sicherheit zu vermitteln und den Lernprozeß beim Patienten zu fördern. Die langsame Vorgehensweise berücksichtigt die Möglichkeiten und das Tempo des Behinderten, so entsteht für beide weniger Anstrengung.
- Die **Interaktion zwischen zwei Personen** ist **eindeutig;** sie wird komplexer, wenn eine weitere Person dazukommt. Für hirngeschädigte Menschen ist es förderlicher, mit nur einer Person zu interagieren (z.B. beim Schuhe- oder Strümpfeanziehen, beim Umsetzen). Nur in **schwierigen Fällen** ist es sinnvoll, zu zweit am Patienten zu arbeiten. Hier ist die **differenzierte, gemeinsame Interaktion** zwischen diesen beiden Personen und dem Patienten entscheidend, z.B. um ihn zum Kopfende zu bewegen, ihn an den Bettrand zu setzen oder einen Transfer vom Bett in den Rollstuhl zu bewältigen (Abb. 3-1).

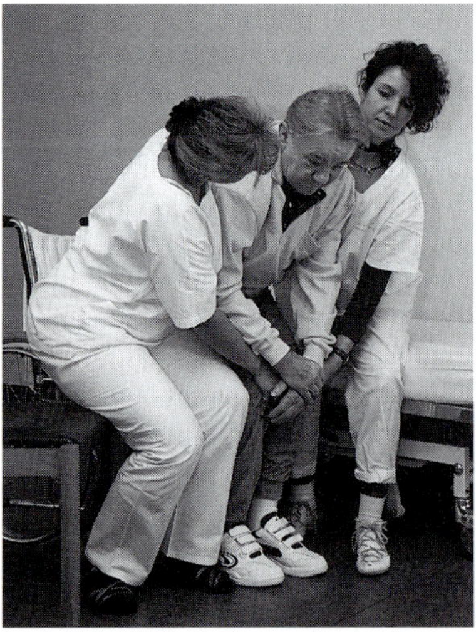

Abb. 3-1 3 Personen in gleichzeitig gemeinsamer Interaktion beim Transfer vom Bett zum Stuhl

- Zeit, Raum und Kraftaufwand müssen im richtigen Verhältnis zueinander stehen. Bei zu festem Anfassen oder **zu schnellem Vorgehen** entsteht sofort **Widerstand,** eine Bewegung ist nur schwer möglich oder wird abgewehrt.
- Beim Aufstehen wird das Gewicht des Patienten organisiert, indem es in Richtung seiner Füße gebracht wird. Die **Geschwindigkeit** muß dabei an die **Reaktionsfähigkeit angepaßt** werden. Anfangs

sollte dies mit viel Unterstützung geschehen, gleichzeitig und gemeinsam, später schrittweise, mit weniger Unterstützung, bis der Patient selbständig ist (einseitige Interaktion). Die Anwesenheit der Pflegekraft ist dann noch erforderlich, um für Sicherheit zu sorgen bzw. bei Gedächtnisstörungen und Ablenkbarkeit verbale Anleitung zu geben.

3.1.2 Funktionale Anatomie

In der Kinästhetik® wird der Körper in bezug auf seine Funktion analysiert:
- **Knochen** sind geeignet, Gewicht zu tragen
- **Muskeln** sind für Bewegung zuständig

Der menschliche Körper läßt sich in **Massen und Zwischenräume** einteilen (Abb. 3-2).
Massen sind der Kopf, Brustkorb, das Becken und die vier Extremitäten. Sie sind stabil, knöchern, eher unbeweglich und tragen Gewicht.
Zwischenräume sind die zwischen den Massen liegenden Teile wie Hals, Schultergelenke, Taille und Hüftgelenke. Durch sie kann das Gewicht von einer Masse auf die andere verlagert werden, sie sind beweglich, empfindlich und unstabil.

In Bewegungsaktivitäten gilt der Grundsatz, an Massen anzufassen und Zwischenräume beweglich zu lassen.

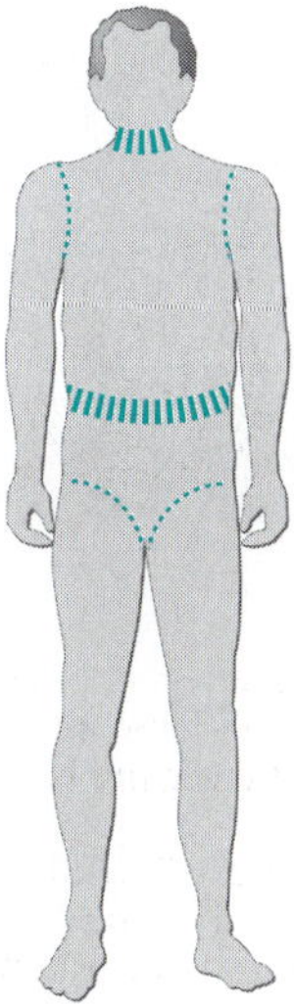

Abb. 3-2 Massen und Zwischenräume, die kinästhetische Einteilung des menschlichen Körpers

Mit diesem Wissen läßt sich der Körper eines Menschen leichter bewegen. Blockierungen des Patienten werden verhindert und Verspannungen beim Unterstützenden reduziert. **Heben und Tragen wird unnötig,** was dazu beiträgt, Verletzungen zu vermeiden.
Beim Bewegen der Massen gibt es folgende Möglichkeiten:
- die Massen einzeln und nacheinander bewegen
- die Massen übereinanderstapeln, z.B. Kopf auf den Brustkorb, dann beide auf das Becken, um zum Sitzen zu kommen
- die Massen rollen, beugen oder strecken und rutschen, statt sie zu heben
- die Massen werden geführt, dies vermittelt dem Patienten Klarheit

Wird eine Bewegung an einer Masse begonnen, dann folgen die anderen Massen der Bewegung automatisch.
Kinästhetische Bewegung **orientiert** sich **am Körper, nicht am Raum** (Abb. 3-3). **Oben** (Kopf) und **unten** (längste Zehe), **rechts** und **links** im Körper bleiben immer gleich, unabhängig von der Position, in der sich ein Mensch befindet.
Die gemeinsame Orientierung am Körper ist dann von Bedeutung, wenn eine stehende Person mit einer liegenden Person arbeitet. Es lassen sich dadurch Mißverständnisse vermeiden, und durch den harmonischen Ablauf entsteht ein besseres Bewußtsein für die Bewegung.
Die **Vorderseiten** haben Beugemuskulatur, sie sind weich, anpassungsfähig, empfindsam und nehmen Kontakt zur Umgebung auf.

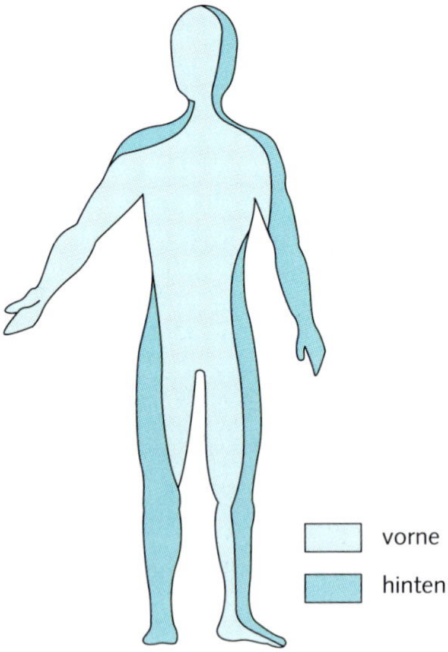

Abb. 3-3 Vorder- und Rückseiten, oben, unten, Mitte, rechts und links nach kinästhetischer Systematik

Die **Rückseiten** haben Streckmuskulatur, sie sind knöchern, stabil, unempfindlich und sind geeignet, Gewicht zu tragen und zu schützen. Die **funktionale Mitte** zum Beugen des Körpers sind die Hüftgelenke.

Mit diesem Wissen und entsprechendem Verhalten können Rückenschmerzen bei Patient und Pflegekraft vermieden werden.

Praktische Anwendung der funktionalen Anatomie

- **Bewegungsaktivitäten**

Unterstützt oder bewegt man den Menschen an seinen Massen und läßt die Zwischenräume beweglich, so behalten die Knochen ihre Funktion des Gewichttragens. Ein Körper kann so „Stück für Stück" leicht in eine andere Position gebracht werden. Das Gewicht bleibt im Körper des Patienten und wird auf eine Unterstützungsebene (Bett, Stuhl, Fußboden) abgegeben (Abb. 3-4). Dies fördert seine natürliche, ursprüngliche Bewegungsfähigkeit, gleichzeitig erhält er Information (Wahrnehmung) über seine Körperteile und seine Umgebung. Er schwebt nicht als ein ganzer Teil durch die Luft wie beim Heben und Tragen. Die Pflegekraft **führt** nur noch **das Gewicht** und nimmt es nicht mehr auf sich.

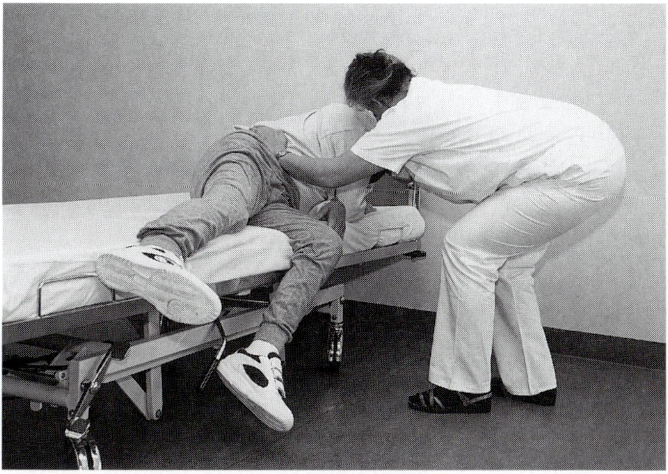

Abb. 3-4 Ein Patient wird durch Beugen und Drehen zu einer Seite an den Bettrand gebracht

In schwierigen Fällen kann es nötig werden, daß die Pflegekraft einen Teil des Gewichts übernehmen muß, auf die Rückseite ihres Beines (Abb. 3-5, vgl. auch Kap. 3.2) oder auf den Rücken (Abb. 3-6). Sie bleibt dabei selbst beweglich und kann den Körper des Patienten gut führen.
Beim Bewegen im Bett, beim Waschen, beim An- und Ausziehen werden die jeweiligen Körperteile durch Rollen und Schieben bzw. Beugen und Strecken in die gewünschte Position gebracht. Diese Bewegungen dienen darüber hinaus der **Kontrakturenprophylaxe,** die Muskeln entspannen sich, Atmung und Verdauung werden gefördert.
Die Orientierung am Körper wird genutzt, um dem Patienten „Stück für Stück" mit seinem Körper zum Kopfende des Bettes zu bringen. Die Pflegekraft vermittelt dem Patienten dadurch „Oben", „Unten", „Rechts", „Links" und seine „Mitte" und hilft ihm, seine (gelähmten) Körperteile wahrzunehmen und funktional einzusetzen.

• **Orientierendes Streichen**
Bewußtes **Streichen des Körpers** über die Vorderseiten nach oben und über die Rückseiten nach unten kann beim Waschen, Abtrocknen und Cremen des Patienten gezielt eingesetzt werden, um
- Spastiken zu lösen
- bzw. Beuge- oder Streckmuster zu vermindern
- Entspannung, Körpergefühl und Orientierung zu vermitteln (bei Verwirrten). Das **Streichen der Beinrückseiten** hilft beim ersten Aufstehen das Gewicht besser auf die Füße zu bringen und leichter aufzustehen.

Patienten mit starken Streckmustern, die durch Beugen und Drehen nur schwer zum Sitzen gebracht werden können, sollte durch Strecken und Drehen Spürinformationen über ihre Vorderseite gegeben werden. Dies vermittelt Sicherheit und erleichtert ihnen, aus dem Bett zu kommen.

• **Prophylaxe von Rückenbeschwerden**
Vor allem in der neurologischen Rehabilitation kommen Pflegekräfte häufig in Situationen, über längere Zeit in einer Position zu verweilen und dabei Patienten führen zu müssen. Folgende Bewegungen können dabei Rückenschmerzen vorbeugen:
- bewußtes Beugen in den Hüftgelenken
- regelmäßiges Gewichtverlagern
- mit den Bewegungen des Patienten mitgehen

3.1.3 Menschliche Bewegung

Der menschliche Körper läßt über Knochen und Muskeln zwei Formen der Bewegung zu:
- **stabile Haltungsbewegung** bzw. Beugen und Strecken der einzelnen Körperteile. Sie erfolgt in den Massen.
- **instabile Transportbewegung** bzw. Drehen, diese Bewegung erfolgt in den Zwischenräumen.

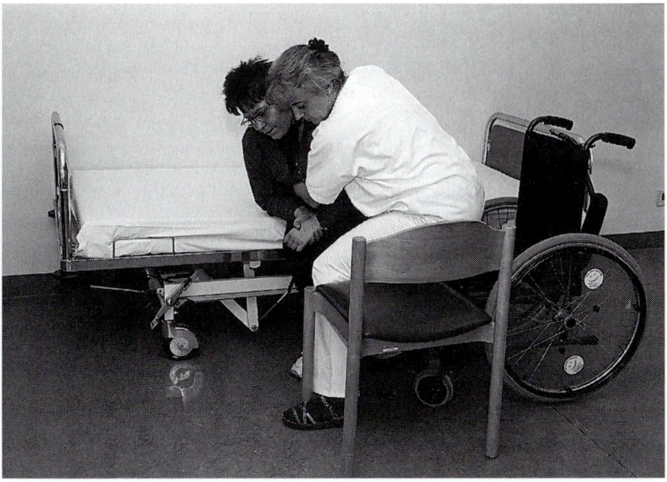

Abb. 3-5 Ein Transfer vom Bett zum Stuhl über die Rückseite des Beines der Pflegekraft

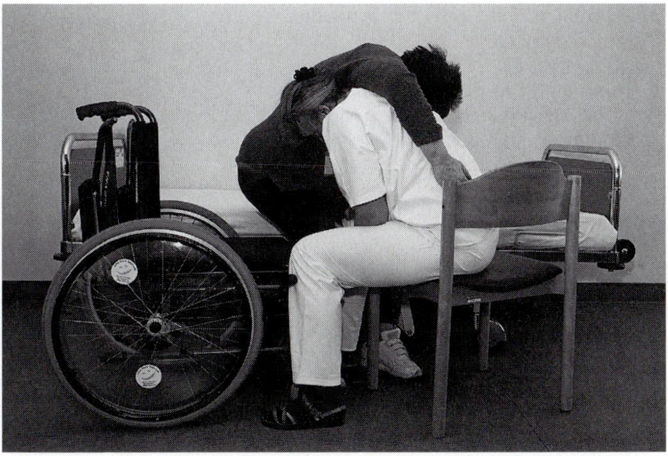

Abb. 3-6 Transfer im Sitzen mit viel Unterstützung (Gewichtsübernahme über den Rücken der Pflegeperson)

Mit diesen beiden Grundmustern ist es möglich, den gesamten Körper in **parallele** oder **spiralige Bewegungsmuster** zu bringen.
Bei der parallelen Bewegung ist Muskelkraft erforderlich, bei der spiraligen wird Gewicht über die Knochen verlagert, somit ist weniger Anstrengung nötig.

Spiralförmige Bewegungen sind natürlicher (siehe auch die spiralförmige Bewegung des Kindes bei der Geburt und die des Kleinkindes).

Praktische Anwendung der menschlichen Bewegung

- **Bewegen gelähmter Körperteile**

Um Anstrengung zu reduzieren, kann das Beugen und Strecken z.B. beim Selbsthilfetraining von bewegungseingeschränkten Patienten genutzt werden.
Bei **Patienten mit Tetraplegie** bewirkt das Rollen und Beugen oder Strecken einzelner Massen Lockerung und fördert die Beweglichkeit (Rückgewinnen von Funktion). Nach diesen Bewegungsaktivitäten kann der Patient längere Zeit in einer Position verbleiben, Lagerungswechsel sind weniger häufig erforderlich. Auch das **mentale Nachvollziehen** dieser Bewegungen bedeutet einen Schritt zu mehr Körpergefühl.
Das Unterstützen von kleinen Beuge- und Streckbewegungen (Haltungsbewegung) bewirkt, daß der Patient seinen Körper spürt, es hat eine beruhigende Wirkung. Diese Bewegung kann im Liegen von den Füßen oder Beinen ausgeführt werden (vgl. die Bewegungsform von Schaukelstühlen).

- **Spiralige Bewegungsaktivitäten**

Spiralige Bewegungsmuster können in der **Pflege von bettlägerigen Patienten** vielfach eingesetzt werden:
- sie sind kraftsparend und spastikhemmend
- sie fördern die Verdauung
- sie unterstützen die Atmung
- sie erhalten oder bringen die Beweglichkeit in den Zwischenräumen zurück (zum Rollstuhlfahren ist besonders der Bereich der Taille wichtig)

! Bei Entzündungen und Verletzungen der Wirbelsäule dürfen keine Spiralbewegungen ausgeführt werden. Zwischenräume, wie LWS bzw. HWS, müssen stabilisiert werden!

Bewegungen über die Körpermitte unterstützen die Wahrnehmung und erfordern mehr Hirnleistung, wodurch auch **kognitive Funktionen** gefördert werden.
Die Pflegekraft erleichtert ihre Arbeit wesentlich (z.B. einen Patienten

zu lagern oder ihn zum Sitzen oder Stehen zu bringen), wenn sie die Massen anfaßt und Beugen oder Strecken in Kombination mit Drehen nutzt. Instabile, bewegliche Körperteile behalten dabei ihre Funktion.

Pflegende können dies beachten, indem sie die Patienten auffordern, sich ebenfalls an den Massen festzuhalten.

3.1.4 Menschliche Funktionen

In der Kinästhetik unterscheidet man:

- **Einfache Funktionen**

Es gibt **7 Grundpositionen:** Rückenlage, Bauchlage mit Ellenbogenstütz, Schneidersitz, Vierfüßlerstand, Einbein-Kniestand, Einbeinstand, Zweibeinstand (Abb. 3-7). Menschen halten sich entweder in einer dieser Positionen auf oder wechseln zwischen ihnen.

- **Komplexe Funktionen**

– **Bewegung am Ort** heißt, in einer der Grundpositionen zu sein und sich zu bewegen (z.B. beim Sitzen und Essen). Das ist am besten möglich in Rückenlage, Schneidersitz, Einbein-Kniestand, Zweibeinstand.

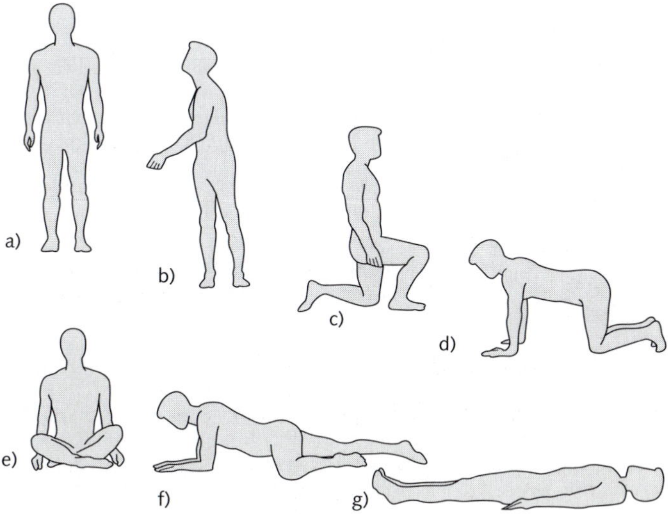

Abb. 3-7 Die 7 Grundpositionen

- **Fortbewegung** heißt, das Gewicht zu verlagern und die entlastete Seite vorzusetzen. Dies ist gut möglich in Bauchlage mit Ellenbogenstütz, Vierfüßlerstand und Einbeinstand. In diesen Positionen befindet sich das Gewicht mehr auf den Extremitäten, die für das Gehen bessere Voraussetzungen haben.

Bei der **Fortbewegungsart Gehen** wird (in allen Positionen) Gewicht ständig auf eine Unterstützungsebene (z.B. den Fußboden) abgegeben, sie ist daher weniger anstrengend. Beim Hüpfen wird Gewicht in der Luft verlagert. Das entspricht Heben und Tragen, wobei hier das Gewicht über eine oder zwei Personen abgegeben wird.

Praktische Anwendung der menschlichen Funktionen

- **Die 7 Grundpositionen**

- Positionswechsel, z.B. vom Fußboden zum Sitzen oder Stehen bzw. in die Badewanne ein- und aussteigen
- Patienten, die ihre Beine nicht benutzen können (wegen starker Spastiken bzw. nach Amputationen), können von der Rückenlage in die Bauchlage und zum Sitzen in den Rollstuhl gebracht werden.
- Rücken-, Seiten-, Bauchlage und Sitzen werden zur regelmäßigen Lagerung angewandt.
- In der Rehabilitation spielt die **Position Sitzen** eine zentrale Rolle. Beim Essen oder Trinken, bei der Körperpflege auf dem Stuhl, im Rollstuhl oder im Bett (Bewegung am Ort) muß auf die richtige Sitzposition geachtet werden, die Bewegung ermöglicht, um Spastiken, Rückenschmerzen, Atemprobleme und Aspirationen zu vermeiden.

- **Fortbewegung Gehen**

Die Rückenlage ist eine Position, die geeignet ist, am Ort zu bleiben. Das **Gehen in Rückenlage** im Bett bietet dennoch die Möglichkeit, mit wenig Anstrengung ans Kopfende des Bettes zu kommen. Es bedeutet, Gewicht von einer Seite auf die andere und gleichzeitig zum Kopfende hin zu verlagern (Abb. 3-8). Die Bewegungen sollten möglichst spiralig sein (förderlicher für den Patienten, leichter für die Pflegekraft). Bei bettlägrigen Patienten in der Frühphase trägt dies dazu bei, Ängste abzubauen.

Das **Gehen im Sitzen** kann der Patient im Bett oder Rollstuhl (Abb. 3-9) anwenden, um die richtige Position wiederzufinden und dabei selbständig zu werden, es ist ebenfalls die Vorbereitung für das aufrechte Gehen.

3.1.5 Anstrengungsarten

Ziehen und Drücken bewirkt, daß die Anstrengung im richtigen Verhältnis zu Zeit und Raum in der Interaktion sinnvoll genutzt wird. **Zum Ziehen** eignen sich hängende Systeme im Körper, wie Arme und Brustkorb. Beim Ziehen (mit den anpassungsfähigen Vorderseiten) geht die Anstrengung vom Kontaktpunkt weg unter Einsatz des gesamten Körpers, der dabei beweglich ist.

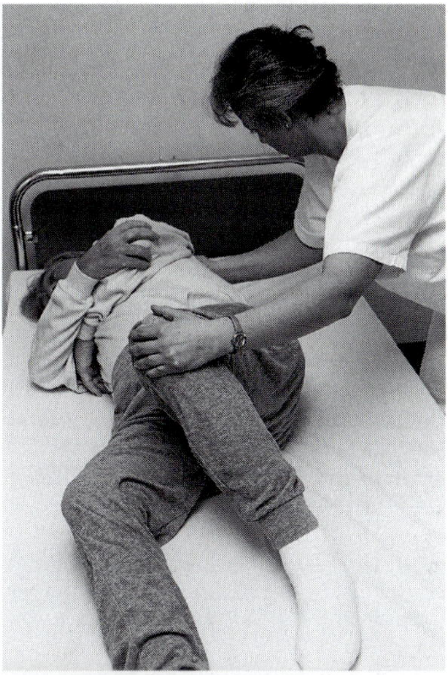

Abb. 3-8 Gehen in Rückenlage mit Unterstützung der gelähmten Seite

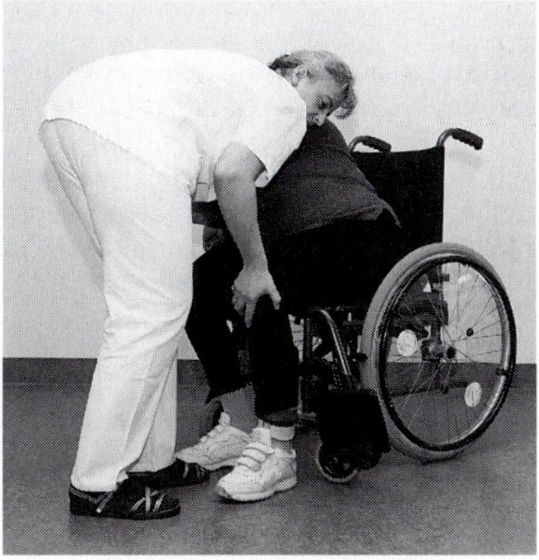

Abb. 3-9 Nach hinten Gehen im Rollstuhl

Zum Drücken eignen sich verstrebte Systeme im Körper, wie Beine und Becken. Beim Drücken (mit den stabilen Rückseiten) geht die Anstrengung zum Kontaktpunkt hin und wird vom ganzen, in Bewegung befindlichen Körper unterstützt.

Praktische Anwendung der Anstrengungsarten

- **Transfers**

Die Pflegekraft wendet Ziehen und Drücken an, hält dabei den Kontakt mit den Massen des Patienten und bewegt den eigenen Körper in die entsprechende Richtung. Je stimmiger dabei die Interaktion ist, um so mehr ist die Grundlage für Sicherheit und Lernen beim Patienten geschaffen.
Der Zustand des Patienten, seine Gewohnheiten sowie Grundsätze anderer Rehabilitationskonzepte (z.B. Bobath) sollten bei den Transfers berücksichtigt werden. Manchmal genügt das Ziehen am Brustkorb, um das Gewicht des Patienten zu seinen Füßen zu bringen und ihn dabei auf den Stuhl zu drehen.

> ! Bei Hemi- und Tetraplegikern ist Ziehen an den Armen verboten, da es dabei zur Luxation der Schultergelenke kommen kann.

Beim Umsetzen des Patienten benutzt der Unterstützende deshalb nur Ziehen am Brustkorb und Drücken am Becken oder Knie, während er sich selbst mitbewegt und dadurch führt. Die Beine des Patienten werden dabei nie fixiert.
Transfers können auch **über ein Bein** erfolgen (vgl. Abb. 3-5 und Kap. 3.2). **Schwierige Transfers** werden zur Sicherheit von Patient und Pflegekraft **im Sitzen** ausgeführt (vgl. Abb. 3-6).

- **bei Stürzen**

Wenn ein Patient stürzt und auf die Pflegekraft fällt, benutzt diese Drücken und setzt ihren Körper als Rutschbahn ein, um den Fallenden möglichst sanft zu Boden zu bringen. Fällt der Patient von der Pflegekraft weg, benutzt sie Ziehen und geht gleichzeitig mit zu Boden. So werden Verletzungen bei plötzlichen Stürzen geringgehalten. Nachdem sich sein Zustand stabilisiert hat, kann der Patient wieder durch Drücken und/oder Ziehen ins Bett oder in den Stuhl gebracht werden.

3.1.6 Umgebung

In der Kinästhetik® versteht man unter Umgebung alles, was die Sinne wahrnehmen können. Die **Umgebung wird gestaltet**, um dem Patienten alltägliche Aufgaben zu erleichtern, seine Aktivitäten zu unterstützen oder zu stabilisieren, ihm Sicherheit zu geben und seine Wahrnehmung zu fördern.

Die Umgebung sollte an den Menschen angepaßt werden und nicht umgekehrt.

Praktische Anwendung der Umgebung

- **Bett**

In der Frühphase der Rehabilitation ist das Bett die wichtigste Umgebung.

- Harte Matratzen und feste, gleichzeitig anpassungsfähige Lagerungsmaterialien, z.B. Kissen mit körnigem Inhalt, sind bei wahrnehmungsgestörten Menschen erforderlich, um ihnen **Information über ihre Körperbegrenzungen** zu geben. Durch das Spüren der Körperbegrenzungen bauen sich Unruhezustände ab.
  Die zur **Dekubitusprophylaxe** häufig angewandte Weichlagerung schränkt die Zwischenräume ein und verhindert Eigenbewegungen, die die beste Prophylaxe darstellen. Es ist günstiger, härtere Matratzen zu verwenden und gefährdete Körperteile hohl zu lagern. Einzelne Massen können auch wechselnd mit Handtüchern unterlagert werden, um den Druck auf die Körperauflageflächen ständig zu verändern.
- Auch die Art und Weise die Bettdecke wegzunehmen, z.B. zum Waschen, bedeutet Gestaltung der Umgebung und hat eine Wirkung auf apallische Patienten.
- Für länger Bettlägerige ist das **Unterstützen von Zwischenräumen** günstig, um Liegeschmerzen zu nehmen oder zu verhindern. Hand- oder Badetücher unter **Massen unterlegen** fördert die Beweglichkeit, wenn dies gewünscht ist.

Bei **Unterlagern von gelähmten Körperteilen** sind besondere Kontrollen auf Druckstellen nötig.

- **Rooming-in mit Angehörigen**

Bei unruhigen wahrnehmungs- oder orientierungsgestörten Patienten bietet Rooming-in mit Angehörigen die Möglichkeit, einen Teil der gewohnten Umgebung zu erfahren:

- Betten oder Matratzen wie in der gewohnten Umgebung anordnen (z.B. wie Ehebetten)
- Nischen aufbauen (vgl. Kap. 5.3.1)
- Umgebung mit persönlichen Gegenständen gestalten
- bei Verletzungsgefahr müssen Bettgitter und Wände gepolstert werden

- **Weitere Anwendungsbereiche**

- Schaukeln im Tuch: Bei sehr unruhigen Patienten hat die Schaukelbewegung meist einen beruhigenden Effekt (Schaukelstuhl)
- Polstern von Sitzflächen (Toiletten) bei kachektischen Patienten
- Fußkisten bei kleinen Menschen erleichtern Transfers und besseres Sitzen

- Einsatz von Hilfsmitteln, die die Selbständigkeit unterstützen (z.B. Anti-Slip-Matte)

Die Umgebung muß immer wieder neu überdacht und an die Bedürfnisse des Patienten und der Pflegenden angepaßt werden.

3.2 Praktisches Beispiel der kinästhetischen Vorgehensweise

Im folgenden sollen anhand der Beschreibung einer exemplarischen Vorgehensweise die kinästhetischen Konzepte veranschaulicht werden.

Fallbeispiel: Ein Patient wird zum Essen in den Rollstuhl gesetzt, er kann seine Beine nicht benutzen.

Vorgehen (vgl. Abb. 3-5)

- die Pflegende sitzt im Rollstuhl, auf den sie den Patienten bringen will, Armlehnen und Fußstützen sind entfernt, der Patient sitzt rechts neben ihr am Bettrand (beide befinden sich in der Grundposition Sitzen)
- links neben ihr steht ein Stuhl, den sie mit ihrem linken Fuß am Stuhlbein fixiert (Umgebung wird genutzt)
- sie nimmt das ihr naheliegende linke Bein des Patienten auf ihren rechten Oberschenkel (Rückseite, Orientierung), das andere bleibt am Boden stehen
- sie hält den Patienten an seinem Brustkorb mit beiden Händen fest bzw. der Patient hält sich am Brustkorb der Pflegekraft fest (Massen fassen)
- beide schauen in die Richtung, in die sie sich bewegen (Orientierung)
- die Pflegekraft beugt Kopf und Brustkorb nach vorne unten zum linken Bein und nimmt dabei den Patienten mit (spiralförmige Bewegung, Anstrengungsart Ziehen)
- sie kommt mit dem Becken hoch und setzt sich nach links auf den Stuhl, dabei bewegt sich der Patient, der von ihr gehalten wird, mit (Zeit, Raum, Anstrengung, gleichzeitig gemeinsame Interaktion)
- er sitzt auf ihrem Oberschenkel und dem Rollstuhl
- die Pflegekraft überprüft die Sitzposition des Patienten, löst ihre Hände von seinem Brustkorb und stellt dann sein Bein ab (Grundposition)
- Armlehnen und Fußstütze werden wieder angebracht und der Patient kann zum Tisch fahren (Umgebung)

3.3 Bedeutung der Kinästhetik® und Auswirkungen auf die rehabilitative Pflege

Die einzelnen Grundsätze der Kinästhetik® werden meist kombiniert, sie lassen sich aber auch einzeln anwenden. In ungewöhnlichen und schwierigen Pflegesituationen ist das kreative Potential der Pflegenden gefordert, um die individuellen Bedürfnisse des Patienten zu befriedigen und seine noch vorhandenen Fähigkeiten miteinzubeziehen.
Kinästhetik läßt sich gut mit **anderen Rehabilitationskonzepten kombinieren.** Einige Beispiele in Kapitel 3.1 haben die Gemeinsamkeiten mit dem Konzept der Basalen Stimulation® gezeigt. Es kann auch der kinästhetische Weg gewählt werden, um in die therapeutische Bobath-Lagerung zu gelangen. Kinästhetische Bewegungsunterstützung, kombiniert mit anderen Konzepten, stellt daher eine ideale **Basis für eine fortschreitende Rehabilitation** dar.
Die Kinästhetik erleichtert die belastende und schwere Körperarbeit in der Rehabilitation erheblich. Sie leistet damit ihren Beitrag für Gesundheit und Beweglichkeit der Pflegekräfte. Auch das Einfühlungsvermögen der Pflegekräfte kann durch Kinästhetik gesteigert werden. Das gemeinsame Üben und Weiterentwickeln hat einen positiven Einfluß auf die Zusammenarbeit mit Kollegen und fördert Leichtigkeit, Flexibilität und das Miteinander im Pflegealltag.

Kinästhetik ist ein Prozeß, der in Grund- und Aufbaukursen erlernbar ist (Adressen im Anhang). Die Kinästhetiktrainer sind für die Krankenpflege ausgebildet und in den verschiedenen Fachgebieten spezialisiert.

Um die eigenen Fähigkeiten nach dem Grund- bzw. Aufbaukurs weiterzuentwickeln, ist es für jede Pflegekraft unabdingbar, geleitete Arbeitsgruppen zu besuchen und/oder praktische Begleitung am Krankenbett zu erhalten.

4 Basale Stimulation®

Erika Date

Basale Stimulation® ist ein Förderkonzept, das schwerkranken und schwerbehinderten Menschen hilft, das Erleben des eigenen Körpers und die Interaktion mit der Umwelt zu erhalten bzw. zu entwickeln.
Aufgrund von Bewegungsarmut und Wahrnehmungsstörungen leiden die Betroffenen unter einem **Mangel an Umweltinformationen,** sie können sich nicht aktiv mit der Umwelt auseinandersetzen. So sind sie auf die verbliebenen Körperfunktionen reduziert, die durch Inaktivität zunehmend verkümmern.
Schwerkranken Menschen vermittelt ihre Umgebung oft Eindrücke, die sie in ihrem Zustand nicht einordnen können (z.B. auf Intensivstationen) und die sie verwirren. Die Betroffenen reagieren entweder mit Abwehr und Rückzug oder sie entwickeln aus den wenigen verbliebenen Möglichkeiten abnorme Verhaltensmuster auf der **Suche nach Informationen,** wie Selbststimulation und Aggression gegen sich selbst oder andere Personen. Wird den Betroffenen nicht geholfen, geraten sie in eine tiefe **Isolation.**
Die Basale Stimulation® setzt bei den verbliebenen Funktionen an, baut sie weiter auf bzw. vermeidet ihren weiteren Verlust.

Entstehung und Entwicklung der Basalen Stimulation®

Begründer der Basalen Stimulation® ist **Prof. Andreas Fröhlich,** Sonderpädagoge und heilpädagogischer Psychologe, der das Konzept in den 70er Jahren bei der Arbeit mit schwerstbehinderten Kindern entwickelte.
Christel Bienstein, Krankenschwester und Diplompädagogin, und A. Fröhlich erweiterten das Konzept (ab 1986) zur Anwendung bei schwerkranken und schwerbehinderten Jugendlichen und Erwachsenen.

4.1 Grundlagen der Basalen Stimulation®

Die Wahrnehmung

Die Basale Stimulation® baut auf Erkenntnissen von Jean Piaget und Felicie Affolter auf. Jean **Piaget,** einer der Mitbegründer der Entwicklungspsychologie, stellte fest, daß zwischen Mensch und Umwelt ein Austauschprozeß stattfindet, dessen Bindeglied die Wahrnehmung ist. Piaget spricht von der sensorischen Intelligenz, die von der Qualität der Wechselwirkungsprozesse zwischen Individuum und Umwelt abhängig ist (Piaget, 1973).

Felicie **Affolter** erforschte die Entwicklung der kindlichen Wahrnehmung (Abb. 4-1). Sie beschreibt die Entwicklung der Wahrnehmung und ihre zeitliche Reihenfolge (vgl. Kap. 5.2.2) im Zusammenhang mit „Wirklichkeit und Sprache" des Kindes (Affolter, 1987).
Die **Wahrnehmung** ist die „sinngebende Verarbeitung" von Sinnesreizen, sie erfolgt im Gehirn und ist individuell. Sie ist geprägt durch die Entwicklung einer Person und die augenblicklichen Bedürfnisse ihres Körpers. Ein Reiz wird daher nach der Bedeutung wahrgenommen, die er für eine bestimmte Person hat (vgl. Kap. 5.1.1).

Das Lernen

Die **Angebote der Basalen Stimulation®** sollen durch den Aufbau von Beziehungen zwischen dem Betroffenen und seiner Umwelt (Personen, Dinge) einen **Lernprozeß einleiten.** Dieser wird durch die **Plastizität des Gehirns**, d.h. seine lebenslange Fähigkeit, neu oder wieder Gelerntes in Gehirnstrukturen „abzubilden", zu speichern, ermöglicht (vgl. Kap. 5.1.4). Leistungen, die durch Schädigung oder Inaktivität verlorengingen, können so durch **Erfahrungslernen** erneut etabliert werden.
Erfahrungslernen ist nicht nur für den Patienten von Bedeutung, sondern auch für die Personen, die das Konzept anwenden. Während der Schulungen erleben sie in den Übungen am eigenen Körper, wie sich die Wahrnehmungsqualitäten und Mangelzustände auswirken **(Selbsterfahrung).** Indem sie das Ergebnis ihres Tuns oder Unterlassens spüren, gewinnen sie ein besseres Verständnis für die Gestaltung und Tragweite der Maßnahmen.

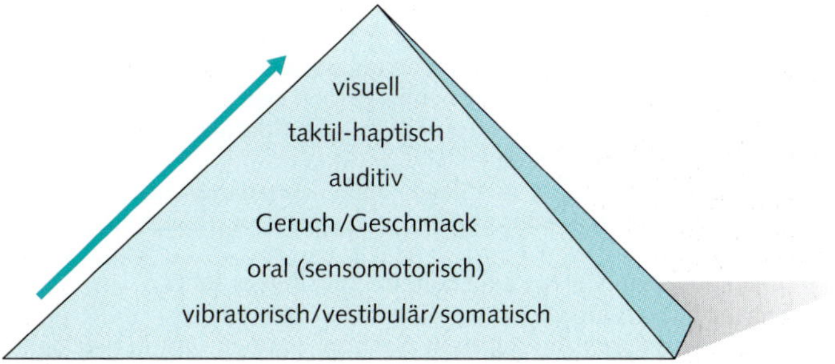

Abb. 4-1 Entwicklungsstufen der Wahrnehmung

4.2 Praktische Anwendung der Basalen Stimulation®

Als Grundlage zur **Stimulationsplanung** dienen Informationen, die durch Beobachtung des Patienten und Befragung seiner Angehörigen gesammelt werden **(Patientenanalyse):**

- der **Zustand des Patienten** wird ermittelt: seine Bewußtseinslage, Orientierung, Wahrnehmungs- und Kommunikationsfähigkeit, Mobilität
- **biographische Daten und Hintergründe** geben Auskunft über die Persönlichkeit des Patienten, seine Entwicklung, wichtige Ereignisse in seinem Leben, seine soziale Umgebung, Familie, Lebenspartner, Freunde, Beruf
- für die Stimulationsplanung ist es wichtig, die **Vorlieben und Abneigungen** zu kennen, z.B. von Geschmack und Geruch, Hobbies, musische, handwerkliche und technische Interessen
- Beobachtungen und Einschätzungen anderer Therapeuten des Teams, z.B. Ergotherapeuten und Krankengymnasten, sind ebenfalls wichtig, die Stimulationsplanung wird mit ihren Aktivitäten koordiniert

Die Reaktion des Patienten bzw. die Auswirkung des Stimulationsangebotes muß beobachtet werden:

- **positive Auswirkungen** zeigen sich durch Aufmerken, Hinschauen zum Angebot, Überlassen z.B. des Arms bei Berührung, Unterbrechen von Automatismen, Entspannung und Beruhigung
- **negative Auswirkungen** zeigen sich durch Schwitzen, vermehrten Speichelfluß, Pulserhöhung, schnelle flache Atmung; weitere Anzeichen sind Zittern, Gänsehaut, Augenzucken, den Mund verziehen, Ausweichen, Verspannen

> ! Negative Reize, die dem Patienten unangenehm sind, sind bei der Stimulation zu vermeiden. Da sie den Angehörigen nicht immer bekannt sind und der Patient selten selbst Auskunft geben kann, muß die Wirkung der Stimulationen beobachtet werden.

Allgemeine Hinweise zur Basalen Stimulation®

- Basale Stimulation® ist eine Beziehungsaufnahme, keine Technik
- Angebote werden von jeweils einer Person gegeben
- keine Voraussetzungen erforderlich, die Stimulationen erreichen auch komatöse Patienten
- Stimulationen werden in Pflege- und Alltagshandlungen integriert und kontinuierlich, aber variiert, vorgenommen (keine stereotypen Dauerangebote)
- Angebote bestehen aus angenehmen (positiven) Reizen
- Angehörige sind in die Anwendung einzubeziehen
- Pflegende müssen ihre eigenen Grenzen kennen und berücksichtigen, hoher persönlicher Einsatz und außergewöhnliche körperliche Nähe sind erforderlich, eine erzwungene Zuwendung spürt der Patient

4.2.1 Stimulation des vibratorischen Bereiches

In Schwingungen umgesetzte Töne und Geräusche sowie Berührung und Lageveränderungen werden schon im Mutterleib als erste Körpererfahrungen aufgenommen. Die vibratorische Stimulation setzt diese Erfahrungen fort. Sie werden über das Skelettsystem vermittelt. Das **Spüren von Vibrationen** ist auch eine **Vorstufe des Hörens**.

Ziele
- stabile Form der Körperempfindung erhalten bzw. schaffen
- Vorbereiten der Kommunikation

Mittel
- Töne (Stimme), Rhythmus, manuell und elektrisch erzeugte Vibrationen

Anwendung
- Körperkontakt beim Sprechen und Singen, z.B. Patienten an den Körper der Pflegekraft lehnen
- Vibrationen mit dem Vibrax-Gerät am Thorax, Beckenkamm oder an den Röhrenknochen
- Vibrax-Gerät neben Patienten legen und Vibrationen über die Matratze vermitteln (Abb. 4-2)
- Zahnpflege mit elektrischer Zahnbürste, Elektrorasur
- Fahren mit Rollstuhl oder Bett

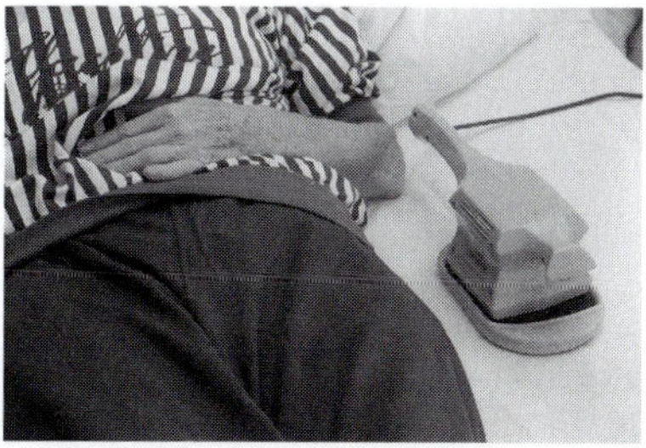

Abb. 4-2 Basale Stimulation® durch Vibrationen über die Matratze

4.2.2 Stimulation des vestibulären Bereiches

Das Gleichgewichtsorgan (Vestibulum) vermittelt das Gefühl für Schwerkraft und räumliche Orientierung.

Ziel
- Gefühl für die Schwerkraft und die Orientierung im Raum erhalten bzw. verbessern

Mittel
- Positionsveränderungen des Körpers über und um die Körperachse

Anwendung
- Mobilisation, Lagewechsel, z.B. Bettende absenken, Patienten aufrichten, kurzfristig schief setzen
- Patienten im Arm haltend schaukeln, zur Vorbereitung von Drehen, Aufsetzen, Umsetzen
- Patienten im Rollstuhl nach hinten neigen, bzw. in eine aufrechte Position bringen (Stehbrett)
- Stimulation von Organen: Patienten beim Verabreichen von Nahrung (künstliche Ernährung) und bei Ausscheidungen sitzen lassen

4.2.3 Stimulation des somatischen Bereiches

Durch den Tast- und Bewegungssinn erfährt der Mensch die Existenz seines Körpers und dessen Bezug zur Umwelt. Er nimmt Wärme und Kälte, Nässe und Trockenheit, Druck und Schmerz über die Haut wahr (Oberflächensensibilität); tieferliegende Gewebe, Sehnen und Gelenke vermitteln ihm Bewegungsempfindungen und Empfindungen seiner Organe (Tiefensensibilität).

Ziel
- Wahrnehmung des Körpers und dessen Bezug zur Umwelt erhalten bzw. verbessern

Mittel
- Berührungen mit verschieden strukturierten Materialien (z.B. Stoff)
- Auflagedruck von Bekleidung und Decken
- Erfahrung mit Wasser
- Lagerung und Lagewechsel

Anwendung
- Berühren in geeigneter Qualität: die ganze Handfläche auflegen, die Körperteile umfassen (Abb. 4-3), „modellieren“, mit mittelkräftigem Druck und ausreichend lange berühren oder **streichen;** beim Streichen wird die Hand abgehoben, nicht zurückgeführt (Ausnahme: atemstimulierende Einreibung)

> Streichen gegen die Haarwuchsrichtung wirkt belebend, mit der Haarwuchsrichtung wirkt beruhigend.

- **bei Hemiplegie: segmentartiges Streichen** von der gesunden zur betroffenen Seite mit Betonen der Körpermitte (Annahme, daß Spürimpulse mit auf die gelähmte Seite „hinübergenommen“ werden)
- Impulse geben durch verschiedene Strukturen, z.B. mit rauhen Qualitäten, wie Frottee, Lufaschwamm oder weiche Qualitäten wie Fell und Plüsch (Abb. 4-4)

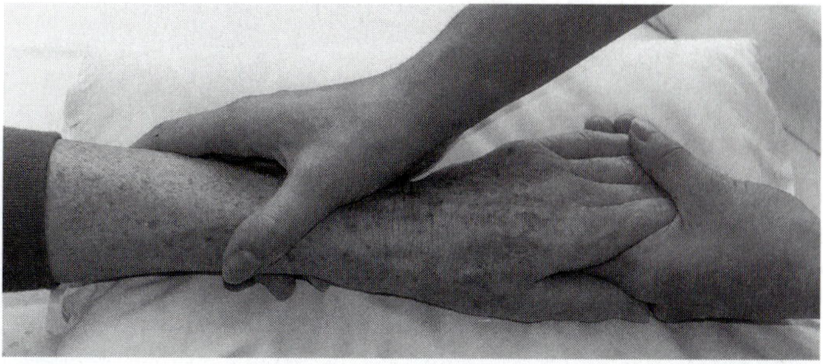

Abb. 4-3 Basale Stimulation® durch Berühren und Umfassen

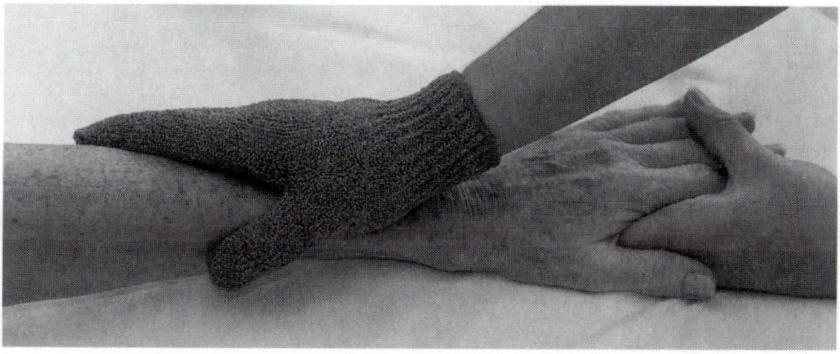

Abb. 4-4 Basale Stimulation® durch Streichen mit rauhem Handschuh

- Kleidung anziehen lassen und den Körper bedecken
- Erfahrung mit Wasser ermöglichen, z.B. Hand-, Fuß- oder Vollbäder (Abb. 4-5)
- Lagerung und Lagewechsel in Verbindung mit kernigen, festeren Lagerungskissen

Superweichlagerung nur bei Indikation (Dekubitusgefahr) und begrenzt anwenden (Gefahr von Wahrnehmungsverlusten)

4.2.4 Stimulation des oralen Bereiches

Mund und Nase gehören zu den Körperzonen mit der stärksten Wahrnehmungsfähigkeit. Sie zählen zum Intimbereich. Wahrnehmbar sind Geschmack und Geruch, die Beschaffenheit der Nahrung und ihr Weg beim Schluckakt. Stimulationen des oralen Bereiches lösen Erinnerungen an frühere Erfahrungen aus.

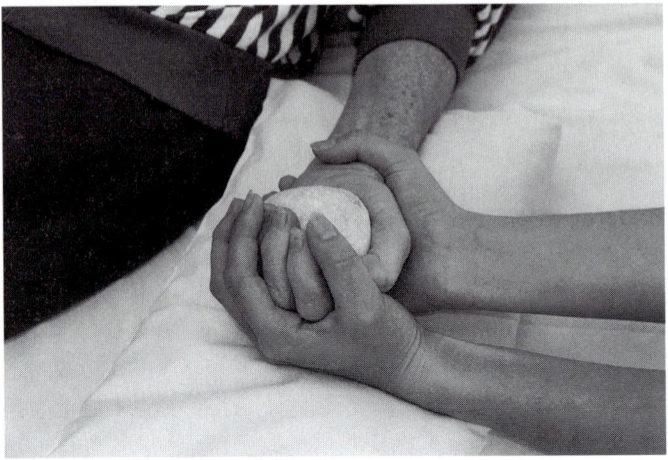

Abb. 4-5 Basale Stimulation® des taktil-haptischen Bereiches: die Hand des Patienten umfaßt einen rauhen Stein, die Pflegekraft erzeugt zusätzlich Widerstand

Ziele

- sensomotorische Fähigkeiten sowie die Geschmacks- und Geruchswahrnehmung erhalten bzw. verbessern

Mittel

- Berühren des Mund- und Gesichtsbereiches
- Geschmacks- und Geruchsangebote

Anwendung

- taktile Stimulation zur Vorbereitung von Mund- und Zahnpflege: die Pflegekraft stützt z.B. die schlaffe Gesichtsmuskulatur mit ihren Fingern, streicht über das Zahnfleisch, betupft die Zunge und den Gaumen, dehnt die Wangentaschen
- Stimulationen können auch mit weichen Bürstchen und gekühlten Wattestäbchen ausgeführt werden
- taktile Stimulation zur Vorbereitung von Kauen und Schlucken: wie oben, Streichen des Mundbodens und Bewegen des Unterkiefers kann Verspannung lockern (vgl. Kap. 10.2.6)
- Geschmacksangebote, die dem Patienten bekannt und angenehm sind, z.B. als Mundpflegemittel auf stimulierenden Finger auftragen, mit kleinen Pipetten oder auf Gazeläppchen applizieren
- Geruchsangebote, die dem Patienten bekannt und angenehm sind, z.B. seine eigenen Kosmetika (Seife, Deo, Creme)

diese Gerüche können kurzfristig, z.B. bei der Körperpflege oder durch Verwedeln auf einem Tuch, oder längerfristig angewendet werden, z.B. auf einem Duftspender oder auf Wäsche geträufelt

4.2.5 Stimulation des auditiven Bereiches

Hören ist ein Bestandteil des komplexen Kommunikationsprozesses, der für den Menschen lebenswichtig ist, um die eigene Identität zu kennzeichnen, den inneren Zustand auszudrücken, Interaktionen herzustellen, Aufforderungen und Wissen zu vermitteln und Beziehungen zu regulieren (Scherer 1987).
Hörstörungen können den Menschen sehr verängstigen, z.B. wenn er nicht orten kann, woher Geräusche oder Stimmen stammen (Quelle, Richtung).

Ziele

- der Patient soll wieder lernen, auf Reize zu reagieren, die nicht unmittelbar körperbezogen sind
- er soll lernen, daß Töne, Geräusche und Laute verschiedene Qualitäten und Quellen haben können, aus verschiedenen Richtungen kommen, Informationscharakter haben und daß er sie selbst erzeugen kann

Mittel

- Stimme in Verbindung mit Blick- und Körperkontakt
- Sprache in Übereinstimmung mit Mimik und Handeln
- Musik

Anwendung

> Jede sprachliche Äußerung in Pflege- und Alltagssituationen ist eine auditive Stimulation.

- besonders bei Bewußtlosen, Apallikern und Patienten im Durchgangssyndrom ist ein behutsamer Aufbau der auditiven Stimulation wichtig
- eindeutige Angebote geben, nur von einer Person
- Sätze einfach formulieren, klar und strukturiert sprechen, evtl. mit Körperkontakt und aus jeweils unterschiedlichen Richtungen
- die Ansprache soll dem Patienten Zuwendung vermitteln und handlungsbezogen sein (Fröhlich, 1994)
- Geräusche und Musik von Tonträgern

> Dauerbeschallung und Anwenden von Kopfhörern sind zu vermeiden.

4.2.6 Stimulation des taktil-haptischen Bereiches

Der Gebrauch der Hände ist wichtig, um Beziehungen zur Umwelt herzustellen und Gegenstände als Werkzeuge zu gebrauchen.

Ziele

- Aktivitäten der Hände und Füße erhalten bzw. entwickeln, um die Beziehungsaufnahme zur Umwelt zu ermöglichen

Mittel

- dreidimensionale Objekte mit verschiedenen Oberflächenstrukturen, Festigkeitsgraden, Formen und Temperaturen (Abb. 4-5)
- Bewegungen der Hände und Füße

Anwendung

Die Stimulationen können in Alltagsaktivitäten integriert oder als besondere Fördermaßnahmen angeboten werden:

- Hände und Füße berühren, streichen, bürsten, massieren
- Hände des Patienten zum Körper, zum Mund, über die unmittelbare Umgebung oder an Gegenstände führen
- Objekte berühren und umfassen lassen

> Objekte variieren und nicht über lange Zeit belassen.

- Wollsocken, Schuhe anziehen; Füße gegen Widerstand lagern (nicht bei Hemiplegie) und auf den Boden stellen
- Hände und Füße ins Wasser tauchen und darin bewegen (Abb. 4-6)

4.2.7 Stimulation des visuellen Bereiches

Durch die visuelle Wahrnehmung erkennt der Mensch Personen und Dinge, seine Umgebung und Situationen. Er stellt sich auf sie ein und kann Gefahren ausweichen. Hell und dunkel vermitteln ihm das Gefühl für die Tageszeit; Blickkontakte bilden einen Teil der Kommunikation; Bilder, Schriften und andere Objekte vermitteln Informationen, bewirken Emotionen und wecken Erinnerungen.

Ziele

- der Patient soll lernen, Personen und Objekte zu fixieren und zu erkennen
- er soll die Umgebung wahrnehmen und durch Sehen erkunden können
- Bewußtheit der Tageszeit
- emotionelle Anregung

Mittel

- Bilder, Gegenstände und Schriften mit persönlichem Bezug (z.B. eigene Uhr, Tennisschläger, Fotos) und in geeigneter Qualität: zuerst

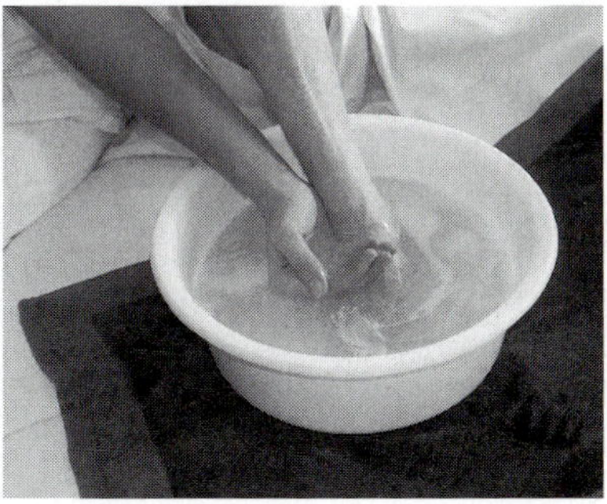

Abb. 4-6 Basale Stimulation® durch Wasser; das Wasser wird mit der schaufelnden Hand auf den Fuß des Patienten bewegt

schwarzweiß mit klaren Konturen, später farbig (analog zur kindlichen Entwicklung des Farbensehens)

Anwendung

- Objekte in unmittelbarer Umgebung anbringen, z.B. am Bett, auf dem Nachttisch
- das Umfeld gestalten, z.B. die gegenüberliegende Wand, Zimmerdecke, Schranktür, um Kopfbewegungen und das Erkunden des Raumes zu fördern
- das Sehen aus verschiedenen Positionen ermöglichen, z.B. durch Aufsetzen im Bett, Sitzen im Sessel/am Fenster, Ausfahren mit dem Rollstuhl
- Aktivitäten der Tageszeit anpassen, um Zeitgefühl zu vermitteln
- Verabreden von Pflegehandlungen nach einer gut sichtbaren Uhr mit großen Ziffern
- das Zimmer am Tag nicht verdunkeln und nachts, falls erforderlich, nur gedämpftes Licht

Die freie Sicht vom Bett aus muß gewährleistet sein, es dürfen sich keine irritierenden Gegenstände im Blickfeld befinden.

4.3 Bedeutung der Basalen Stimulation® und ihre Auswirkungen auf die rehabilitative Pflege

Die Fördermaßnahmen der Basalen Stimulation® können bei allen Patienten mit einer gestörten Beziehung zur Umwelt angewendet werden, unabhängig von der Schädigungsursache, z.B.:
- bei Frühgeborenen und Kindern mit Entwicklungsstörungen
- bei unfallgeschädigten Menschen
- bei Patienten mit chronischen Erkrankungen
- bei Betagten

Die Stimulationen verhindern den weiteren Verlust von Fähigkeiten und ermöglichen durch Verbessern des Zustandes den Einsatz weiterer Fördermaßnahmen (z.B. Ergotherapie).
Die Basale Stimulation® wirkt dabei mit, die „reine Versorgung" des Patienten in einen therapeutischen Prozeß umzuwandeln, und verändert dadurch die Dimension der Pflege.
Um die Kenntnisse zu vertiefen und praktische Fähigkeiten und Erfahrungen zu gewinnen, ist der Besuch von Fortbildungen oder Seminaren erforderlich. Diese werden zunehmend von ausgebildeten Multiplikatoren der Basalen Stimulation® angeboten.

5 Wahrnehmungsförderung

Erika Date

Bei Patienten mit Hirnverletzungen (z.B. Schlaganfall, Schädel-Hirn-Trauma) treten häufig Störungen der Wahrnehmung auf. Es handelt sich dabei nicht um Schädigungen von Sinnesleistungen, wie Sehen oder Hören, sondern um die **Beeinträchtigung der sinngebenden Weiterverarbeitung** dieser Sinnesleistungen im Gehirn.
Die Wahrnehmungsstörungen sind an **nicht angemessenem, nicht angepaßtem Verhalten** (im Sinne von nicht adäquater Reaktion auf Umweltreize) des Patienten erkennbar: im Frühstadium der Hirnschädigung sind sie meist **teilnahmslos oder verwirrt** und über den überwiegenden Teil der Sinne nicht ansprechbar.
Die Wahrnehmungsförderung setzt bei dem taktil-kinästhetischen System an und hilft dem Patienten, seinen Körper und seine Umwelt wieder zu erfahren. Die anderen Bereiche der Wahrnehmung werden dadurch ebenfalls verbessert.

Entwicklung der Wahrnehmungsförderung

Die ersten Konzepte zur Wahrnehmungsförderung befaßten sich mit der Behandlung wahrnehmungsgestörter Kinder, die durch Lernschwierigkeiten im Vorschul- und Schulalter auffielen: Die Sensorische Integration von **Jean Ayres** (1965, 1979) und die Therapie nach **Marianne Frostig** (1973).
Felicie Affolter erforschte vom Beginn der 60er Jahre an die Entwicklung der Wahrnehmung bei Kindern. Affolter und ihre Mitarbeiter erarbeiteten dann das Konzept „Problemlösende Alltagsgeschehnisse“ (1993).
Andreas Fröhlich entwickelte das Konzept Basale Stimulation® (1982) für schwerstbehinderte Kinder. **Christel Bienstein** griff Anregungen aus der Basalen Stimulation® auf und erweiterte das Konzept in Zusammenarbeit mit Fröhlich zur Anwendung bei Erwachsenen (ab 1986).
Auch das Bobath-Konzept bezieht Elemente der Wahrnehmungsförderung ein. Gemeinsam ist diesen Konzepten, daß sie Körperempfindung und Bewegung als Zugangsweg nehmen, um die gesamte Wahrnehmung zu verbessern.

5.1 Grundlagen der Wahrnehmungsförderung

5.1.1 Wahrnehmung, die sinngebende Verarbeitung von Reizen

Wahrnehmung ist nicht gleichbedeutend mit Sinnesleistungen. Die Sinne leiten Informationen (Reize) zum Gehirn, dort erst werden sie verarbeitet, d.h. miteinander verknüpft und mit abgespeicherten Erfahrungen verglichen; es wird eine Beantwortung veranlaßt, deren Ausführung kontrolliert, und neue Speicherungen werden vorgenommen. In diesem Prozeß werden die verschiedenen Reize gleichzeitig und abhängig von ihrer Stärke verarbeitet. Das Gehirn hat die Fähigkeit, lebenswichtigen Informationen Vorrang einzuräumen, andere abzublocken oder zurückzustellen. Auch können dafür zuständige Zentren die „bewußten Wahrnehmungen (...) modifizieren (abändern), mit Emotionen färben und sie mit Motivationen überlagern" (Popper/ Eccles, 1989, S. 334 f.). Das Ergebnis der Verarbeitung ist für jeden Menschen individuell („Welchen Sinn hat dieser Reiz für mich?").

5.1.2 Wie entwickelt sich die Wahrnehmung?

Die Hauptentwicklung der Wahrnehmung findet in den ersten 18 Lebensmonaten statt (Affolter, 1987).
Zunächst bewegt sich das Kind auf einer stabilen Unterlage und sucht durch Berühren nach Informationen über seine Umwelt. Diese setzt ihm Widerstand entgegen. Das Kind erfährt so die Existenz des eigenen Körpers („hier bin ich"). Dann lernt es, Berührtes zu umfassen und damit die Gegenständlichkeit von Dingen („dort ist etwas anderes"). Mit zunehmender Bewegungsfähigkeit gelangt es zu mehreren Gegenständen, lernt sie zu bewegen und zueinander in Beziehung zu setzen. Diese drei Fertigkeiten nimmt das Kind auch am eigenen Körper wahr: es wird berührt, umfaßt und bewegt.
In der weiteren Entwicklung lernt das Kind Seh- und Hörinformationen aufzunehmen sowie Handlungen zu strukturieren und Dinge zu ordnen.
Diese Entwicklung verläuft **von einfachen zu komplexen Leistungen** in verschiedenen Stufen:

- **Sinnesspezifische Stufe**
- Tasten und Bewegen führen zum Spüren von Körper und Gegenständen
- Hören schließt Aufmerken auf Geräusche, Lokalisieren ihrer Herkunft und Erkennen der verursachenden Quelle ein
- durch Fixieren und Verfolgen von Objekten entwickelt sich das bewußte Sehen

- **Stufe der Sinnesverknüpfungen**

Zwei Wahrnehmungsleistungen werden verknüpft, z.B. wird erkannt, daß Gesehenes auch greifbar ist.

- **Stufe der seriellen Verknüpfungen**

Es wird erlernt, die Nachbarschaft und Reihenfolge der Dinge (ihre Ordnung in Raum und Zeit) zu erkennen. Dies ist eine Voraussetzung für die Sprache, da die Symbole (Buchstaben, Bilder) erfaßt werden müssen.

- **Stufe der komplexen Leistungen**

Es werden mehrere Leistungen gleichzeitig erbracht, z.B. beim Schreiben (eines Diktats): Sehen, Bewegen, Hören.

5.1.3 Der taktil-kinästhetische Sinn

Jean Piaget bezeichnete die Wahrnehmung als das Bindeglied im Austauschprozeß zwischen Individuum und Umwelt. Die Wahrnehmung ist abhängig von der Qualität der Wechselwirkungsprozesse (Piaget, 1973).

Umwelt stellt sich jedoch nur konkret dar, wenn der Mensch sie spürt. Daher ist der taktil-kinästhetische Sinn der vorrangige unter den Sinnen.

- **Der taktile Sinn**

Durch den Tastsinn (tactus, lat. = Berührung) werden Dinge in der unmittelbaren Umgebung des Körpers wahrgenommen. In der ganzen Hautfläche sind Tastkörperchen vorhanden, die Berührungs-, Druck-, Temperatur- und Schmerzreize aufnehmen und weiterleiten (Oberflächensensibilität).

- **Der kinästhetische Sinn**

Informationen aus dem Körperinneren, z.B. von Gelenken, Sehnen, Muskeln, machen Bewegungen, Stellungen und Kraftaufwand (Zug oder Druck) erfahrbar (Tiefensensibilität).

Informationssuche

Der Mensch bewegt sich auf der Suche nach Informationen in seiner Umwelt, er wechselt dabei ständig die Art der Informationssuche. **Kinästhetische Suche** findet in einem Bewegungsmuster mit höherer Körperspannung statt. Wenn die Person an einen Gegenstand anstößt, wechselt sie, um den Gegenstand zu ertasten, sofort zur **taktilen Suche**, d.h. in ein Bewegungsmuster mit verminderter Körperspannung. Eine adäquate Information über die Umwelt wird nur aus kinästhetischer und taktiler Informationssuche gewonnen.
Entsprechend dem ausgeübten Druck verändert sich der Widerstand der Umgebung (Widerstand = Gegendruck bei Auftreffen auf Gegenstände), man spricht von **erzeugter Widerstandsveränderung.** Sie ist das therapeutische Mittel beim intensiven Führen. Der Führende berührt den Patienten stärker, um ihm den Wechsel bei der Informationssuche, der dem Patienten fehlt, zu vermitteln und ihm damit das Spüren zu ermöglichen.

Bei **Störung des taktilen Sinnes** findet die Informationssuche überwiegend im kinästhetischen Bereich statt. Anzeichen dafür sind:
- nicht angemessenes/nicht angepaßtes Verhalten
- schnelle Bewegung, um sich schlagen, „Aggression“
- Körperspannung bleibt, kein Umschalten auf taktile Suche
- Informationssuche im eigenen Körper: Steifheit, Starrheit in sich, Drücken nach hinten

Bei **Störung des kinästhetischen Sinnes** findet die Informationssuche überwiegend im taktilen Bereich statt: Anzeichen dafür sind:
- nicht angemessenes, nicht angepaßtes Verhalten
- verminderte Körperspannung bleibt, kein Umschalten auf kinästhetische Suche
- Patienten verlassen nur ungern die stabile Umgebung und wollen nicht bewegt werden
- sie können Dinge nicht loslassen

5.1.4 „Alltagssituationen lösen Handlungsprobleme“

Das Lernen von Wahrnehmungsleistungen erfolgt im Kindesalter in Alltagssituationen. Die erlernten Handlungen wurden als komplexe Muster im Gehirn gespeichert. Sie sind automatisch abrufbar. Lebenslang stellen sich jedoch neue Probleme, die eine Anpassung erfordern.
Komplexe Handlungsmuster enthalten die folgenden Faktoren:
- Handlung
- Milieu (Zeit, Situation, Hintergrund der Handlung)
- Erfahrungen zur Zielerreichung (Ursache-Wirkung-Beziehung)
- Zwischenschritte, Umwege zur Lösung auftretender Probleme (= Problemlösung)
- Zielerreichung

Handelt ein wahrnehmungsgestörter Patient in Alltagssituationen, kann er anhand einzelner oder mehrerer Faktoren die Handlung erkennen und ausführen, sofern die gespeicherten Muster durch die Hirnschädigung nicht ebenfalls zerstört wurden.
Die **Plastizität des Gehirns** (vgl. Kap. 2.1) gewährleistet, daß zerstörte Muster (verlorene Fähigkeiten) wiedererlernt werden können und daß lebenslang Anpassungsleistungen möglich sind. Angelegte freie Reservestrukturen nehmen neue Erfahrungen auf und speichern sie (Estape, 1989).

5.2 Praktische Anwendung der Wahrnehmungsförderung

5.2.1 Das Führen

Das Führen orientiert sich an den beobachteten Verhaltensabweichungen. Die folgende Checkliste ist hilfreich, um zu ermitteln, inwiefern das Verhalten des Patienten vom adäquaten Verhalten abweicht.

Checkliste zur Beobachtung

Verhalten des Patienten in der Umwelt
- Nimmt er Kontakt auf?
- Verändert sich sein Verhalten, wenn ein Reiz dazukommt? Paßt er sich an?

Taktil-kinästhetisches Verhalten des Patienten
- Wie ist seine Hand-Finger-Stellung?
- Wie sind Druck und Tempo bei Berühren und Bewegen?
- Wie die Reich- und Greifbewegungen?
- Besteht Rumpfaktivität?

Kommunikation mit dem Patienten
- Findet sie einseitig oder miteinander statt?
- Ist sie situationsbezogen oder nicht?
- Kann sie verbal geführt werden oder findet sie nonverbal statt?
- Ist gegenseitiges Verstehen möglich?

Bewegungsfähigkeit des Patienten
- Kann er bewegt werden (passiv)?
- Bewegt er sich selbst (aktiv)?

Qualitäten des Führens

Je nach Störung des Handlungsablaufes werden unterschiedliche Qualitäten des Führens angewendet:
- **Helfendes Führen,** wenn eine vertraute Handlung wegen mangelnder Handfertigkeit nicht selbständig ausgeführt werden kann
- **Einschleichendes Führen:** greift in eine begonnene Handlung ein, wenn diese so nicht zum Ziel führen kann
- **Intensives Führen:** setzt an der basalen Störung (d.h. die Unfähigkeit, taktil-kinästhetisch wahrzunehmen) an, wenn eine Handlung unvertraut geworden ist

Das Führen einer Handlung läuft in mehreren **Phasen** ab. Phasen helfenden und intensiven Führens wechseln mit Pausen, in denen der Patient nachspüren und sich neu entscheiden kann, sowie mit Phasen, in denen der Patient selbständig handelt, ab.

5.2.1.1 Die Nische als Ausgangsposition des Führens

Ein Patient mit Wahrnehmungsstörungen, der nicht weiß, wo sich sein Körper befindet („Wo bin ich? Wo ist meine Umwelt?"), braucht eine spürbare Unterlage und Seite, die zusammen eine Nische ergeben, um seinen Körper und eine stabile Umwelt zu erfahren. Die Nische ist in vielen Situationen einsetzbar.

Anwendungsbereich

- unruhige, wahrnehmungsgestörte Patienten mit heftigen, schnellen Bewegungen

Ziele

- der Patient soll seinen Körper und seine Umwelt spüren
- er erhält eine Ausgangsposition, von der aus er Bewegungen in die Umwelt unternehmen kann; dies ist eine Voraussetzung für die Informationssuche
- Vermitteln von Spürinformationen auch in Ruheposition

Vorgehen

- **bei der Lagerung**
- auf einer nicht zu weichen Matratze lagern
- die Körperseiten durch feste Lagerungselemente oder Kissen in Verbindung mit Lagewechsel abstützen (Abb. 5-1)

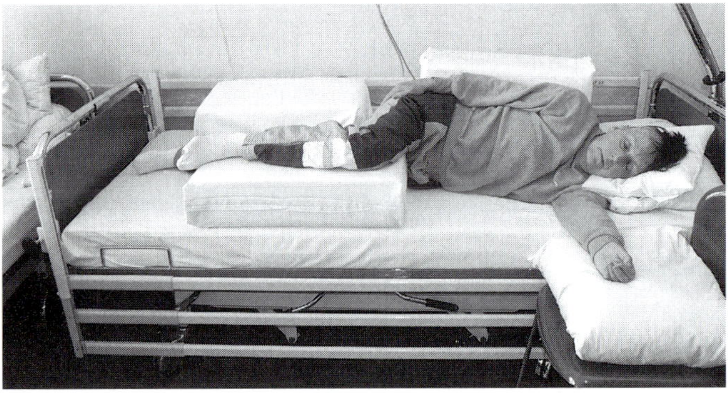

Abb. 5-1 Die Nische bei der aktiven Seitenlagerung nach Bobath

- **beim Sitzen**
- nicht zu weiche Sitzfläche
- feste Kissen zwischen Körper und Seitenlehnen von Rollstuhl/Stuhl einschieben
- Unterarme auf Tischplatte lagern
- Füße in festen Schuhen flach auf den Boden stellen

- **beim Gehen**
- der Führende stabilisiert den Rumpf und die Beinrückseiten des Patienten mit seiner Körperfront
- der Weg ist so wählen, daß der Patient an der Wand oder Möbelfläche entlangtasten oder anstoßen kann

Mögliche Schwierigkeiten oder Komplikationen

- Dekubitusgefahr bei festen bzw. harten Lagerungsmitteln
- wird die Nische als Dauerangebot eingesetzt, verhindert sie die Aktivität des Patienten und wird durch den Gewöhnungseffekt wirkungslos

5.2.1.2 Intensives Führen (Abb. 5-2)

Anwendungsbereich

- Patienten mit kinästhetischer oder taktiler Wahrnehmungsstörung

Ziele

- der Patient soll durch Suchen und Spüren adäquate Informationen über seinen Körper und seine Umwelt erhalten

Vorgehen

- Kontaktaufnahme zum Patienten durch Begrüßen mit Händedruck
- den Patienten über Handlung und Ziel **verbal informieren**, in der Regel wird während des Führens nicht mehr gesprochen
  oder: dem Patienten Handlung und Ziel **nonverbal vermitteln**, indem z.B. der Handlungsgegenstand (vgl. Wasserflasche im Beispiel B) im Führbereich plaziert bzw. dem Patienten in die Hand gegeben wird
- die Pflegekraft stabilisiert eine Seite des Patienten: sie legt zuerst ihre eigenen Finger, ihre Hand, ihren Arm (in dieser Reihenfolge) deckungsgleich auf die des Patienten, lehnt ihren Rumpf an den des

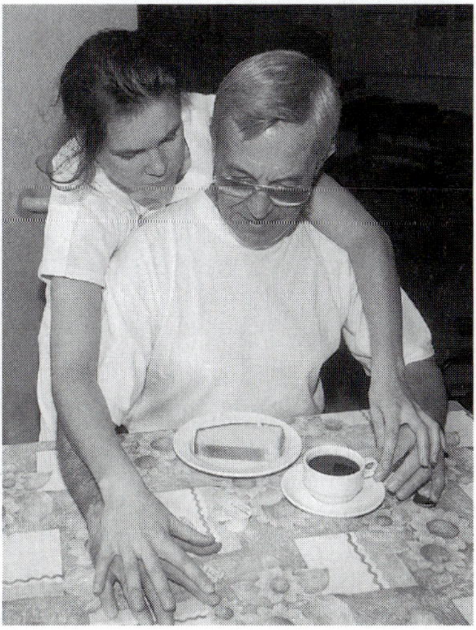

Abb. 5-2 Intensives Führen: die rechte Körperseite des Patienten ist stabilisiert, die linke Körperseite wird in die Bewegung geführt

Patienten und berührt ihn kräftig, drückt dabei aber nicht, sie behält diese Stabilität bei
- die andere Seite des Patienten zur Handlung bewegen
- durch stärkeres Berühren ermöglicht der Führende dem Patienten, den Handlungsgegenstand zu erkunden
- dann stabilisiert der Führende die Seite des Patienten, die bisher die Handlung ausführte und bewegt die Gegenseite (Wechsel der Seiten: es wird dort bewegt, wo vorher Stabilität war)

Mögliche Schwierigkeiten oder Komplikationen
- Manche Patienten lehnen direkten Körperkontakt aus persönlichen Gründen ab und verweigern das Geführtwerden.
- In manchen Fällen ist nicht eindeutig zu erkennen, ob der Patient noch handelt oder noch handeln will. Wenn der Führende das Nichthandeln als Ende der Handlung interpretiert und den Patienten führt, verletzt er die Eigenbestimmung des Patienten.

  An folgenden Zeichen ist zu erkennen, daß der Patient **handeln will:** Tonusanstieg, Blickrichtung der Augen, Bewegen in die Handlungsrichtung, Suchbewegungen. Wenn diese Zeichen nicht vorhanden sind, sollte der Führende dem Patienten das entsprechende Objekt (z.B. das Trinkgefäß) in die Hand geben. Der Patient **handelt noch**, wenn die Schulter der bewegten Seite noch in Spannung ist. In beiden Fällen braucht der Patient weitere Zeit zum Handeln.

5.2.2 Situationsbeschreibungen

Beispiel A: Ein wahrnehmungsgestörter Patient soll die Handlung „Waschen" ausführen. Der Therapeut/die Pflegekraft verfolgt das Ziel, den Patienten die noch gespeicherten Handlungsmuster abrufen zu lassen („hervorholen" [Affolter 1993]).

Vorgehen
Die Pflegekraft bietet dem Patienten wichtige **Faktoren des Handlungsmusters** „Waschen" an (vgl. Kap. 5.1.4):
- das Waschen soll **morgens** (= Faktor Zeit) nach dem Aufwachen bzw. zum gewohnten Zeitpunkt (Gewohnheiten) erfolgen
- die Pflegekraft begleitet den Patienten zum Waschen (= Faktor Situation) ins **Badezimmer** (= Faktor Hintergrund)
- sie führt den Patienten zur Handlung, wenn er keine adäquate Aktivität zeigt

Mögliche Schwierigkeiten oder Komplikationen
- Ablehnen der Handlung und/oder Abwehren des Führens, wenn die Faktoren der Handlung nicht beachtet wurden, z.B. beim Waschen am Bettrand oder zu einem ungewohnten Zeitpunkt

Beispiel B: Ein Patient bereitet ein Getränk aus Getränkepulver und Wasser zu. Da die Flasche auf dem Tisch leer ist, möchte er Wasser aus dem Kühlschrank holen (Umweg). Auf dem Weg dorthin vergißt er sein Vorhaben, er setzt sich ohne Wasser wieder an den Tisch. Therapeutisches Eingreifen ist erforderlich. Der Patient soll lernen, das Problem mit Hilfe eines Zwischenschrittes zu lösen und die Handlung zu beenden.

Vorgehen

nach dem vergeblichen Gang zum Kühlschrank:
- die Pflegekraft führt den Patienten dazu, die etwas entfernt stehende Wasserflasche zu greifen
- Patient geht mit der Wasserflasche in der Hand zum Kühlschrank (eine bleibende, spürbare Information ist hergestellt, sie vermittelt das Zwischenziel der Handlung)
- der Patient führt sein Vorhaben aus, kommt mit Wasser zurück und beendet die Handlung selbst (Ziel ist erreicht)

Mögliche Schwierigkeiten oder Komplikationen

- häufige Wiederholung des Vorgangs erforderlich: der Zwischenschritt (plazieren des benötigten Gegenstandes in den unmittelbaren Handlungsbereich oder das Führen dahin) muß so oft vermittelt werden, bis der Patient diesen Handlungsablauf erneut gespeichert hat

Beispiel C: Die Wahrnehmungsförderung erfolgt in verschiedenen Alltagssituationen des Patienten, z.B. mit dem Rollstuhl in den Eßraum fahren. Der Patient soll sich im Raum bewegen und dabei taktil-kinästhetische Informationen erhalten. Er soll lernen, sich in der Umgebung zu orientieren.

Vorgehen

- die Pflegekraft führt den Patienten beim Öffnen und Schließen der Zimmertür, beim Antreiben des Rollstuhls, beim Umfahren von Hindernissen (Ecken, Möbel)

Mögliche Schwierigkeiten oder Komplikationen

- verbale Hinweise helfen nicht, der Patient muß seine Umwelt durch Spüren erfahren

> Hilfestellung (passives Fahren) schränkt die Möglichkeiten zum Lernen ein.

5.3 Bedeutung der Wahrnehmungsförderung und ihre Auswirkungen auf die rehabilitative Pflege

Durch das Konzept der Wahrnehmungsförderung erhält der Patient die Möglichkeit, auf frühere Wahrnehmungserfahrungen zurückzugreifen

sowie neue Erfahrungen in Handlungen zu machen und diese auf andere Situationen zu übertragen. Dadurch verbessern sich seine Fähigkeiten, mit der Umwelt zu interagieren (vgl. Affolter 1993).
Die Wahrnehmungsförderung verlangt von den Pflegenden nicht nur theoretische Kenntnisse über das Konzept, sondern auch ein Gefühl für die jeweilige Situation des Patienten und die Wirkung der Fördermaßnahmen auf ihn. Außerdem ist Flexibilität erforderlich, damit die Maßnahmen adäquat angewendet werden. In Seminaren und Fortbildungen können Pflegekräfte sich über die Möglichkeiten der Wahrnehmungsförderung informieren, praktische Fähigkeiten erwerben und Erfahrungen sammeln.

6 Validation

Harald Hertwig

6.1 Was ist Validation? – Die Theorie

Validation ist eine Methode zur Verbesserung der Beziehung zwischen verwirrten alten Menschen und ihren Bezugspersonen. Die Würde des verwirrten alten Menschen soll aufrechterhalten, das Verständnis für ihn und seine auf den ersten Blick häufig sinnlosen Verhaltensweisen gefördert werden. Durch eine tiefe **Empathie,** mit anderen Worten ein tiefes Einfühlungsvermögen in die Person und die innere Welt des Verwirrten, wird die gegenseitige Beziehung verbessert. Validieren heißt, für gültig zu erklären, was der verwirrte alte Mensch mit den ihm zur Verfügung stehenden Mitteln ausdrücken will. Es wird dabei nicht versucht, ihn auf die Stufe eines Gesunden zu bringen. Validieren bedeutet, ihn wertzuschätzen, ihn zu verstehen, ein Stück „in seinen Schuhen zu gehen".

Entwicklung und Entstehungsgeschichte

Entwickelt wurde Validation in den vergangenen 25 Jahren durch die in München geborene Amerikanerin **Naomi Feil.** Als Praktikerin in der Arbeit mit alten Menschen verspürte sie eine tiefe Unzufriedenheit mit den bestehenden therapeutischen Ansätzen bezüglich dementieller Erkrankungen, die zumeist auf der Basis des Realitätsorientierungstrainings (ROT) entstanden waren. N. Feil untersuchte gängige psychotherapeutische Verfahren daraufhin, welche Elemente für den Umgang mit verwirrten alten Menschen besonders geeignet sind. Sie kombinierte diese Elemente, setzte sie in einen neuen theoretischen Rahmen und gab dem Ganzen den Namen Validation.

6.2 Theoretische Grundannahmen und Vorgehensweise

Symptomorientierter Ansatz

Der Ansatz der Validation nach Feil ist in erster Linie symptomorientiert. Die Ursache der Demenz ist dabei von nachrangiger Bedeutung. Dies beinhaltet, daß der Schwerpunkt nicht auf die physiologischen Veränderungen oder die medizinisch-wissenschaftliche Erklärung der Verwirrtheit, sondern auf den Umgang mit verschiedenen auffälligen und unverständlichen Verhaltensweisen verwirrter alter Menschen gelegt wird.

Validation geht, ohne dabei physiologische Ursachen zu leugnen, von der grundsätzlichen Annahme aus, daß es für den verwirrten alten Menschen Gründe gibt, sich entsprechend zu verhalten. Diese Gründe müssen von den Bezugspersonen zwar nicht nachvollzogen, aber doch akzeptiert werden. Validation versteht sich demzufolge nicht nur als therapeutischer Ansatz, sondern in erster Linie als spezielle Vorgehensweise bzw. Methode im Umgang und der Kommunikation mit verwirrten alten Menschen.

Erklärungsmodell des Verhaltens verwirrter Personen

Das Selbstwertgefühl in einer ihn nicht verstehenden Welt aufrechtzuerhalten, erfordert vom Dementen manchmal einen **Rückzug in vergangene Zeiten,** in denen er von anderen, z.B. dem inzwischen verstorbenen Partner, geliebt wurde, sozial eingebettet und für andere Personen bedeutsam war oder wichtige Aufgaben zu erfüllen hatte. Er erlebt diese Situation vor seinem inneren Auge, für ihn ist sie real.

Während die meisten der Jüngeren in der Lage sind, zutagetretende unbewältigte Konflikte wieder zu verdrängen, kann – oder will – dies der Demente nicht mehr. Er **versucht,** am Ende des Lebens **unbewältigte Dinge aufzuarbeiten** und zu klären – mit all den Möglichkeiten, die ihm hierzu noch zur Verfügung stehen. Diese Klärungen haben zumeist ungelöste Konflikte und daraus resultierende Schuldgefühle, aber auch jahrelang unterdrückte Gefühle zum Inhalt.

N. Feil bezieht sich dabei auf die **Theorie der „unterschiedlichen Lebensphasen"** von Erik Erikson. Danach hat jedes Lebensalter seine bestimmten Bedeutungen, Inhalte und Aufgaben. Für den Jugendlichen ist es beispielsweise wichtig, zu rebellieren, um seine eigene Identität zu entwickeln und bestimmte Verhaltensweisen (z.B. Durchsetzungsvermögen) zu erlernen. Wird dies versäumt (was sich das ganze Leben über bemerkbar macht, aber dem Betroffenen selten bewußt wird), kann es unter Umständen dazu kommen, daß diese Rebellion am Ende des Lebens nachgeholt wird.

N. Feil erweiterte das Modell E. Eriksons um die Lebensphase des hohen Alters. In diesem letzten Lebensabschnitt hat ein Mensch nach N. Feil die Aufgabe, sein Leben zu einem zufriedenstellenden Abschluß zu bringen. Sind seine kognitiven Fähigkeiten noch vorhanden, werden Außenstehende kaum etwas davon bemerken, daß sich ein alter Mensch gerade damit auseinandersetzt. Auffällig wird dies erst, wenn diese Voraussetzungen nicht mehr gegeben sind.

Das uns unverständliche Verhalten verwirrter Personen kann demnach Ausdruck ungelöster Konflikte oder der Rückzug in eine Vergangenheit sein, in der menschliche Grundbedürfnisse nach Sicherheit, Geborgenheit, Liebe und Anerkennung besser erfüllt wurden.

Konsequenterweise beschränkt N. Feil die Zielgruppe validierender Vorgehensweise auf (sehr) alte verwirrte Menschen.

Die Bedeutung der Biographie

Die Verhaltensweisen verwirrter alter Menschen sind nicht von der Biographie der Betroffenen zu trennen. Je mehr biographische Daten und Fakten bekannt sind, desto individueller können Pflege und Betreuung gestaltet werden. Dies betrifft nicht nur das Verständnis bestimmter Verhaltensweisen aufgrund der Kenntnis persönlicher Familien- und Lebensumstände, sondern auch die Fortführung jahrelang gewohnter und praktizierter Verhaltensmuster.

Das 4-Phasen-Modell der Verwirrtheit

Da bestimmte Verhaltensmuster verwirrter alter Menschen meist in Abhängigkeit von der Dauer der Demenz in bestimmten Kombinationen auftreten, hat N. Feil diese zusammengefaßt und in die vier aufeinanderfolgenden Phasen (ehemals Stadien) eingeteilt:
- die unglückliche, beeinträchtigte Orientierung
- die Zeitverwirrtheit
- die Phase der sich wiederholenden Bewegungen
- die Phase der Resignation (nach N. Feil „the Stage of Vegetation" [Feil 1994, S. 31], da der Begriff „Vegetieren" als wörtliche Übersetzung im deutschen Sprachraum sehr negativ besetzt ist, wird hier der Begriff „Resignation" als Umschreibung gewählt)

Diese Einteilung ist nicht statisch. Eine Person, die einen sehr verwirrten Eindruck macht, kann in der nächsten Minute völlig unauffällig sein.

6

Ziele der Validationsarbeit

Durch den Einsatz der Validation soll verhindert werden, daß der dementielle Prozeß fortschreitet und sich der verwirrte alte Mensch immer mehr in sein Inneres zurückzieht, was letztendlich in die (vierte) Phase der Resignation mündet. Durch Akzeptanz, Unterstützung und das gezielte Anwenden der Validationstechniken kann dieser Prozeß gestoppt werden, d.h., der alte Mensch hat es nicht mehr nötig, sich zur Aufrechterhaltung seines Selbstwertgefühls in die Vergangenheit zu begeben oder vergangene, angst- und schuldbesetzte Situationen noch einmal zu durchleben. Auch Verbesserungen sind zu beobachten. Selbst in Fällen, in denen eine Progredienz der Demenz nicht aufzuhalten, geschweige denn eine Verbesserung des Verwirrtheitszustands erkennbar ist, steigt die Zufriedenheit des Gepflegten, da er sich durch die validierende Vorgehensweise wieder würdevoll und als Mensch behandelt fühlt.

> Validation hilft dem Betroffenen. In Einzelfällen steht dies nicht mit den Wünschen und Zielen einer Station in Einklang.

So kann die Umsetzung einer validierenden Vorgehensweise unter Umständen zu vermehrter Unruhe oder Gesprächsbereitschaft des Verwirrten führen und damit den gewohnten und geordneten Stationsablauf in Unordnung bringen. Deshalb wird bei der Anwendung der

Validation die Bereitschaft des Pflegeteams vorausgesetzt, solche, zumeist schnell vorübergehende, Situationen zu akzeptieren. Jeder, der gezielt Validationstechniken anwendet, hat die Aufgabe, das Team davon in Kenntnis zu setzen, damit eventuelle Veränderungen im Verhalten des Verwirrten eingeordnet werden können und für alle verständlich werden.

6.3 Was ist Validation? – Die praktische Anwendung

Die drei Bausteine der Validation sind (Abb. 6-1):
- die validierende Grundhaltung (Wie geht man prinzipiell mit verwirrten alten Menschen um?)
- die vier Phasen der Verwirrtheit (Wie kann man eine verwirrte Person aktuell einschätzen?)
- die Validations-Techniken (Wie geht man konkret mit einer verwirrten Person um?)

6.3.1 Die validierende Grundhaltung

Grundlage und damit in allen Phasen wichtig ist die bereits erwähnte wertschätzende und einfühlende Akzeptanz des Dementen und seines Verhaltens, die sogenannte validierende Grundhaltung. Angehörige und Pflegende müssen demnach den verwirrten alten Menschen und

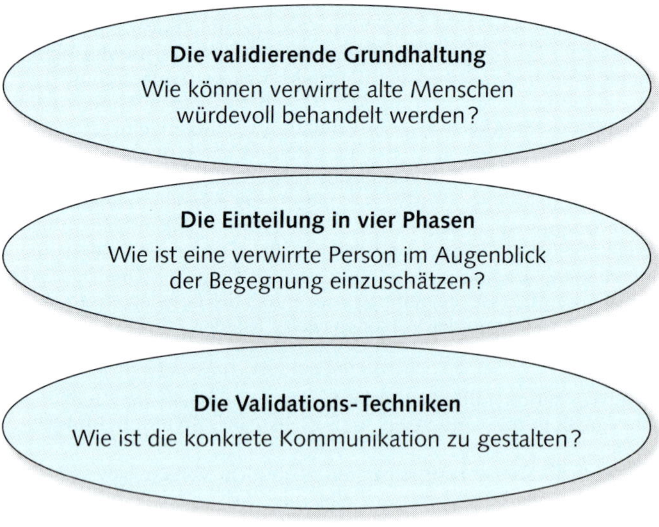

Abb. 6-1 Die drei Bausteine der Validation nach Feil

sein verändertes, oft unverständliches Verhalten ernst nehmen und akzeptieren. Sie müssen versuchen, ihn zu verstehen und sich soweit als möglich in ihn und seine Welt hineinversetzen und einfühlen.

Da diese Verhaltensweisen für ihn bedeutsam, wichtig und sinnvoll sind, dürfen sie nicht verbessert und korrigiert werden.

Dies trifft auch zu, wenn Personen oder Gegenstände für den Verwirrten eine neue, oft symbolhafte Bedeutung erlangen. Pflegende müssen dabei zur Kenntnis nehmen, daß sie häufig stellvertretende Funktionen, z.B. die Rollen nicht anwesender Personen aus der Vergangenheit des Verwirrten (eines nahen Angehörigen), einnehmen. Dadurch wird es oft etwas leichter, Anschuldigungen und Kränkungen hinzunehmen, ohne sich auf fruchtlose Diskussionen einzulassen.

In keinem Fall dürfen Pflegende von sich aus aktiv diese Rollen übernehmen.

6.3.2 Die Einteilung in die vier Phasen der Verwirrtheit

Es werden vier Phasen unterschieden, die in der Regel aufeinander folgen, unter denen aber auch des öfteren gewechselt wird. Diese Wechsel sind oft von Tageszeit und Tagesform abhängig. Eine Einteilung in Phasen erlaubt eine strukturierte Vorgehensweise.
Es kommt für den Pflegenden darauf an, zu erkennen, in welcher Phase sich der Demente im Augenblick der Begegnung befindet, d.h., die aktuelle Phase zu identifizieren, um angemessen und mit den richtigen Techniken und Verhaltensweisen darauf reagieren zu können.

6.3.2.1 Die erste Phase: Unglückliche, beeinträchtigte Orientierung

Diese Phase tritt am Anfang der Demenz auf, wenn der Betroffene zwar spürt, daß „mit ihm etwas nicht in Ordnung ist", dies aber nicht wahrhaben will, sondern sich vehement mit jahrelang praktizierten Verhaltensmustern dagegen wehrt und sich darüber hinaus mit allen Mitteln von anderen Personen abzugrenzen sucht, bei denen die Symptome der Demenz bereits in ausgeprägterer Form vorhanden sind.

Charakteristika
- zeitliche Orientierung vorhanden
- Person ist realitätsbezogen
- Muskeltonus erhöht
- Stimmlage: laut und anklagend oder leise und weinerlich
- Gefühle werden nicht zur Kenntnis genommen oder geleugnet
- Selbsthilfeleistungen können (u.U. nach Aufforderung) selbständig vorgenommen werden

Verhaltensregeln

- alles vermeiden, was auch nur ansatzweise darauf hindeutet, daß die Person Anzeichen einer beginnende Demenz zeigt
- Abstand halten
- Berührungen vermeiden (um die für den Betroffenen wichtige Distanz zu wahren und ihm nicht das Gefühl von „Pflegebedürftigkeit“ zu vermitteln)
- verbale Techniken (W-Fragen) einsetzen (s. Kap. 7.2)

6.3.2.2 Die zweite Phase: Zeitverwirrtheit

Diese Phase dauert in der Regel relativ lange. Personen, die sich in dieser Phase befinden, zeigen viele der „klassischen“ Anzeichen der Demenz, besonders die Zeitverwirrtheit. Die personelle Orientierung ist zumeist noch vorhanden.

Charakteristika

- zeitliche und räumliche Orientierung sind gestört
- Gedächtnisfunktionen und Merkfähigkeit sind gestört
- Sprech- und Sprachstörungen (Neologismen) treten auf
- Muskeltonus ist zumeist vermindert, die Stimme leise
- aktuelle Gefühle werden durch solche aus der Vergangenheit ersetzt
- Selbsthilfeleistungen können mit Anweisungen oder Unterstützung vorgenommen werden

Verhaltensregeln

- Körperhaltung und -ausdruck spiegeln, Führung übernehmen
- Schlüsselwörter herausfinden und wiederholen
- nachfragen, aber nicht korrigieren
- beeinträchtigtes Grundbedürfnis herausfinden und ansprechen
- Berührungen gezielt einsetzen

6.3.2.3 Die dritte Phase: Sich ständig wiederholende Bewegungen

Herausragendes Kennzeichen dieser Phase ist die monotone, ständige Wiederholung bestimmter Bewegungen, einzelner Worte oder anderer Laute, die zumeist Symbolcharakter besitzen. Personen werden meist nicht mehr erkannt.

Charakteristika

- Anregungen der Außenwelt werden kaum registriert, eine Reaktion darauf erfolgt nur in Einzelfällen
- rastloses Hinundherwandern
- die verbale Kommunikation ist stark beeinträchtigt
- Zeitgefühl ist nicht mehr vorhanden
- Person vermittelt den Eindruck, in einer anderen Welt zu sein
- Selbsthilfeleistungen können nur noch mit Unterstützung vorgenommen werden

Verhaltensregeln
- primär nonverbal kommunizieren
- Körperhaltung und -ausdruck spiegeln, sich angleichen
- verbale Äußerungen wiederholen
- symbolhafte Handlungen oder Äußerungen erkennen und mit kurzen Sätzen ansprechen

6.3.2.4 Die vierte Phase: Resignation

Die vierte Phase Resignation bildet den Abschluß der dementiellen Entwicklung.

Charakteristika
- die betroffenen Personen haben die Augen zumeist geschlossen, sind kaum noch ansprechbar und kommunizieren nur noch in Einzelfällen mit anderen

Verhaltensregeln
- herausfinden, auf welche Berührungen der Betroffene positiv reagiert, und Einsatz dieser Berührungen
- herausfinden (Angehörige befragen) auf welche Art von Musik (Singen, Summen, Musikstücke vorspielen) der Betroffene reagiert, Einsatz dieser Musik
- bei der Pflege nicht über den Betroffenen, sondern mit ihm reden

6.3.3 Die (Kommunikations-)Techniken der Validation

Die Validationstechniken sind meist einfach anzuwenden, einzelne Techniken allerdings erst nach einer längeren Zeit der Übung.

- **Zentrieren**

Zentrieren ist eine spezielle Form der Entspannung, bei der sich der Anwender auf sein Zentrum (kon-)zentriert. Es ist ein Innehalten, durch das eigene Gefühle wie Ärger oder Aggressionen kurz beiseitegestellt werden, um sich besser auf den Gepflegten konzentrieren zu können. Zentrieren kann nach meiner Erfahrung auch durch andere Entspannungstechniken (z.B. autogenes Training) ersetzt werden.

- **W-Fragen**

W-Fragen (vgl. Kap. 7.2) ermuntern als „offene Fragen“ zu freien Antworten, die entsprechend ausgeschmückt werden können. W-Fragen (Wer, Was, Wann, Wo, Wohin etc.) kommen in erster Linie in Phase 1, aber auch in Phase 2 zum Einsatz.

Die Frage nach einem „Warum, Wieso oder Weshalb“ darf nicht gestellt werden, da sie eine verwirrte Person überfordern würde.

- **Wiederholen**

Aussagen und wichtige „Schlüsselwörter“ verwirrter Personen (v.a. aus Phase 2) zu wiederholen, schafft Vertrauen, vor allem, wenn hierzu eine ähnliche Tonlage und Sprechgeschwindigkeit gewählt werden.

- **Extreme einsetzen**

Eine Technik, die in den Phasen 1 und 2, oft in Verbindung mit den Techniken „Fragen nach dem Gegenteil“ und „Erinnern“ angewandt wird. Sie dient dazu, aus der Vergangenheit vertraute Problemlösungen zu finden oder verwirrte Personen zu beruhigen, um weitere Gespräche zu ermöglichen.
Beispiele für Fragen nach Extremen: „Wann war es denn am besten? Wann haben Sie sich am wohlsten gefühlt?“

- **Fragen nach dem Gegenteil**

Beispiel, wenn der Patient Probleme mit dem Alleinsein schildert: „Und wann waren Sie nicht so alleine wie heute?“

- **Erinnern**

Beispiel (vgl. obiges Beispiel): „Waren Sie immer so alleine wie heute?“

- **Augenkontakt herstellen**

Dies ist vor allem in den Phasen 2 und 3 wichtig.

- **Mehrdeutige Wörter benutzen**

Vor allem in Phase 2 werden von den Betroffenen oft neue, sinnlose Wörter (Neologismen) kreiert. Die Pflegekraft soll diese entweder wiederholen oder, bei Nichtverstehen, durch mehrdeutige Wörter (er, sie, es, etwas, jemand) ersetzen.

- **Tonlage anpassen**

Diese in den Phasen 1 bis 3 nutzbare Technik wurde oben (bei der Technik „Wiederholen“) erwähnt. Anpassen bedeutet: spiegeln und mitgehen oder sich auf die spezielle Situation des Betroffenen einstellen. Die Stimmlage soll dann klar, beruhigend und sanft sein, aber auch die Hörminderung alter Menschen für hohe Töne berücksichtigen.

- **Pacing (Spiegeln)**

Diese in den Phasen 1 bis 3 nutzbare, aus dem *NLP (Neurolinguistisches Programmieren)* stammende Technik bedeutet, sich dem Körperrhythmus des Gegenübers anzupassen und mit diesem mitzuschwingen. Auch Sprache (Tempo, Tonfall, Sprechmelodie, Tonhöhe) kann gespiegelt werden.
Unbewußt wird häufig gespiegelt, indem man sich in Körperhaltung oder in der Schrittgeschwindigkeit („Gleichschritt“) anderen angleicht. Hat sich jemand gut angeglichen, ist es meist möglich, die Führung (z.B. Verlangsamung der Schrittgeschwindigkeit) zu übernehmen. Die Technik erfordert Übung.

- **Auf Grundbedürfnisse eingehen**

Die Pflegekraft sollte herausfinden, ob das Bedürfnis nach Sicherheit, Geborgenheit, Liebe oder Anerkennung der Grund für bestimmte Verhaltensweisen der verwirrten Person ist. Dies betrifft die Phasen 2 und 3, wobei vor allem in Phase 3 bestimmte Gegenstände oder Handlungen häufig Symbolcharakter erhalten. Diese Grundbedürfnisse können dann von der Pflegekraft verbalisiert werden.
Beispiel: Einer Frau in Phase 3, die ständig Deckchen auf dem Tisch hin- und herbewegt, kann die Frage gestellt werden, ob sie immer viel gearbeitet hat, ob es für sie wichtig ist, immer etwas zu tun zu haben.

- **Bevorzugtes Sinnesorgan nutzen**

Auch diese bis zur dritten Phase anwendbare Technik stammt aus dem *NLP* und erfordert eine längere praktische Einübung. Die Technik basiert auf der Überlegung, daß jedes Erlebnis primär visuell, auditiv, kinästhetisch oder olfaktorisch gespeichert ist, und daß darüber hinaus bestimmte Personen einzelne Sinnesorgane bevorzugen. Kommunikationsprobleme können elegant umgangen werden, wenn dieses Sinnesorgan genutzt wird.

- **Einsatz von Körperkontakt**

Körperkontakte sollten nicht in Phase 1, sondern erst ab Phase 2 eingesetzt werden. Jeder Einsatz von Körperkontakt erfordert Offenheit und Sensibilität, herauszufinden, ob entsprechende Berührungen vom Gepflegten akzeptiert und als angenehm empfunden werden. In der Validation werden dabei unter anderem väterliche (z.B. Schulter- und Hinterkopfbereich) und mütterliche Berührungen (z.B. Wangenbereich) unterschieden.

- **Einsatz von Musik**

In den Phasen 2 und 3 können Pflegende gemeinsam mit den Betroffenen Lieder singen oder summen. Dies erhöht deren Wohlbefinden und Energie, und verbessert gleichzeitig den Zugang zu diesen Menschen. Letzteres gilt auch für Personen in Phase 4.

6.3.4 Gruppenvalidation

An Gruppenvalidationssitzungen nehmen, neben Leiter und Coleiter, ca. fünf Personen, zumeist aus Phase 2, teil. Ihnen werden bestimmte, zu ihnen passende Rollen (Begrüßer, Gastgeber, Ratgeber, Vorsänger etc.) fest zugeteilt.
Besonderer Wert wird auf die **Sitzordnung** gelegt. Dabei soll nach Möglichkeit kein Gruppenmitglied vernachlässigt werden, es soll aber auch niemand die Gruppe dominieren.
Der **zeitliche Ablauf** ist immer gleich strukturiert. Die verschiedenen Elemente sind die Begrüßungszeremonie, die Gesprächsrunde, der Bewegungsteil, das Verteilen von Getränken und kleinen Snacks und die Schlußzeremonie (meist ein Schlußlied).

In der Gesprächsrunde werden in erster Linie Themen behandelt, mit denen sich die Gruppenmitglieder entweder in der Vergangenheit oder aktuell auseinanderzusetzen hatten (z.B. Abschied nehmen, Kindererziehung, Sinn der Arbeit etc.).

6.4 Bedeutung der Validation für die rehabilitative Pflege

Validation wurde für verwirrte alte Menschen entwickelt und gehört damit in den Bereich der geriatrischen Rehabilitation. N. Feils Verdienst ist es, daß Betreuern, Angehörigen und professionellen Helfern dieser Personengruppe heute Methoden und Techniken zur Verfügung stehen, die den gegenseitigen Umgang erheblich erleichtern, würdiger gestalten und die Lebensqualität aller Beteiligten erhöhen. Der Demente fühlt sich akzeptiert und verstanden, der Helfer findet Sicherheit und Auswege aus seiner Hilflosigkeit. Validation trägt damit zu einer Professionalisierung der Pflege bei.
Validation ist ein umfassendes Konzept, welches einerseits Verstand und Gefühl der Pflegenden anspricht, sich andererseits nicht nur, wie in vielen anderen Konzepten, auf die Gruppe der zeitlich und räumlich Desorientierten beschränkt, sondern die verschiedenen Entwicklungsphasen der Demenz berücksichtigt.
Dabei ist Validation ein ausgesprochen **ökologisches Verfahren.** Die Anwendung kann in den Pflegealltag integriert werden und trägt bei nur geringem zeitlichem Aufwand dazu bei, aggressionsgeladene Situation zu entspannen und die Atmosphäre auf den Stationen zu verbessern.
Gegenwärtig wird diskutiert, das Validationskonzept auch bei anderen Personengruppen einzusetzen – ausgehend von der Überlegung, daß nicht nur alte verwirrte Menschen damit beschäftigt sind, problematische Situationen ihres Lebens aufzuarbeiten, sondern daß auch psychische Störungen als fehlgeschlagene Versuche, das eigene Leben in den Griff zu bekommen, aufgefaßt werden können. Bei diesen Personengruppen ist der Einsatz der validierenden Grundhaltung sowie der Validationstechniken denkbar. Als Konsequenz wäre Validation als wirkungsvolle **Kommunikationsmethode auch in der psychiatrischen Rehabilitation** anzuwenden.
Die Anwendung der Methode der Validation erfordert Übung und praktische Erfahrung. Darüber hinaus ist es hilfreich, auftretende Fragen und Probleme mit anderen unter Anleitung eines geschulten Validationstrainers besprechen zu können. Dies wird in den entsprechenden Einführungs- und Ausbildungskursen der vom Valdidation-Training-Institute VTI anerkannten Validationszentren berücksichtigt. Es besteht die Möglichkeit, Grundlagen und ausgewählte Techniken in zweiteiligen Einführungskursen (über 40 Stunden) kennenzulernen und einzuüben. In den sog. Validationsanwender-Kursen (80 Theoriestunden in fünf Zweitagesblöcken) erlernen die Teilnehmer Methoden

und Inhalte der Einzelvalidation. Dies ist Voraussetzung einer Teilnahme an einem darauf aufbauenden Gruppenvalidations-Ausbildungskurs.

7 Verhaltenstherapie

Dagmar Emge-Rossa

Verhaltenstherapie (VT) ist eine Form der Psychotherapie.
Folgende **Prinzipien** liegen dem verhaltenstherapeutischen Vorgehen in der Praxis zugrunde:
- Die Verhaltenstherapie wendet psychologische Grundlagen an.
- In der Verhaltenstherapie werden die Lernmechanismen (jede Form des Lernens, Verlernens oder Umlernens) zur Verhaltensänderung genutzt.
- In der Verhaltenstherapie wird das **aktuelle Problemverhalten** eines Menschen beobachtet, analysiert und verändert.

Ziel der Verhaltenstherapie ist es, die **Selbstkontrolle und Eigensteuerung** des Patienten **verbessern**. Durch die Therapie soll der Patient befähigt werden, mit seinen Problemen besser zurechtzukommen.
Die Verhaltenstherapie arbeitet mit verschiedenen Methoden, mit denen abweichendes Verhalten *modifiziert* (verändert) werden kann. Dies bezieht sich hier vor allem auf Verhaltensauffälligkeiten bei Patienten nach erworbener Hirnschädigung (Kap. 10) bzw. auf psychische Störungen, die im Rahmen der Krankheitsverarbeitung auftreten (vgl. Kap. 18).

7.1 Was ist Verhalten?

Verhalten ist die Bezeichnung für alle beobachtbaren, manchmal auch nur erschließbaren Aktivitäten des Menschen. Das Verhalten wird von einem komplexen Netzwerk von Einflußmöglichkeiten (externe Einflüsse, Kognition, biologische Einflüsse), die sich wechselseitig bedingen, beeinflußt (Abb. 7-1):
- **Externe Einflüsse:** alle Einwirkungen außerhalb der Person (z.B. berufliche, familiäre, gesellschaftliche Situation).
- **Kognition:** alle Vorgänge, die Informationen transformieren, reduzieren, ausarbeiten, abspeichern, abrufen etc. Dazu zählen auch psychische Aktivitäten wie Wahrnehmen, Vorstellen, Erinnern, Denken, Problemlösen und Handeln.
- **Biologische Einflüsse:** alle genetischen und biologischen Einflüsse (z.B. Hirnschädigung).

Diese drei Faktoren wirken sich beim Menschen in allen Lebenssituationen auf das Verhalten aus.
Im „Normalfall" ist der Mensch in der Lage, Störungen im Zusammenspiel dieser Einflüsse selbst zu regulieren (z.B. durch Selbstbeobachtung). Dieses Erklärungsmodell für Verhalten wird daher **Selbstregulationsmodell** (Kanfer) genannt.

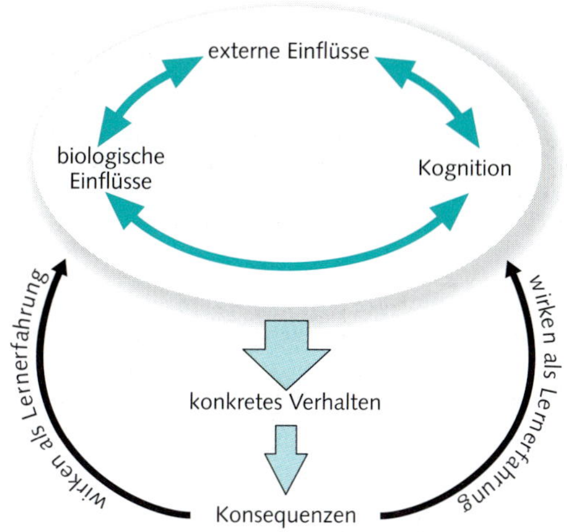

Abb. 7-1 Einflüsse, die das menschliche Verhalten bestimmen

Beispiel:

Externer Einfluß:	Überforderung am Arbeitsplatz
Kognition:	Gedanken wie „ich kann nicht mehr" oder „so geht das nicht mehr weiter"
Biologischer Einfluß:	Magenulcus
Selbstregulation:	Arbeitszeit reduzieren, weniger Überstunden machen, Einüben von Entspannungstechniken oder Wechsel des Arbeitsplatzes

Erst wenn eine oder mehrere dieser Einflußmöglichkeiten bzw. deren Zusammenspiel so gestört sind, daß seelische Störungen, psychische Erkrankungen oder organisch bedingte „Verhaltensstörungen" (z.B. Hirnschädigung) entstehen, die der Mensch aus eigener Kraft nicht mehr regulieren kann, ist professionelle therapeutische Behandlung erforderlich.

7.1.1 Lernmechanismen

Während ein Teil des Verhaltens genetisch festgelegt ist, bildet sich der größere Teil aller menschlicher Verhaltensweisen durch Lernprozesse aus. Dies gilt auch für das Verhalten, das im allgemeinen als „unangepaßt" klassifiziert wird.

Jedes Verhalten löst Konsequenzen aus, die als Lernerfahrung wirken. In der Verhaltenstherapie bezeichnet man diese Vorgänge als Lernmechanismen. Verhalten kann gelernt und auch wieder verlernt werden. Im folgenden sind einzelne Lernmechanismen dargestellt.

Klassische Konditionierung (einfaches Reiz-Reaktions-Lernen)

Darunter versteht man das Lernen ohne Bewußtseinsprozeß. Klassische Konditionierung koppelt vorher reflexhaft und unbeeinflußbar ablaufendes Verhalten an bestimmte Auslöser bzw. Situationen. Viele emotional gesteuerte Verhaltensweisen werden durch klassisches Konditionieren ausgelöst, z.B. Ängste. Ein Kind, das zum ersten Mal zum Zahnarzt geht, hat meist keine Angst. Wenn es die Erfahrung gemacht hat, daß der Bohrer Schmerz verursacht, wird in Zukunft der Anblick des Zahnarztes bzw. das Hören des Bohrers Angst auslösen (Abb. 7-2)

Operante Konditionierung (instrumentelles Lernen)

Unter instrumentellem Lernen versteht man das Lernen aus Konsequenzen.

Es werden vier Formen instrumentellen Lernens unterschieden:

- **Positive Verstärkung:** eine angenehme Konsequenz folgt dem Verhalten
  Beispiel: Patient hält sich an Diät ⇒ Gewicht sinkt.
  Man unterscheidet verschiedene Formen von positiven Verstärkern:
  - **primäre:** Mittel zur Befriedigung von Grundbedürfnissen, z.B. Nahrung, Aufmerksamkeit, Zuwendung, Sexualkontakt
  - **sekundäre:** z.B. Lob, Geld, angenehme Aktivitäten, materielle Dinge
- **Negative Verstärkung:** eine unangenehme Konsequenz wird vermieden
  Beispiel: Kind verbrennt sich die Finger auf der Herdplatte ⇒ vermeidet auf diese zu fassen.
  Negative Verstärker sind z.B. Angst, Anspannung, Schmerz, Ekel.
- **Bestrafung:** eine unangenehme Konsequenz folgt dem Verhalten
  Beispiel: Patient hält sich, nach mehrmaligem Hinweis nicht an Alkoholverbot ⇒ Patient wird entlassen.
- **Löschung:** eine angenehme Konsequenz wird entzogen
  Beispiel: Patient ist aggressiv ⇒ Krankenschwester geht aus dem Raum.

> Positive und negative Verstärkung dienen dem Aufbau von erwünschtem Verhalten. Bestrafung und Löschung dienen dem Abbau von unerwünschtem Verhalten.

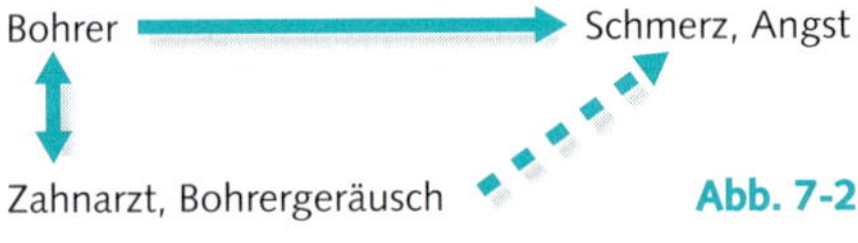

Abb. 7-2 Schema: Reiz-Reaktion

Modellernen

Modellernen erfolgt durch Imitation und Beobachtung. Hierdurch können **neue Verhaltensweisen** oder Fertigkeiten erlernt werden, die in dem Repertoire des Beobachters (Patienten) bisher nicht vorhanden waren, bzw. vorhandene Verhaltensweisen gestärkt oder geschwächt werden.

> Das Modellernen setzt kognitive Fähigkeiten voraus.

7.2 Voraussetzungen zur Anwendung verhaltenstherapeutischer Techniken

Kooperation

Verhaltenstherapeutische Methoden können in der Klinik nur erfolgreich angewendet werden, wenn eine gute interdisziplinäre Zusammenarbeit, insbesondere zwischen Pflegekräften und Psychologen (Verhaltenstherapeuten) besteht.
Die Kooperation beinhaltet die kontinuierliche, wechselseitige Weitergabe von Informationen, v.a. über Verhaltensbeobachtungen, Therapieinhalte, -planungen, -durchführungen und -änderungen.
Alle Teammitglieder, die an der Rehabilitation des Patienten beteiligt sind, müssen dem Therapieplan entsprechend handeln.

Dokumentation der VT-Methoden in der Pflegeplanung

Damit die vereinbarten Maßnahmen auch von allen Mitgliedern des therapeutischen Teams eingehalten werden, ist eine sorgfältige Dokumentation erforderlich.
Tabelle 7-1 zeigt exemplarisch, wie eine Pflegeplanung im Bereich der Verhaltenstherapie aussehen kann.

Supervision

Für Pflegekräfte, die cotherapeutisch an der Verhaltenstherapie des Patienten mitwirken, sind regelmäßige Supervisionen (mindestens einmal pro Woche) durch den Psychologen notwendig.
Supervision hat Fortbildungscharakter und dient außerdem zum Informationsaustausch.

Therapeut-Patient-Beziehung

Nur wenn eine **„klare“** Beziehung zwischen dem Patienten und dem Therapeuten/der Pflegekraft geschaffen wird, ist professionelles Arbeiten möglich.
Die Interaktion zwischen Patient und Therapeut/Pflegekraft sollte gleichzeitig durch **menschliche Zuwendung** und **professionelle Distanz** gekennzeichnet sein. Sie hat Arbeitscharakter und ist stets zielgerichtet und zeitlich begrenzt.
Sie darf kein Ersatz für fehlende soziale Beziehungen des Patienten sein. Professionelles Arbeiten schließt Freundschaftsbeziehungen aus.

Tab. 7-1 Beispiel der Dokumentation einer Pflegeplanung

Probleme/Ressourcen	Ziele	Pflegemaßnahmen
nachts meist zu häufiges, unnötiges Klingeln	Reduktion der Klingelfrequenz, Pat. soll nur bei wichtigen Dingen klingeln	Verhaltenskonzept für die Nacht (vgl. Kap. 7.3.3.3): – Pat. soll Checkliste „Was brauche ich alles" kontrollieren lassen, anschl. erhält er 5 Token – Pat. muß für jedes Klingeln 1 Token abgeben (Ausnahme Urinflasche leeren) – Pat. kann sich mit verbliebenen Token Schinken „kaufen": 1 Scheibe Schinken = 1 Token – wenn Pat. 20 Token gesammelt hat, wird er mit einem Kinobesuch „belohnt"
Stuhl- und Urinkontinenz jetzt meist gewährleistet	Kontinenz erhalten	Patient abends loben, wenn er nicht eingenäßt hat
reduzierter Antrieb und mangelnde Anstrengungsbereitschaft	Förderung von Aktivitäten	Patient hat einen Antriebskalender: – soll abends Plan für den nächsten Tag abholen, – soll erledigte Tätigkeiten abhaken
Pat. benötigt Anleitung und leichte Unterstützung bei der Körperpflege Pat. gibt bei Schwierigkeiten vorzeitig auf	Selbständigkeit verbessern, Motorik und Anstrengungsbereitschaft verbessern	Pat. entsprechend Selbsthilfeplan (im Zimmer) bei der Körperpflege unterstützen: Montag, Mittwoch, Freitag: Duschen Dienstag, Donnerstag, Samstag, Sonntag: Waschen am Waschbecken

Auch wenn keine Wechselseitigkeit im eigentlichen Sinne stattfindet, darf die wechselseitige Beeinflussung von Patient und Therapeut/Pflegekraft nicht unterschätzt werden.
Das Gleichgewicht der professionellen Beziehung zwischen menschlicher Zuneigung und Distanz kann durch Einflüsse von seiten des Patienten gestört werden, z.B. Forderungen nach Zuneigung, Sympathie oder Übernahme von Verantwortung. Der Therapeut/die Pflegekraft muß diese Beeinflussungen wahrnehmen, erkennen und angemessen mit ihnen umgehen.

Durch den Einsatz von Verstärkern, Belohnung, Feedback etc. besitzt der Therapeut Macht, die nicht mißbraucht werden darf.

Gesprächsführung und Gesprächstechniken

Jeder Therapeut, jede Pflegekraft muß Gesprächsführungstechniken beherrschen, um mit dem Patienten zielorientiert arbeiten zu können und um Fehler im Kontakt mit dem Patienten zu vermeiden.
Die Abbildung 7-3 veranschaulicht, daß jede Nachricht vier Seiten (Kommunikationsebenen) hat und vom Kommunikationspartner mit vier unterschiedlichen „Ohren" gehört werden kann.
Beispiel: Patient sagt zur Krankenschwester: „Herr Sch. (Therapeut) ist immer noch nicht da, läßt er die Therapie wieder ausfallen?"

Sachaspekt:	Herr Sch. ist nicht da. Er hat die Therapie schon einmal ausfallen lassen.
Selbstkundgabe:	Ich bin verärgert.
Beziehungsaspekt:	Ich komme mit Herrn Sch. nicht zurecht.
Appell:	Herr Sch. soll gefälligst kommen. Sorgen Sie dafür, daß er die Therapie zuverlässig durchführt, damit ich endlich gesund werde und entlassen werden kann.

Folgende Gesprächstechniken begünstigen den Gesprächsverlauf:

- **Aktives Zuhören**

Das aktive Zuhören ist die günstigste und wichtigste Gesprächsform. Häufig erfährt ein Patient Mitleid in Gesprächen, das ihm nicht weiterhilft. Durch aktives Zuhören fühlt er sich ernstgenommen. Grundbedingungen für aktives Zuhören sind:
- die positive Wertschätzung des Patienten
- die eigene Echtheit
- das einfühlende Verständnis (Gefühle des Patienten so verstehen, wie dieser sie erlebt)

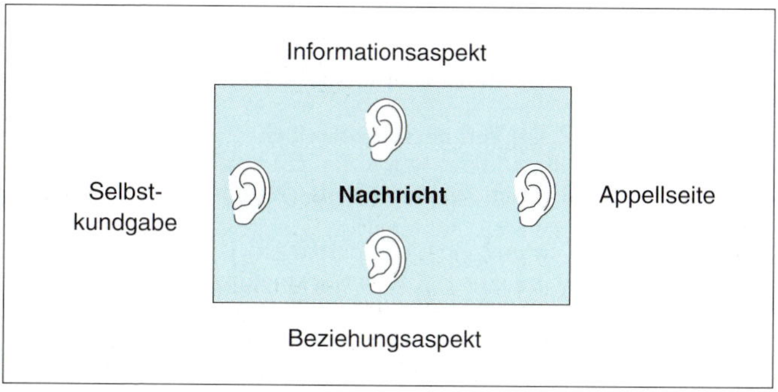

Abb. 7-3 Das „Vier-Ohren-Modell"

Regeln für aktives Zuhören:
- das „Gehörte“ mit eigenen Worten wiederholen
- den inneren seelischen Zustand bzw. das Gefühl oder den Wunsch des Patienten aussprechen
- antworten, ohne zu werten

Beispiel: Patient: „All diese Untersuchungen, Termine und Behördengänge ... Ich weiß gar nicht mehr, wie ich das allein alles schaffen soll!“ Pflegekraft: „Sie fühlen sich damit im Augenblick allein völlig überfordert.“

- **„W“-Fragen oder offene Fragen („Türöffner“)**

W-Fragen können mit einer „Geschichte“ beantwortet werden. Durch W-Fragen erfährt der Zuhörer von seinem (antriebsgestörten) Gegenüber am meisten.
Beispiele:
- **Wie** geht es Ihnen (dabei)?
- **Was** geht jetzt in Ihnen vor?
- **Was** macht Sie jetzt ängstlich/ärgerlich?
- **Was** ist es, das Sie jetzt stört?
- **Wann** ...?
- **Wo/woher** ...?

Wenn der Patient nicht auf W-Fragen antwortet, fordern Sie ihn direkt auf: „Sagen Sie etwas dazu!“

Es sollten keine „Warum/weshalb“-Fragen gestellt werden, da die angesprochene Person darauf meist keine Antwort weiß.

Geschlossene Fragen sind Fragen, die ausschließlich mit ja oder nein beantwortet werden können, sie sind ungünstig.
Beispiel: „Geht es ihnen heute besser?“
Suggestivfragen sind Fragen, die die Antwort nahelegen.
Beispiel: „Es geht ihnen doch heute besser?“
Auf Suggestivfragen sollte **verzichtet** werden.

- **Feedback geben**
- Feedback möglichst direkt geben bzw. nach der entsprechenden Situation
- das Feedback soll ein Verhalten beschreiben
- das Feedback sollte konkret sein und nicht verallgemeinern
- das Feedback sollte sich auf ein Verhalten beziehen, das veränderbar ist
- besonders hilfreich und gut akzeptierbar ist ein „Feedback-Paket“, das eine positive und eine kritische Rückmeldung enthält

Beispiel: Ein antriebsgestörter Patient soll klingeln, wenn er Hilfe zum Anziehen braucht. Pflegekraft: „Gut, daß Sie geklingelt haben, damit ich Ihnen helfe, aber können wir bei unserer Abmachung bleiben, daß Sie vorher Ihre Kleider herrichten?“

- **Metakommunikation**

Metakommunikation ist das Reden über die **Art**, wie die Kommunikation abläuft. Ziel der Metakommunikation ist, Störungen im Gesprächsablauf zu vermeiden bzw. aufzudecken und zu beheben.
Regeln für die Metakommunikation:
- sie sollte kurz sein, deutlich kürzer als die Kommunikation selbst
- während der Metakommunikation sollte nur über den Gesprächsablauf, nicht über die Gesprächsinhalte gesprochen werden
- keine Schuldzuweisungen, nur Beschreibungen

Beispiel: „Mir fällt auf, daß Sie ärgerlich werden, wenn ich Ihnen Anweisungen beim Waschen gebe. Können Sie mir sagen, was der Grund dafür ist?“

- **Rückkopplungstechnik**

Eine Aussage des Patienten wird wiederholt und als Frage formuliert.
Beispiel: „Sie finden, daß man auf Ihre Probleme nicht eingeht?“ oder „Sie meinen, ich kümmere mich nicht um Sie?“

- **„Gesprungene Schallplatte“**

Darunter versteht man die exakte und fortwährende Wiederholung eines Satzes. Mit dieser Gesprächstechnik lassen sich sinnlose Diskussionen abkürzen. Sie kann mit der Rückkoppelungstechnik kombiniert werden.
Beispiel: „Ich habe jetzt keine Zeit für Sie!“ – „Aber ich hätte jetzt gerne...“ – „Ich habe jetzt keine Zeit für Sie!“

- **Typische Fehler im Gesprächsverhalten vermeiden**

- Reden ohne Blickkontakt
- Reden auf Substantivebene, z.B. „Es ist eine Unverschämtheit, wenn Sie ...“ Besser: „Ich finde es unverschämt ...“
- „Du-Botschaften“, die den anderen zur Verteidigung zwingen
  Günstiger sind „Ich-Botschaften“, die beschreiben, was in einem selbst vorgeht, z.B. „Sie lassen sich total hängen und strengen sich überhaupt nicht an ...“ Besser: „Ich habe das Gefühl, Sie haben mich jetzt nicht verstanden. Kommen Sie mit der Situation nicht zurecht?“
- dem Patienten Gefühle unterstellen; der Patient soll seine Gefühle als erster anbieten, z.B. „Sie ärgern sich jetzt ...“ Besser: „Ich habe das Gefühl, Sie sind nicht mit der Situation zufrieden. Was stört Sie genau?“
- Verallgemeinerungen, z.B. „Sie regen sich immer gleich auf“ Besser: „Heute früh haben Sie sich ja ganz schön aufgeregt“.
- Verwenden der 3. Person
  Günstiger ist es, die Person entweder direkt anzusprechen oder in das Gespräch miteinzubeziehen, z.B. „Er macht ganz gute Fortschritte“ Besser: „Sie haben ja schon große Fortschritte gemacht“.

„11 Gesetze der Therapie“

Für den professionellen Umgang mit Patienten gibt Tabelle 7-2 Anregungen.

Tab. 7-2 Kanfers 11 Gesetze der Therapie (Kanfer et al. 1996)

1.	Verlange niemals von Patienten, gegen ihre eigenen Interessen zu handeln!
–	sich in die Welt des Patienten empathisch einfühlen, dessen subjektive Lage adäquat nachvollziehen, erst dann kann eine Veränderung von Zielen erwogen werden
2.	Arbeite zukunftsorientiert, suche nach konkreten Lösungen und richte die Aufmerksamkeit auf die Stärken des Patienten!
–	Was geht noch? ressourcenorientiert denken
–	die Person sehen, nicht das Defizit
3.	Spiele nicht den „lieben Gott“, indem du Verantwortung für das Leben von Patienten übernimmst!
–	weder Dinge stellvertretend für den Patienten erledigen noch für dessen Tun (oder Nichtstun) Verantwortung übernehmen
4.	Säge nicht den Ast ab, auf dem die Patienten sitzen, bevor du ihnen geholfen hast, eine Leiter zu bauen!
5.	Patienten haben immer recht!
–	Logisches überzeugen funktioniert nicht!
–	nicht versuchen, die Auffassungen den Patienten auszureden
–	behutsam ihre Aufmerksamkeit auf neue Aspekte lenken und zu minimalen Änderungsschritten bzw. Denk- oder Verhaltensexperimenten anregen
6.	Bevor du ein problematisches Verhalten nicht plastisch vor Augen hast, weißt du nicht, worum es eigentlich geht!
–	problematisches Verhalten in eindeutigen, konkreten, nachvollziehbaren Begriffen beschreiben, es – wenn möglich – direkt beobachten
7.	Du kannst nur mit Patienten arbeiten, die anwesend sind!
8.	Peile kleine, machbare Fortschritte von Woche zu Woche an und hüte dich vor utopischen Fernzielen!
9.	Bedenke, daß die Informationsverarbeitungskapazität von Menschen begrenzt ist!
–	auf kurze Fragen und Bemerkungen beschränken – von je 10 bis 15 Sek. Dauer
–	nicht mehrere Punkte auf einmal behandeln
10.	Wenn du in der Therapiestunde härter arbeitest als der Patient, machst du etwas falsch!
11.	Spare nicht mit Anerkennung für die Fortschritte von Patienten!

7.3 Grundlagen und Beispiele der Verhaltenstherapie

Das Konzept der VT läßt sich in fünf Schritten darstellen:
- **Verhaltensbeobachtung:** Das Verhalten des Patienten wird konkret beobachtet.
- **Verhaltensanalyse:** Bei der Verhaltensanalyse durch den Therapeuten wird die Einstellung des Patienten miteinbezogen (kognitive Prozesse, z.B. irrationale Überzeugungen).
- **Therapieplanung:** Die Therapieplanung setzt am aktuellen Problemverhalten an und orientiert sich an dem zu erreichenden Zielverhalten. Um die gewünschte Verhaltensänderung zu erwirken, wird das Wissen über die menschlichen Lernmechanismen genutzt. Die Therapieplanung erfolgt individuell und in enger Zusammenarbeit mit dem Patienten. Mit ihm werden mögliche Ziele erarbeitet und Behandlungsinhalte vereinbart. Somit ist die VT für den Patienten durchschaubar und einsichtig.
- **Vorgehen:** Das Vorgehen bei der VT erfolgt zu einem großen Teil durch den Einsatz übender Verfahren. Der Patient übt ein bestimmtes Verhalten über einen langen Zeitraum in immer der gleichen Weise ein.
- **Evaluation:** Bewertung des Konzepts. Diagnostik und Therapie werden verglichen, eine Verhaltensänderung festgestellt oder auch nicht.

Die VT ist eine **Prozeßtherapie.** Treten Schwierigkeiten oder neues Problemverhalten auf, so kann der Therapeut einen Schritt zurückgehen oder den Therapieprozeß von vorne beginnen. Dieses Prinzip kann als Kreislauf dargestellt werden (Abb. 7-4).

7

7.3.1 Verhaltensbeobachtung

Problematisches Verhalten kann sowohl durch Beobachtung als auch im Gespräch erkannt werden.

Grundlage einer Verhaltensbeobachtung im Sinne der Verhaltenstherapie ist die Beschränkung auf die **detaillierte Beschreibung** dessen, was man sieht. Es darf nicht interpretiert werden (Tab. 7-3).

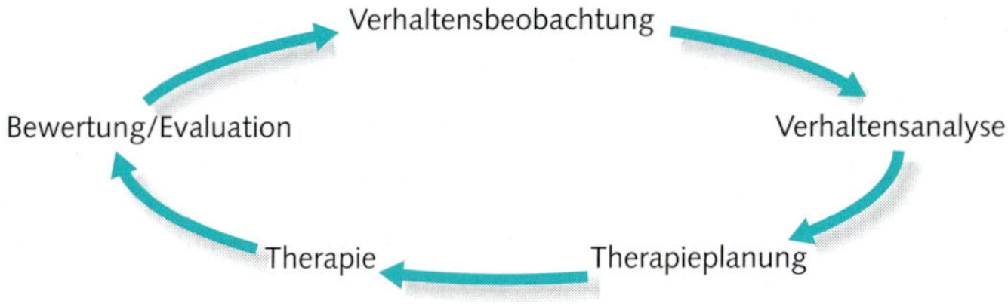

Abb. 7-4 Die Verhaltenstherapie als Kreislauf dargestellt

Tab. 7-3 Beispiele für Beobachtung und Interpretation von Verhalten

Beobachtung	Interpretation
Der Patient kam nicht, wie abgesprochen, zum Blutdruckmessen.	Der Patient ist unzuverlässig.
Der Patient jammert mehrmals am Tag, daß er sich müde fühlt.	Der Patient ist depressiv.
Der Patient hat mehrmals abgelehnt, mit seiner Frau zu telefonieren und dabei eine abfällige Handbewegung gemacht.	Der Patient mag seine Ehefrau nicht.

Die Phase der professionellen Verhaltensbeobachtung sollte sich über einen längeren Zeitraum (ca. ein bis zwei Wochen) erstrecken, erst dann kann der Verhaltenstherapeut das **Verhalten analysieren** und die **Therapie** problemspezifisch und zielorientiert planen.
Bei der Beobachtung spielen drei Verhaltensebenen eine Rolle (Tab. 7-4).

Instrumente der Verhaltensbeobachtung

Um ein Problemverhalten exakt zu explorieren, werden folgende Mittel eingesetzt:

- **Freie Beobachtung im Alltag**
  Dabei sind folgende Fragen hilfreich: „Wie verhält sich der Patient auf Station? Im Umgang mit Mitpatienten? Beim Erledigen von alltäglichen Tätigkeiten, sich waschen, ankleiden, persönlichen Bereich ordnen etc.?“
- **Gespräche**, z.B. im Rahmen der Anamneseerhebung
  Aber auch freie Gespräche mit dem Patienten sollten die Verhaltensbeobachtung ergänzen, um die **Selbstwahrnehmung** des Patienten (Selbsteinschätzung, Zielformulierung, Einstellungen, irrationale Überzeugungen etc.) zu erfassen.
  Je nach Art und Ausmaß der Hirnleistungsstörung ist dies allerdings oft nur eingeschränkt möglich, z.B. bei schweren Störungen des biographischen Gedächtnisses oder bei mangelnder Introspektions- bzw. Kritikfähigkeit des Patienten. Deshalb ist es unabdingbar, die Angehörigen miteinzubeziehen.
- Das Erheben der **Fremdanamnese** mit Bezugspersonen des Patienten ist von großer Bedeutung, gerade wenn es darum geht, eine „Persönlichkeitsänderung“ festzustellen. Häufig werden Patienten vom Team als nicht oder nicht grob auffällig wahrgenommen, während Bezugspersonen eine schwere Änderung bestimmter Persönlichkeitsmerkmale feststellen: „Er ist nicht mehr der gleiche Mensch wie der, den ich geheiratet habe“, „Ich habe keine innere Beziehung mehr zu meinem Mann. Früher merkte er sofort jede innere Regung bei mir; dafür scheint er jetzt überhaupt kein Empfinden mehr zu haben“ (von Cramon, 1988).

Tab. 7-4 Systematik von Beobachtungen

Verhaltens-ebene	Fragen, die die Beobachtung stützen	Beispiele für mögliche Verhaltensweisen
körperlich-emotionale Ebene	Welche Stimmung vermittelt der Patient?	– ungeduldig, gereizt – niedergeschlagen – wach, müde, erschöpft
	Kann der Patient Stimmungen aufnehmen?	– Pat. verhält sich empathisch
kognitive Ebene	Wie bewertet der Patient seine momentane Situation?	– Gedanken und Glaubenssätze („das wird schon wieder"; „ich kann nichts mehr"; „es liegt an mir, wie es weitergeht")
	Welche Beschwerden hat er? In welcher Reihenfolge?	
	Wie sind die Erklärungsmuster seiner Situation?	– Ratlosigkeit – Rationalisierung
motorische Ebene	Wie ist das Verhalten in der Interaktion?	– Blickkontakt, Mimik, Gestik, Haltung – motorische Aktivität – Sprachantrieb (spontanes Berichten im Gespräch oder nur kurze Antworten auf Fragen – externe Ablenkbarkeit (Orientierungsbewegung auf akustische oder visuelle Reize) – Einhalten der Distanzräume – Rückzug (Depression oder Antriebsproblematik?)

- **Selbstbeobachtungs-** und **Fremdbeobachtungsprotokolle** (z.B. von Angehörigen) können die Verhaltensbeobachtung komplettieren.

Dokumentation der Verhaltensbeobachtung

- Pflegekräfte dokumentieren das von ihnen beobachtete Verhalten in den täglichen Pflegeberichten der Patientenkurve.
- Um ein aufgetretenes Problemverhalten über einen längeren Zeitraum gezielter beobachten zu können, werden besondere **Protokolle** erstellt, die die Auslösebedingungen, die Auftrittshäufigkeit und die aufrechterhaltenden Bedingungen erfassen. Diese Art Protokoll

Tab. 7-5 Ausschnitt einer Baseline über Problemverhalten „Distanzlosigkeit"

Datum	gezeigtes Verhalten	in welcher Situation?	was passiert danach?
04.06.1997	Patient macht anzügliche Bemerkung	Pat. begegnet junger Krankenschwester auf dem Flur	Krankenschwester lächelt verlegen, sagt nichts und geht weiter

wird **Baseline** genannt (Tab. 7-5). Die Baseline kann genaue Informationen über folgende Kriterien geben:
- Häufigkeit und Schweregrad des (z.B. aggressiven) Verhaltens
- den Kontext (genaue Situationsbeschreibung), in dem die Beobachtungen gewonnen wurden
- die Konsequenzen, die auf das Verhalten folgten

Mit Hilfe einer Baseline (Tab. 7-6) kann der Verhaltenstherapeut das Verhalten umfassender und objektiver analysieren und das weitere Vorgehen mit dem Patienten und der Pflegekraft planen.

Tab. 7-6 Beispiel für eine Baseline (Ausschnitt)

Uhrzeit	Klingelgrund/Situation	Konsequenz/Verhalten der Pflegekraft
22.30	Patient kann nicht liegen (linke Schulter schmerzt).	Ich lagere den Patienten neu.
22.40	Taschentuch ist runtergefallen.	Ich hebe das Taschentuch auf.
22.50	Laken hat Falten (unbequem).	Ich streiche die Falten aus und lagere den Patienten nochmals nach.
23.19	Urinflasche umgekippt.	Ich tausche das Bett aus, lagere den Patienten erneut.
23.25	Patient hat versehentlich geklingelt.	Ich merke, daß ich ungern in das Zimmer gehe, melde dem Patienten sein häufiges Klingeln zurück und lösche die Klingel.
02.15	Patient muß abführen	Ich helfe dem Patienten aus dem Bett, auf die Toilette und lagere ihn anschl. erneut.

7.3.2 Verhaltensanalyse

Voraussetzung für die Therapie ist die Verhaltensanalyse. Die Analyse liegt zwischen der Verhaltensbeobachtung und der Diagnostik und wird von dem Verhaltenstherapeuten/Psychologen durchgeführt.
Die Verhaltensanalyse berücksichtigt die äußeren und inneren auslösenden Bedingungen (Variablen) des Verhaltens, das Verhalten selbst sowie die Konsequenzen bzw. aufrechterhaltenden Bedingungen des Verhaltens.
Das **SORK-Schema** ist eine Möglichkeit, eine derartige Verhaltensanalyse zu erstellen (Tab. 7-7). Die Buchstaben S, O, R, K bedeuten: S = Situation, O = Organismus, R = Reaktion, K = Konsequenz.

- Unter **Situation** (S, *Stimulus*) versteht man Reize, die eine symptomatische Reaktion hervorrufen: Orte, Personen, Ereignisse, Gefühle, Gedanken, die z.B. Angst auslösen, Körpersensationen. Wichtig ist hierbei, den **ersten Auslöser**, z.B. Überforderung bei aggressivem Verhalten, herauszufinden.
- Der **Organismus** (O), in der VT auch „black-box“ genannt, bezieht sich sowohl auf den **Körper** (organische Erkrankungen, z.B. Hirnschädigung) als auch auf die **Persönlichkeit** (Lebens- und Lerngeschichte, z.B. die *verhaltenssteuernden Pläne* von Kindheit an: „zeige niemals Gefühle“, „lasse dich nie verletzen“, „sorge dafür, daß du nie alleine bist“). Bei massiver Hirnschädigung sind die verhaltenssteuernden Pläne verdeckt.
- Die **Reaktion** (R) ist das beobachtbare Verhalten, das sich als körperliche-emotionale Reaktion, als Gedanken oder als motorische Reaktion (siehe Verhaltensbeobachtung) äußern kann. Die Reaktion ist das eigentliche Problemverhalten.

7

Tab. 7-7 Beispiel für ein SORK-Schema

S	O	R	K
Frühstück	Behinderung der Handfunktion, neg. Gedanken: „wer nichts leistet, ist nichts wert“	Jammern, Gefühl der Hilflosigkeit, Gedanken: „ich kann es nicht beeinflussen“	andere reagieren genervt auf das Jammern, Bestätigung der Hilflosigkeitserwartung, depressives Gefühl
hohe Anforderung am Arbeitsplatz	negative Gedanken: „wenn ich versage, mögen die anderen mich nicht mehr“	Anspannung, nasse Hände, Herzklopfen etc. Angst	Vermeiden der Arbeitsanforderung, langfristig: weniger Übung als andere Kollegen, Verstärkung der Angst

- Unter **Konsequenz** (K) versteht man in der Verhaltensanalyse alle Bedingungen, die das Verhalten aufrechterhalten (Verstärker), vgl. Tabelle 7-8.

Durch die Darstellung im SORK-Schema kann nun analysiert werden, wie das Problemverhalten verändert werden kann, bzw. an welchem Punkt die Therapie ansetzen soll:

- O: Der Organismus wird durch die Therapie immer verändert.
- S: Die auslösende Situation eines Problemverhaltens kann (z.B. durch den Wechsel des Arbeitsplatzes, Tab. 7-7) verändert werden.
- K: Die Konsequenz, vor allem die Reaktionen der Umwelt können verändert werden (vgl. Lernmechanismen).

Jede Veränderung von S, O und K kann die Auftrittshäufigkeit des Problemverhaltens verändern.

Tab. 7-8 Beispiel für die Veränderung der Konsequenz

gezeigtes Verhalten	aufrechterhaltende Konsequenz	Verhaltensabbauende Konsequenz (Therapie)
Patient macht anzügliche Bemerkung	Krankenschwester lächelt verlegen	auf anzügliche Bemerkung erfolgt keine Reaktion oder kurzes Blickwegwenden
Patient ist verbal aggressiv	bei Aggression bekommt Patient Zuwendung (alle gehen auf ihn zu und versuchen ihn zu beruhigen)	Patient wird stehengelassen, ignoriert

7.3.3 Therapieplanung und Vorgehen, verhaltenstherapeutische Techniken

Die folgende Darstellung der verhaltenstherapeutischen Techniken stellt eine Einführung in den Themenkomplex dar. Es wird vor allem auf Methoden eingegangen, die auch von Pflegekräften in ihrer Funktion als Cotherapeuten angewendet werden können (vgl. Kap. 7.4).

7.3.3.1 Operante Methoden zum Verhaltensaufbau

Bei allen operanten Methoden der Verhaltenstherapie wird Verhalten durch die Steuerung der Konsequenzen verändert. Dadurch wird entweder Verhalten **aufgebaut** oder **abgebaut**.

Verschiedene Techniken der Verhaltensmodifikation können in unterschiedlicher Kombination angewandt werden.

Verhaltensformung (Shaping)

Der Patient soll komplexe Handlungsabläufe erlernen. Die Verhaltensmuster sind schrittweise aufzubauen. Anfänglich werden bereits kleinste Schritte, die in Richtung des Zielverhaltens führen, systematisch verstärkt. Die Anforderung wird gesteigert, wenn der erste Schritt gelernt ist.

Anwendungsbereich
- Erlernen der Selbsthilfe, z.B. bei Patienten mit räumlich-konstruktiven Störungen
- Erlernen von sozial angemessenem Verhalten, z.B. Tischsitten

Vorgehen
- das Lernen erfolgt schrittweise
- wenn der erste Schritt erlernt ist, werden die Anforderungen schrittweise erhöht
- anfangs wird jede Annäherung in Richtung auf das gewünschte Zielverhalten positiv verstärkt

Mögliche Schwierigkeiten oder Komplikationen
- Das Verfahren ist aufwendig und zeitintensiv.

Verhaltensverkettung (Chaining)

Der Patient soll komplexes Verhalten durch die Verkettung bekannter Verhaltensteile erlernen. Es wird mit dem Üben und Verstärken des letzten Schrittes einer Verhaltenskette begonnen. Dadurch wird dieser letzte Verhaltensteil unter eindeutige *Stimuluskontrolle* gestellt. Dann wird der vorletzte Verhaltensteil zusammen mit dem letzten Verhaltensteil verstärkt, so daß der letzte Verhaltensteil stets den vorherigen verstärkt.

Anwendungsbereich

Diese Methode kann bei Patienten mit schweren Gedächtnis- oder Aufmerksamkeitsstörungen (vgl. Kap. 10.4.1) eingesetzt werden:
- zum Erlernen von Selbsthilfeleistungen
- bei der Belastungserprobung (vgl. Kap. 19.2.1)
- im Rahmen des Antriebskalenders (Kap. 10.2.10.1)

Vorgehen
- das zu erlernende Verhalten (z.B. selbständiges Anziehen) wird in einzelne Schritte „zerlegt“
- die Instruktion erfolgt verbal, z.B. „ziehen Sie sich bitte an“
- die Pflegekraft ist dem Patienten behilflich, allerdings nur bis zum letzten Schritt (z.B. Schuhe anziehen)
- der Patient soll nun auf die Instruktion hin das Anziehen der Schuhe selbst bewältigen (auch dieser Schritt ließe sich, falls er zu schwierig ist, wieder in Teilziele aufgliedern)
- hat der Patient die Schuhe angezogen, wird sein Verhalten positiv verstärkt (Lob)

Beim Chaining wird nicht der Beginn der Handlung, sondern erst der Abschluß verstärkt. Auf diese Weise kann sich die Pflegekraft über Hosen, Socken, Hemd usw. „vorarbeiten“, bis der Patient in der Lage ist, die gesamte Handlungskette selbst zu bewältigen.

Mögliche Schwierigkeiten oder Komplikationen
- Das Verfahren ist aufwendig und zeitintensiv.

Hilfestellung des Therapeuten (Prompting)

Erlernen des einfachsten Annäherungsverhaltens durch verbale oder direkte Hilfestellungen, welche die **Aufmerksamkeit** des Patienten **auf das gewünschte Verhalten lenken**.

Anwendungsbereich
- Erlernen von Selbsthilfeleistungen (sich waschen, ankleiden, persönlichen Bereich ordnen etc.) besonders bei antriebsgestörten Patienten

Vorgehen
- das erwünschte Verhalten wird „vorgemacht" (modellhaft)
- oder der Therapeut gibt eindeutige Instruktionen (z.B. verbal)
- oder er zeigt auf Objekte, Körperteile usw. hin (z.B. bei Neglect)
- oder er gibt direkte Hilfestellung (z.B. Hand führen)
- oder er gibt im Gespräch gestufte Hinweise **(„Cues");** dabei beginnt der Therapeut mit unspezifischen Fragen („Fehlt noch etwas?"), wenn erforderlich, werden auch spezifische Fragen gestellt („Haben Sie nicht etwas vergessen?") oder der Patient wird direkt aufgefordert, etwas zu tun („Sie haben das noch nicht gemacht, tun Sie dies bitte noch!")
- führt der Patient trotz der verbalen Aufforderung die Handlung nicht aus, so muß der Therapeut „am Ball bleiben" und die Handlungen zusammen mit dem Patienten ausführen
- Cues werden vor allem bei antriebsgestörten Patienten angewandt

Mögliche Schwierigkeiten oder Komplikationen
- keine, diese Technik kommt bei allen verhaltensgestörten Patienten zur Anwendung

Ausblenden der Hilfestellung des Therapeuten (Fading out)

Fading out bedeutet, die Hilfestellung des Therapeuten langsam zu reduzieren. Dies spielt eine wichtige Rolle beim Übergang von therapeutischen Bedingungen auf die sogenannten natürlichen Bedingungen.

7.3.3.2 Operante Methoden zum Verhaltensabbau

Löschung

Löschung bedeutet die Reduktion der zukünftigen Auftrittshäufigkeit unerwünschten Verhaltens durch Entfernung der positiven Verstärker, die dieses Verhalten aufrechterhalten. Das heißt, dem zu löschenden Verhalten sollten in Zukunft „neutrale" (weder positive noch negative) Konsequenzen folgen.

Anwendungsbereich
- aggressives Verhalten
- sozial störendes Verhalten, wie Distanzlosigkeit, Aufmerksamkeit suchendes Verhalten (Attention seeking)

Vorgehen
- auf das Problemverhalten erfolgt keine Reaktion (Beispiel siehe Tab. 7-8)

Mögliche Schwierigkeiten oder Komplikationen
- Löschen von Verhalten wirkt nicht sofort, es braucht Zeit und Geduld. Das unerwünschte Verhalten kann sich kurzfristig sogar verstärken, weil die positiven Konsequenzen unbedingt erreicht werden sollen (der Patient wird möglicherweise aggressiver oder lauter, um endlich positive Verstärkung zu erhalten).

Time out

Eine Reduktion des Problemverhaltens ist dadurch zu erreichen, daß man **alle** potentiellen Verstärker des Verhaltens unerreichbar macht.

Anwendungsbereich
- aggressives Verhalten (verbale Aggression oder Handlungsaggression)

Vorgehen
- die betreffende Person wird **sofort** nach einem Problemverhalten aus der Situation entfernt und in eine neutrale Umgebung gebracht (Time-out-Raum)
- der Therapeut wendet sich ab und verläßt den Raum (er beendet damit seine Aufmerksamkeit und Zuwendung)
- Time out sollte in Kombination mit positiver Verstärkung von Alternativverhalten eingesetzt werden

Mögliche Schwierigkeiten oder Komplikationen
- die neutrale Umgebung sollte keine verstärkenden Eigenschaften aufweisen
- Time out ist nicht angezeigt, wenn dies eine Flucht aus einer unangenehmen Situation darstellt

Angstkonfrontation (Flooding)

Diese Methode beruht auf der Überlegung, daß ein Mensch, der in eine Situation kommt, die bei ihm Angst auslöst, diese dadurch überwinden kann, daß er sie durchlebt und aushält (s. Kap. 18.2.1).

7.3.3.3 Spezifische operante Therapieprogramme

Token economy (Münz-/Eintauschverstärkungssystem)

Unter einem Token versteht man ein Objekt mit Tauschwert (z.B. Geld). Bei dieser Methode werden in direktem Anschluß an bestimmtes Zielverhalten Token vergeben. Diese können nach bestimmten Regeln zu einem späteren Zeitpunkt für wertvollere Verstärker eingetauscht werden.

Anwendungsbereich

Die Münzverstärkung wird angewandt, wenn unerwünschtes Verhalten abgebaut oder erwünschtes Verhalten generalisiert werden soll.
- Verhaltensaufbau, z.B. Sauberkeitsverhalten, Selbständigkeit, Sozialverhalten, selbständige Medikamenteneinnahme

- Verhaltensabbau, Verbesserung von Problemverhalten, z.B. häufiges Klingeln oder sozial störendes Verhalten, nicht Einhalten von Regeln und Terminen, Suchtverhalten (Zigaretten, Eßverhalten)

Vorgehen

- das gewünschte Zielverhalten auswählen und präzisieren
- Art und Anzahl der Token bestimmen
- die Kriterien für den Erhalt des Tokens klar definieren
- bei Erreichen des besprochenen Verhaltens erhält der Patient die vereinbarten Token

Das Vorgehen dieses Verfahrens läßt sich durch folgendes Beispiel veranschaulichen:

Fallbeispiel: Ein junger Patient mit einer schweren Antriebsstörung und einer Tetraparese war urin- und stuhlinkontinent. Für die Inkontinenz gab es keine organische Ursache. Durch Blasentraining mit striktem Einhalten von Toilettenzeiten konnte die Kontinenz tagsüber erreicht werden. Die nächtliche Urin- und Stuhlinkontinenz bestand allerdings weiterhin, so daß der Patient noch eine Windel brauchte. Der Patient empfand die Windel als sehr angenehm, warm und weich. Der Toilettengang war ihm mit zu viel Anstrengung verbunden.

Wichtiger Bestandteil der Therapie war das Finden eines positiven Verstärkers. Der Patient liebte es, einen guten gekochten Schinken, den ihm seine Mutter mitbrachte, zum Frühstück zu essen. Der Schinken war ein idealer Verstärker. Es wurde nun mit dem Patienten vereinbart, daß der den Schinken nur erhält, wenn er nachts die Urinflasche benutzt und auf der Toilette abführt.

Wenn der Patient nachts kontinent war und morgens auf die Toilette ging, erhielt er dafür einen Token, mit dem er sich bei den Pflegekräften den Schinken abholen konnte. War das Bett am morgen naß, so bekam er nichts. Dieser Verlust war dem Patienten so unangenehm, so daß er innerhalb weniger Wochen kontinent war.

Durch das verhaltenstherapeutische Training konnte vermieden werden, daß der Patient in ein Altersheim eingewiesen wurde. Dank seiner Kontinenz erfüllte er die Aufnahmekriterien einer weiterführenden rehabilitativen Wohneinrichtung.

Mögliche Schwierigkeiten oder Komplikationen

- Das Verfahren ist sehr aufwendig.
- Besonders bei Patienten mit Antriebsstörungen ist es häufig schwierig, Anreize (Verstärker) zu finden, die dem Patienten etwas bedeuten, so daß der Verlust – bei Entzug des Token – eine Verhaltensmodifikation des Patienten bewirken kann. Häufig sind Verstärker wirksam, die für den Patienten wiederum negative (gesundheitliche) Folgen haben, z.B. Süßigkeiten, Zigaretten, Fernsehen.
- Die Anwendung der Methode sollte erst nach sorgfältiger Überlegung und der Berücksichtigung ethischer Bedenken angewandt werden.
- Sie ist nicht für jeden Patienten geeignet. Persönlichkeit, das kognitive Niveau und der Schweregrad der Störung sowie die Motivation des Patienten sind zu berücksichtigen.

Response cost

Hierbei handelt es sich um eine **Variante von Token economy**. Der bereits erhaltene generalisierte Verstärker (Token) wird beim Auftreten von unangemessenem Verhalten sofort **entzogen**. Dadurch soll das Verhalten „gelöscht“ werden. Damit der Patient das gewünschte Zielverhalten aufbauen kann, muß er Gelegenheit haben, den Token wieder zu erwerben.

Anwendungsbereich
- wie bei Token economy

Vorgehen
- wie bei Token economy
- es muß ein positiver Verstärker gefunden werden, der auch entzogen werden kann
- die Kriterien für den Entzug des Token sind genau festzulegen

Zur Veranschaulichung des Vorgehens soll ein weiteres Beispiel dienen. Es handelt sich um denselben Patienten wie im Fallbeispiel von Token economy:

Fallbeispiel: Sobald der Patient abends im Bett war, klingelte er permanent wegen „Kleinigkeiten“. Diese Details wurden auf einer Karteikarte notiert: Fenster schließen, Vorhänge zuziehen, Kopfteil hochstellen, TV-Fernbedienung, TV-Zeitschrift in Reichweite, Taschentücher neben das Kopfkissen legen, Getränk bereitstellen, Urinflasche, Kissen richtig hinlegen. Nachdem der Patient zu Bett ging, erledigte die Pflegekraft die Punkte, die auf der Karteikarte standen. Die Pflegekraft versicherte sich bei dem Patienten, ob alles da sei, was er benötigt, bzw. ob er sonst noch etwas bräuchte. Anschließend erhielt der Patient 5 Plastikmünzen (Token). Bei jedem Klingeln (außer zum Leeren der Urinflasche) mußte der Patient einen dieser Token abgeben. Wenn er am Morgen keinen mehr hatte, erhielt er auch keinen Schinken. Dies hatte zur Folge, daß sich der Patient gut kontrollierte. Die „gesparten“ Tokens wurden auf einem „Konto“ gutgeschrieben. Wenn der Patienten 20 Token gespart hatte, wurde er mit einem Kinobesuch „belohnt“. Tabelle 7-1 zeigt, wie die Pflegeplanung bei diesem Patienten dokumentiert werden kann.

Mögliche Schwierigkeiten oder Komplikationen
- wie bei Token economy

Therapievertrag

Ein Vertrag ist eine schriftliche Vereinbarung zwischen dem Patienten und dem verhaltenstherapeutischen Team.

Anwendungsbereich

Ein Therapievertrag wird eingesetzt, wenn ein Annäherungs-/Vermeidungskonflikt vorliegt. Das heißt, der Patient äußert zwar den Wunsch, sein Verhalten zu ändern bzw. ein bestimmtes Zielverhalten zu erreichen, ist aber aus mangelnder Verhaltenskontrolle nicht in der Lage, dies zu realisieren. Ein großer Vorteil von Therapieverträgen ist, daß spezifische Zielverhaltensweisen in Gang gesetzt, klare Kriterien für

die Zielerreichung formuliert und Konsequenzen für das Zielverhalten festgelegt werden.
Ziel ist es, einen Lerneffekt zu erreichen, der den Vertrag zu einem späteren Zeitpunkt überflüssig macht.
Bespiele für Anwendungsbereiche:
- Einhalten von Regeln oder Terminen
- Teilnahme an Therapien, sich einlassen auf die Therapiemethoden
- Aktivitätsanbahnung bei Patienten mit Antriebsstörungen
- Störungen des Eßverhaltens (Übergewicht, Anorexie)
- Suchtverhalten

Fallbeispiel: Ein Patient mit frontaler Hirnschädigung ist nicht in der Lage, sich an Regeln oder Termine zu halten. Durch ein erhöhtes Schlafbedürfnis hat der Patient Schwierigkeiten, morgens aufzustehen. Die Wiedereingliederung in den Beruf ist damit gefährdet.

Vorgehen
- zusammen mit dem Patienten werden kurzfristig erreichbare Ziele erarbeitet (Einhalten von äußeren Rahmenbedingungen und Verläßlichkeit)
- das geforderte Verhalten wird im Vertrag präzise beschrieben, z.B die Pünktlichkeit:
  „– 8.20 Uhr aufstehen und sich waschen, abends Wecker stellen!
  – Beginn des Frühstücks spätestens 8.40 Uhr (9.00 Uhr ist Therapiebeginn)
  – Einhalten der Essenszeiten 12.00 Uhr und 17.00 Uhr
  – 22.45 Uhr Licht löschen“
  oder die Regelung des Ausgangs:
  „– tagsüber besteht freier Ausgang, wichtig ist zuverlässiges Ab- und Anmelden mit Angabe der Telefonnummer
  – bis 20.00 Uhr Rückkehr in die Klinik“
- es werden positive Verstärker bei Erreichen des Zielverhaltens, Sonderprämien bei Übertreffen, negative Konsequenzen bei Nicht-Einhalten bzw. Verstoß gegen die Vereinbarungen verabredet:
  „– bei zweimaligem Zuspätkommen (mehr als 5 Minuten) wird der Ausgang am selben Tag auf 18.00 Uhr gekürzt“
- die Belohnung sollte möglichst sofort nach dem Zielverhalten erfolgen, z.B. wenn die Vereinbarungen 3 Tage zuverlässig eingehalten wurden, wird einmalig längerer Ausgang gewährt
- der Vertrag sollte auf gegenseitigen Verpflichtungen beruhen und **kein Druckmittel**, sondern eine **Chance** für den Ausbau persönlicher Freiheit darstellen (Berufsfähigkeit und Eingliederung in eine soziale Gemeinschaft)

Mögliche Schwierigkeiten oder Komplikationen
Der Therapievertrag setzt beim Patienten Motivation sowie kognitive Fähigkeiten wie Aufmerksamkeit, Gedächtnis, Reproduktion voraus.

7.3.3.4 Komplexe Techniken

Bei den im folgenden beschriebenen Techniken handelt es sich es um kombinierte verhaltenstherapeutische Methoden, die in erster Linie durch den Verhaltenstherapeuten in **Gruppentherapien und Einzeltherapien** durchgeführt werden.
Auch bei komplexen Techniken wirken Pflegekräfte mit, indem sie aktuelle Themen, z.B. Problemverhalten oder Schwierigkeiten eines Patienten, aus dem Alltag in die Therapiesituation miteinbringen.

Modellernen

Modellernen basiert auf der Beobachtung, daß sich ein Mensch komplexe Verhaltensweisen durch Nachahmen aneignen kann. Ein wichtiger Gesichtspunkt beim Modellernen ist die Modellfunktion des Therapeuten. Ein Modell wirkt um so positiver, je kompetenter und ähnlicher es dem Patienten ist (Alter, Geschlecht). Die Erklärung des Modellernens kann durch folgende Begriffe beschrieben bzw. ergänzt werden: Beobachtungslernen, soziales Lernen, Imitation, Verhaltensansteckung, Identifikation.

Anwendungsbereich

- Erlernen neuer Tätigkeiten
- Verändern bestimmten Verhaltens
- Fördern von vermiedenem Verhalten
- Verringern von unerwünschtem Verhalten
- Förderung der sozialen Kompetenz

Vorgehen

Modellernen erfolgt durch eine Kombination von verschiedenen verhaltenstherapeutischen Techniken. Pflegekräfte nutzen diese Methode im Alltag z.B. im Rahmen des Prompting. Vor allem wird es aber therapeutisch in Gruppentherapien durch den Verhaltenstherapeuten angewandt (z.B. durch Rollenspiele, Videoaufzeichnungen von Gesprächen oder Situationen).

Mögliche Schwierigkeiten oder Komplikationen

Das Modellernen setzt beim Patienten Motivation sowie kognitive Fähigkeiten wie Aufmerksamkeit, Gedächtnis, Reproduktion voraus.

Rollenspiele

Rollenspiele finden häufig im Rahmen des Modellernens Anwendung. Durch Simulieren realer Situationen können soziale Verhaltensweisen erlernt und geübt werden. Ziel ist, beim Patienten neue Lernerfahrungen in Gang zu setzen, die ihm zeigen, daß er in veränderter Weise handeln kann, ohne von anderen Personen abgelehnt zu werden.

Anwendungsbereich

Beispiele:
- fremden Menschen über die eigenen Defizite, z.B. eine Behinderung, Auskunft geben
- Vorstellungsgespräche

Kognitive Umstrukturierung

Kognitive Umstrukturierung verfolgt das Ziel, negative Gedankengänge und Einstellungen, die für pathologisches Verhalten verantwortlich sein können, zu verändern.

Anwendungsbereich

- Patienten, deren Gedanken, Einstellungen, Erwartungen, Selbstgespräche sich negativ auf die Bewältigung ihrer Situation auswirken können

Vorgehen

- der Therapeut redet mit dem Patienten über seine Einstellungen und Erwartungen und wendet dabei verschiedene Gesprächstechniken an, um Denkfehler des Patienten aufzudecken bzw. die Einstellungen auf logische Richtigkeit zu überprüfen
- der Therapeut entwickelt mit dem Patienten zusammen andere mögliche Gedankengänge
- der Patient übt die neue Einstellung in konkreten Situationen
- die kognitive Umstrukturierung erfolgt z.B. durch Selbstverbalisationen, durch Selbstinstruktion oder „Streß-Impfung"

Beispiel Streß-Impfung (DGV 1988):

- Vorbereiten auf den Stressor: („Was ist als nächstes zu tun"; „Aufregen nützt nichts, denk nach, was zu tun ist" usw.)
- Konfrontation mit dem Stressor: („Eins nach dem anderen, die Situation ist zu bewältigen"; „Du kannst mit der Herausforderung fertig werden!"; „Atme tief durch, du kannst die Situation kontrollieren" usw.)
- Umgang mit dem Gefühl, überwältigt zu werden: („Konzentriere dich auf das Wesentliche"; „Meine Angst ist ein Signal, daß ich mich entspannen sollte"; „Es geht gleich vorbei, es war schon schlimmer" usw.)
- Selbstverstärkung: („Es hat geklappt, ich habe es geschafft"; „Jedesmal, wenn ich übe, geht es besser"; „Ich kann auf meinen Fortschritt wirklich stolz sein" usw.)

7.3.4 Evaluation

Die Evaluation der verhaltenstherapeutischen Maßnahmen ist Aufgabe der Verhaltenstherapeuten. Beobachtungen der Pflegekräfte können und sollen in die Beurteilung mit einfließen. Dies erfolgt vor allem im Rahmen der interdisziplinären Teambesprechungen (Kap. 1.3). Eine sorgfältige Dokumentation der Beobachtungen und Maßnahmen ist wichtig.

7.4 Bedeutung der Verhaltenstherapie und Auswirkungen auf die rehabilitative Pflege

Ist die Reintegration des Patienten in seine persönliche oder berufliche Umgebung durch eine Verhaltensstörung gefährdet, so sollte eine Verhaltensmodifikation angestrebt werden. Bei Personen mit einer Hirnschädigung, die behandlungsbedürftige Verhaltensstörungen aufweisen, müssen Methoden eingesetzt werden, die nur geringe Anforderungen an die (oft gestörten) geistigen Fähigkeiten der Patienten stellen. Die Therapie muß am aktuellen Verhalten ansetzen, um die gewünschte Veränderung bewirken zu können.
Die Verhaltenstherapie ist ein therapeutischer Ansatz, der diesen Voraussetzungen gerecht wird. Sie ist zudem als schnelle Intervention möglich, konkret, praktisch, verständlich und einfach.

Die Rolle der Pflegekraft

Pflegekräfte erleben und begleiten den Patienten im Stationsalltag „rund um die Uhr". Ihre Beobachtungen sind daher für die Analyse und Therapieplanung von großer Bedeutung.
Die Rehabilitation von verhaltensauffälligen Patienten erweist sich im Pflegealltag oft als sehr schwierig und mühsam. Besonders die Konfrontation mit gereizt-aggressiven Patienten und die Motivation antriebsgestörter Patienten bieten Anlaß zu Frustration und Hilflosigkeit.
Aus diesem Grund ist die **Ausbildung der Pflegekräfte** für ihre Mitarbeit im verhaltenstherapeutischen Team sehr wichtig:
- Vermittlung von Wissen über Verhaltensstörungen und Lerntheorie
- Aneignung verhaltenstherapeutischer Grundlagen (Verhaltensbeobachtung und verhaltenstherapeutische Methoden)

Der Schwerpunkt der verhaltenstherapeutischen Mitarbeit für Pflegekräfte liegt vor allem in der **Verhaltensbeobachtung** des Patienten. Werden diese Informationen an den Verhaltenstherapeuten weitergeleitet, kann er das Verhalten umfassender analysieren und gemeinsam mit dem Patienten einen Therapieplan erstellen. Verhaltensanalyse und Therapieplanung sind Aufgaben des Psychologen.
Außerdem ist die **Pflegekraft in der Funktion als Cotherapeut** an der Durchführung der Therapie beteiligt. Die Pflegekraft kann so auch mögliche Schwierigkeiten beim Umsetzen des Therapieplans in den Alltag beobachten und zusammen mit dem Verhaltenstherapeuten neue „Wege" diskutieren.
Verhaltenstherapie ist eine **übende Therapie**, das heißt, der Cotherapeut (die Pflegekraft) setzt das Therapieprogramm zusammen mit dem Patienten um:
- Er setzt und entzieht Verstärker stets bewußt, entsprechend dem *Verstärkerplan.*
- Er trainiert ein Verhalten über lange Zeit, systematisch und in immer gleicher Form ein.
- Er wendet vor allem die Therapietechnik des Prompting an (s. Kap. 7.3.3.1).

– Er sichert eine gute Arbeitsbeziehung zum Patienten, er ist Vermittler zwischen Therapie und Alltag.

Tab. 7-9: Dokumentationsbeispiel einer verhaltenstherapeutischen Pflegeplanung

Probleme/Ressourcen	Ziele	Pflegemaßnahmen
Patient ist an gesellschaftlichen Aktivitäten interessiert (spielt gerne mit Mitpatienten), ist zugänglich für Entspannungstechniken, hat künstlerisches Talent und Ideen, liebt Musik und Tanzen	Pat. findet Anerkennung, sein Selbstbewußtsein wird gestützt	– Lob und Anerkennung bei entsprechendem Verhalten (= positive Verstärkung) – Entspannungstraining – Teilnahme an der Malgruppe – Teilnahme an einem externen Tanzkurs (wenn U-Bahnfahren möglich ist)
Patient folgt dem Pflegepersonal, ohne soziale Signale zu beachten Patient stellt unverhofft intime, persönliche Fragen; Patient erzählt von eigenen besonderen Fähigkeiten	Pat. soll soziale Signale beachten und sich angemessen verhalten	– keine freundliche Zuwendung bei beschriebenem inadäquatem Verhalten (= Löschen) – sofortiges Feedback geben
Patient berichtet von somatischen Beschwerden	Beschwerden nicht verstärken	keine Zuwendung geben, auf Arzt verweisen (= Löschen)
Pat. sucht Aufmerksamkeit durch Leidensgesicht, Humpeln, Husten – andere Patienten gehen ihm aus dem Weg	Erhalten der sozialen Ressourcen	sofortiges Feedback geben bei somatisch demonstrativem Verhalten
Selbstunsicherheit, Angstsymptomatik, Patient hält sich nur in der Klinik auf, vermeidet es, die Klinik zu verlassen	Angstabbau, Selbständigkeit und Selbstbewußtsein	Patient soll täglich in angstbesetzte Situationen gehen, z.B. U-Bahn-Training (= Flooding) zunächst mit dem Therapeuten/ Pflegekraft, dann alleine
Patient übernimmt keine Haushaltstätigkeiten bzw. vermeidet diese, äußert aber den Wunsch, alleine zu leben	Vorbereitung auf das Leben außerhalb der Klinik (Selbständigkeit)	Patient soll sich Fr./Sa./So. abend im Krankenhaus etwas kochen (und dafür einkaufen)

B

Häufige Krankheitsbilder und rehabilitative Pflegetechniken

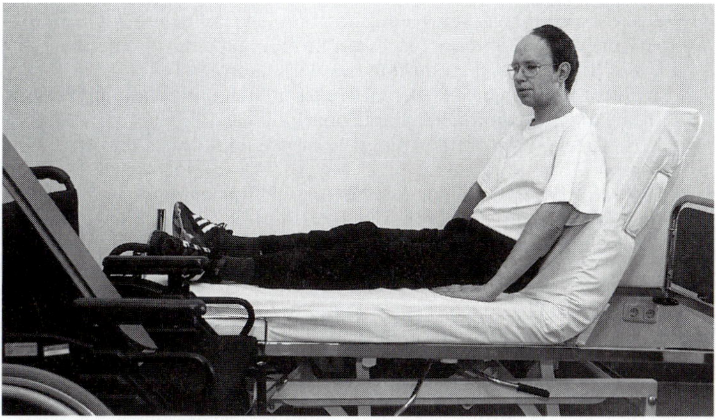

8 Patienten mit Querschnittslähmung

Heinrich Sening und Erika Date

Die Querschnittslähmung ist eine Rückenmarksschädigung, die zu einer **vollständigen** (kompletter Querschnitt) oder **partiellen** Unterbrechung (inkompletter Querschnitt) der motorischen, sensiblen und extrapyramidal-motorischen Leitungsbahnen des Rückenmarks führt.

Ursachen

- Bandscheibenschäden
- Traumata durch Sport-, Verkehrs- und Arbeitsunfälle, Hieb-, Stich- und Schußverletzungen
- entzündliche Erkrankungen (z.B. Multiple Sklerose, Poliomyelitis)
- Tumoren (Meningeome, Metastasen)
- angeborene Schädigung (z.B. Spina bifida)

Einteilung (Tab. 8-1)

Lokalisation und Ausmaß der Nervenbahnschädigung im Rückenmark sind für die Art der Lähmung und den Umfang der Funktionsausfälle ausschlaggebend. Folgende Formen sind zu unterscheiden:

- **Paraplegie:** Lähmung der unteren Extremitäten durch Schädigung des Rückenmarks **unterhalb** des Wirbelkörpers Th1
- **Tetraplegie:** Lähmung der vier Extremitäten und des Rumpfes durch Schädigung des Rückenmarks **oberhalb** des Wirbelkörpers Th1. Bei Läsionen zwischen Th1 und C7 sind die Funktionen der Arme noch eingeschränkt erhalten.

Je nach Lokalisation der Schädigung im Rückenmark unterscheidet man die **schlaffe** und die **spastische Lähmung** (Tab. 8-2 und Abb. 8-1). Da das Rückenmark des Erwachsenen kürzer ist als der Rückenmarkskanal in der Wirbelsäule, sind die nervalen Wurzelsegmente nicht immer konvergent mit den Wirbelkörpern. So befindet sich z.B. das **spinale Blasenzentrum** (in den Segmenten S2 bis S4 des Rückenmarks) auf der Höhe Th12/L1 der knöchernen Wirbelsäule (Abb. 8-2).

Symptomatik

- Verlust oder Beeinträchtigung willkürlicher Muskelbewegungen im Bereich der Lähmung (Beine, Rumpf, Arme, Hände)
- Sensibilitätsstörungen
- Vegetative Regulationsstörungen
- Störungen der Blasen- und Darmfunktion
- Störungen der Sexualfunktion

Tab. 8-1 Auswirkungen bei Rückenmarksschädigung

Verletztes Gebiet	Ausfälle	Folgen
Halsmark	– spastische Tetraplegie	– Herzkreislaufstörungen – schwere Kontrakturen – Blasen- und Darmentleerungsstörungen
oberhalb C4	– Lähmungen des Zwerchfells und der Interkostalmuskulatur	– Atemstillstand
C4 und unterhalb	– Lähmungen der Interkostalmuskulatur	– Ateminsuffizienz
Brustmark	– spastische Paraplegie	– Kontrakturen der Beine – Blasen- und Darmentleerungsstörungen
Lenden- und Sakralmark	– schlaffe Paraplegie – Blasen- und Darmlähmung	– Atrophie der Beinmuskulatur

Tab. 8-2 Schlaffe und spastische Lähmung

	zentrale („spastische") Lähmung	periphere („schlaffe") Lähmung
Ort der Schädigung im Rückenmark	zwischen Hirnrinde, Pyramidenbahn und motorischer Vorderhornzelle Typ „oberes motorisches Neuron"	zwischen Vorderhornzelle, vorderer Wurzel und peripherem Nerv Typ „unteres motorisches Neuron"
Reflexbögen	unverletzt	verletzt
Muskelreflexe	gesteigert	abgeschwächt oder erloschen
Muskeltonus	erhöht	vermindert

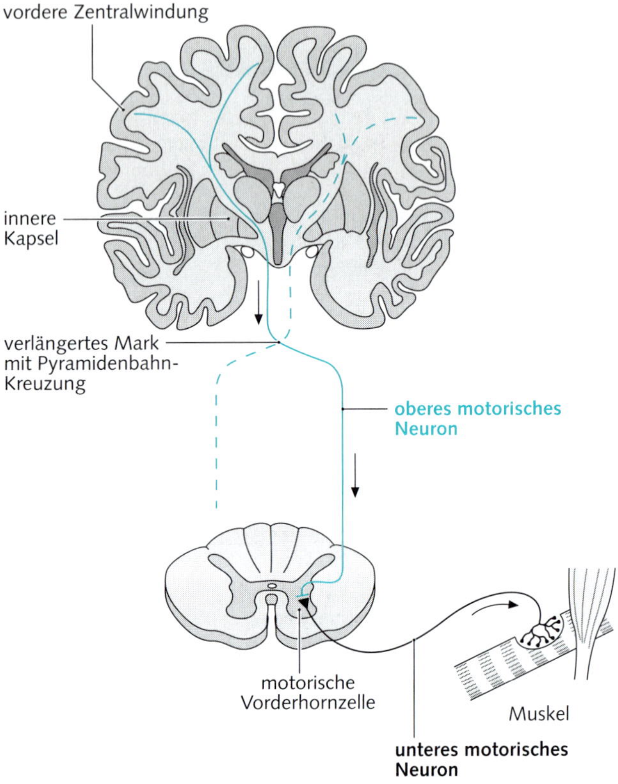

Abb. 8-1 Darstellung der motorischen Bahnen von der rechten Großhirnrinde bis zum Muskel auf der linken Körperseite (Pyramidenbahn):
Die Fasern der Pyramidenbahn verlaufen von der vorderen Zentralwindung der Großhirnrinde durch die innere Kapsel zum verlängerten Mark. Hier kreuzt der größte Teil zur Gegenseite. Im Rückenmark innervieren ihre Fasern die motorischen Vorderhornzellen, die zur Muskulatur ziehen. Eine Schädigung der motorischen Vorderhornzellen, z.B. durch traumatisch bedingten Ausriß der vorderen Spinalnervenwurzel, führt zur schlaffen Lähmung der betroffenen Muskulatur. Eine Schädigung der Pyramidenbahn, z.B. durch eine Blutung in die innere Kapsel bei Schlaganfall, hat eine spastische Lähmung zur Folge. Erklärt wird dies damit, daß zusätzliche hemmende Einflüsse auf die motorischen Vorderhornzellen wegfallen.

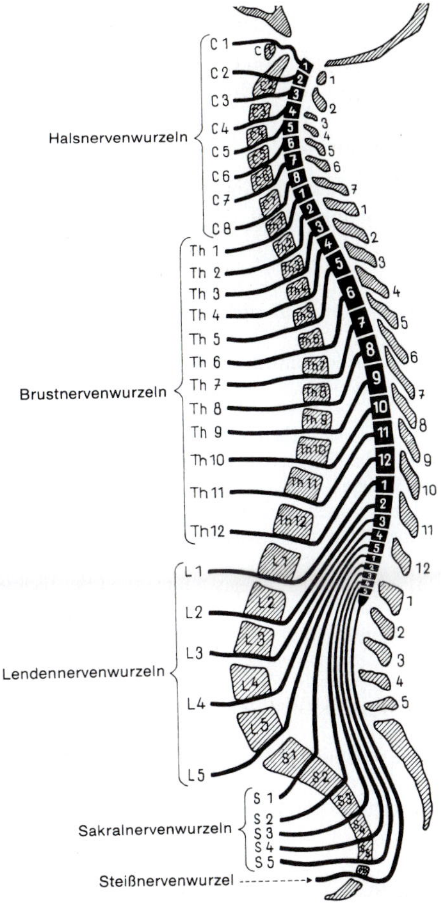

Abb. 8-2 Lage der spinalen Wurzelsegmente in Bezug zu den Wirbelkörpern

Therapeutische Strategien

- konservative oder chirurgische Therapie der Fraktur
- Vermeiden von Komplikationen und Spätfolgen
- symptomatische Therapie durch Krankengymnastik und Ergotherapie
- Selbsthilfetraining und Verbesserung der Selbstfürsorge
- psychische Unterstützung bei der Krankheitsverarbeitung
- soziale und berufliche Wiedereingliederung

8.1 Beeinträchtigungen der Patienten

Charakteristisch für die Querschnittslähmung ist die Trias von motorischen, sensiblen und vegetativen Funktionsausfällen.

8.1.1 Motorischer Funktionsausfall

Durch die Schädigung der Nervenstränge im Rückenmark kommt es aufgrund fehlender oder unzureichender Muskelinnervation zum motorischen Funktionsausfall.

Beobachtungen

- willkürliche Muskelbewegungen sind nicht möglich oder beeinträchtigt
- Atemstörungen durch Beeinträchtigung der Atemmuskulatur (bei Tetraplegie)

Problematik der motorischen Funktionsausfälle

- die Immobilität begünstigt das Entstehen von Dekubiti, Thrombosen, Pneumonien, Osteoporose
- Kontrakturen durch Fehlhaltungen und erhöhten Muskeltonus
- Pneumonien durch vermindertes Atemvolumen (bes. bei Tetraplegie)
- beeinträchtigte Selbstfürsorge (völlige Pflegeabhängigkeit bei Läsionen oberhalb C7)
- Stimmungslabilität und Depressionen

Pflege- und Therapieschwerpunkte

- Dekubitus-, Thrombose-, Kontrakturen-, Pneumonie-, Osteoporoseprophylaxe
- Aufbau und Stärkung der Muskulatur (KG, Ergotherapie, Krafttraining)
- Selbsthilfetraining (Körperpflege und Kleiden, Mobilisation, Ausscheiden)

8.1.2 Sensibilitätsstörungen

Die Sensibilitätsstörung bei der Querschnittslähmung kann je nach Schädigung der sensiblen Nervenstränge **komplett** (der Patient spürt überhaupt keine Reize mehr) oder **partiell** auftreten. Es kommt vor, daß die Berührungsreize gestört, die Thermoreize jedoch erhalten sind. Anhand der Dermatome können die sensiblen Innervationsbezirke der einzelnen Rückenmarksegmente auf der Haut aufgezeigt werden (Abb. 8-3).
Die Problematik der Sensibilitätsstörungen sowie die pflegerischen und therapeutischen Maßnahmen sind in den Kapiteln 11.1.2 und 11.2.2 dargestellt.

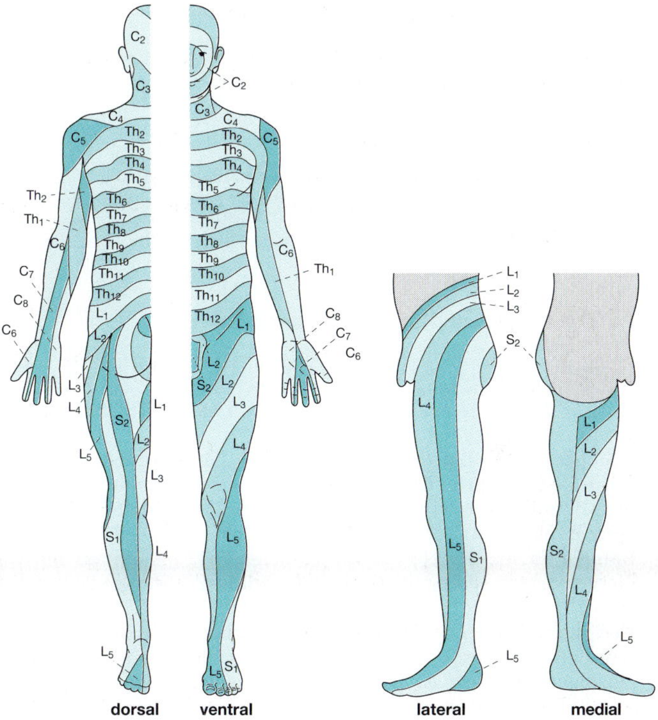

Abb. 8-3 Dermatome

8.1.3 Störungen der vegetativen Regulation

Das vegetative (autonome) Nervensystem steuert über den Sympathikus und Parasympathikus glatte Muskel- und Drüsenzellen. Störungen führen zu Fehlregulation der Atmung, der Verdauung, der Drüsensekretion und des Wasserhaushalts.

Beobachtungen

- starkes Schwitzen oder Frieren aufgrund der gestörten Thermoregulation
- verminderte Durchblutung: blasse Haut, kalte Extremitäten
- verminderte Lymphzirkulation, Lymphstau: ödematöse Extremitäten
- Unregelmäßigkeiten in der Atmen- und Herzfrequenz
- Störungen der Blasen- und Darmfunktion (s. Kap. 8.1.4 u. 8.1.5)
- fehlende Erektion und Ejakulation bei Männern

Problematik der vegetativen Regulationsstörung

- Unterkühlung oder Hitzestau
- Gefahr von Pneumonie
- vermindertes Selbstwertgefühl

Pflege- und Therapieschwerpunkte

- Pneumonie- und Thromboseprophylaxe
- angepaßte Körperpflege und Kleidung
- Unterstützung der Blasen- und Darmfunktion
- psychologische Betreuung, insbesondere hinsichtlich der Sexualproblematik

8.1.4 Die neurogene Blasenfunktionsstörung

Störung der Speicher- und Entleerungsfunktion der Harnblase aufgrund der Unterbrechung der Nervenbahnen zwischen der Harnblase und dem Miktionszentrum im Gehirn bzw. zwischen Blase und Blasenzentrum im Rückenmark.

Die **Steuerung der Blasenfunktion** erfolgt auf drei Ebenen:

- **Zentrale Ebene:** Das Miktionszentrum in der Hirnrinde kontrolliert die Miktion und bewirkt im Hirnstamm die Organisation des Detrusorreflexes.
- **Spinale Ebene:** Der Nervus sympathicus (Th12 bis L2) **hemmt,** der Nervus parasympathicus (S2 bis S4) **initiiert,** absteigende motorische Nervenbahnen (S3 bis S4) **bewirken** die Blasenkontraktion.
- **Periphere Ebene:** Sensible und motorischen Bahnen innervieren den äußeren Blasenschließmuskel (Sphincter externus) und Teile der Beckenbodenmuskulatur willkürlich und propriozeptiv (d.h. sich selbst beeinflussend).

Speicherphase: Der Sympathikus bewirkt das Erschlaffen des Blasenmuskels (Detrusor), der Harn sammelt sich in der Blase. Der vom Sympathikus kontrahierte innere Schließmuskel (Sphincter internus) muß dabei dem entstehenden Blaseninnendruck standhalten. Sensible Nervenbahnen der Blase und ihrer Umgebung melden den steigenden Druck auf den äußeren Schließmuskel (Sphincter externus) an das Gehirn und an die Schaltstellen der motorischen Bahnen (S3 – S4). Diese reagieren mit einer verstärkten Kontraktion des Schließmuskels und der Beckenbodenmuskulatur, bis es zur willkürlichen Ausscheidung kommt.

Entleerungsphase: Sensible Nervenbahnen der Blase melden den Füllungszustand an das Miktionszentrum im Gehirn (Harndrang), das über den Hirnstamm die Miktionsreflexe organisiert. Diese Impulse erreichen über die motorischen Bahnen das spinale Blasenzentrum (S2 – S4), und der Parasympathikus initiiert die Detrusorkontraktion und die Öffnung des Sphincter internus. Die Miktion ist damit vorbereitet: Der Sphincter externus kann nun willkürlich geöffnet werden, die Muskulatur des Beckenbodens entspannt sich, bis der Harn vollständig abgeflossen ist.

Je nach Schädigungsort im Rückenmark unterscheidet man verschiedene **Typen von Blasenfunktionsstörungen** (Tab. 8-3).

Tab. 8-3 Typen der Blasenfunktionsstörungen bei Rückenmarkverletzungen

Schädigungsort	Folgen	Therapie	Sekundärschäden
Rückenmark oberhalb von S2, Läsionstyp „oberes motorisches Neuron" (s. Abb. 8-1) **Ursachen:** – Tumor – Trauma – Entzündungen (MS)	Hochdruckblase (Detrusorhyperreflexie), Speicherfunktion gestört: – unkontrollierte Miktion – Reflexblase	Blasentraining: – (evtl. Triggern bei urodyn. Kontrolle) – medikamentöse Ruhigstellung des Detrusors – intermittierender (Selbst-)Katheterismus	mittelfristig (ohne adäquate Therapie nach 1–2 Jahren): – Harnrückstau in den oberen Harntrakt – Bildung von Aussackungen und Reflux – Nierenschäden – Verformung z.B. der Blasenwand
Rückenmark anteilige Läsion der Segmente oberhalb von S2 und in S2 bis S4 und/oder Umorganisation der Reflexe ab Sekundärstadium	fehlendes Zusammenspiel von Blasenwand- und Schließmuskel (Detrusor-Sphinkter-Dyssynergie)	– medikamentöse Beeinflussung des Schließmuskels – Katheterismus – evtl. operative Maßnahme, z.B. Sphinkterotomie	mittelfristige Schäden s. o.
Rückenmark in Segmenten S2 bis S4, Läsionstyp „unteres motorisches Neuron" (s. Abb. 8-2) **Ursachen:** – Trauma – Bandscheibenvorfall – neurol. Erkrankung – Einnahme von Neuroleptika und Antidepressiva	Niederdruckblase (Detrusorhyporeflexie), Entleerungsfunktion gestört, autonome Blase: – schlaffe Blase – Überlaufblase – hohe Restharnmengen	Überdehnung der Blase vermeiden, Ausschaltung der Überlauftendenz, Blasentraining: – intermittierender Katheterismus – evtl. Credéscher Handgriff bei urodynamischer Kontrolle	langfristig (ohne adäquate Therapie): – Überdehnung der Blase – Harnrückstau in den oberen Harntrakt und Reflux – Nierenschäden

Die Blasenfunktionsstörung des Typs „oberes motorisches Neuron" läuft in drei Stadien ab (Tab. 8-4).
Eine spezielle **Funktionsdiagnostik** bildet die Grundlage für eine gezielte Therapie:

- **Spezielle Anamnese**
  - Harnentleerung (vgl. Miktionsprofile, Kap. 8.2.5)
  - Kontrolle der Reflexe, z.B. Analreflex
  - Angaben über Stuhlabgänge und Sexualfunktion

- **Spezielle Untersuchungen**
  - Restharnbestimmung (mindestens dreimal aufeinanderfolgend)
  - Urinstatus: chemisch, bakteriell
  - Sonographie, Endoskopie (organische Veränderungen?), EMG
  - Röntgen-Untersuchungen: z.B. retrograde Urethrographie, Urographie

- **Urodynamische Untersuchungen**

Sie erfolgen an einem speziellen Meßplatz als kombinierte videographische Miktionszysturethrographie mit gleichzeitiger Messung der Druck- und Flußverhältnisse in der Blase, z.B.

Tab. 8-4 Stadien der Blasenfunktionsstörung vom Typ „oberes motorisches Neuron"

Stadium	Problematik	Folgen	Pflegerische und therapeutische Maßnahmen
Spinaler Schock Dauer: ca. 4 bis 6 Wochen	Fehlen der Reflextätigkeit	– kompletter Harnverhalt – Überlaufinkontinenz	– bei Intensivtherapie Harnableitung durch suprapubischen Katheter (3 bis 4 Wochen) – intermittierender Katheterismus
Sekundärstadium Dauer: ca. 3 bis 6 Monate	langsame Rückkehr der Reflextätigkeit	– unkoordinierter und unzureichender Miktionsreflex – Harnretention (Restharn)	– intermittierender Katheterismus – Anleitung zum Selbstkatheterismus
Tertiärstadium	wiederhergestellte Reflextätigkeit (evtl. vollständige Erholung nach Entlastungsoperation)	intakter Reflexbogen	Blasentraining: – Triggern (bei urodynamischer Kontrolle) – intermittierender Selbstkatheterismus

- Blasendruck, Rectumdruck
- Verhältnis von Druckanstieg zu Blasenfüllung (Compliance)
- Druck, bei dem die Spülflüssigkeit zwischen Katheter und Harnröhre austritt (Leak point pressure)
- Miktionsdruck, Miktionsvolumen und Urinflußrate

Problematik der Blasenstörungen
- Harnverhalt und/oder Inkontinenz
- Beeinträchtigung der Sozialkontakte (Partnerschaft, Beruf, Freizeit)
- Verminderung des Selbstwertgefühls und der Lebensqualität
- Sekundärschäden: mittel- und langfristige Schäden des Harntraktes (vgl. Tab. 8-3)

Pflege- und Therapieschwerpunkte (vgl. Tab. 8-3 u. 8-4)
- Umwandlung des hohen in niederen Blasendruck (anticholinerge Medikamente)
- Blasentraining mit geeigneten Entleerungstechniken
- Vermeidung von Harnwegsinfekten
- Inkontinenzversorgung
- psychische Betreuung

8.1.5 Die Darmlähmung

Störung der Transportfunktion des Dickdarms und der Speicher- und Entleerungsfunktionen des Mastdarms infolge der Unterbrechung der Nervenbahnen zwischen Darm bzw. den Schließmuskeln und Gehirn bzw. Rückenmark.

8

Physiologische Darmfunktion
Die vom vegetativen Nervensystem gesteuerte Daueranspannung des inneren und äußeren Schließmuskels verschließt den Darmausgang und sichert damit die Kontinenz. Der Darminhalt wird durch absteigende Peristaltik (Muskelkontraktion im Darm) zum Rectum (Mastdarm) transportiert. Sensible Nervenbahnen melden die Füllung aus der Rectumwand an parasympathische Bahnen im Sakralmark. Dies bewirkt über mehrere Stationen eine Verstärkung der Peristaltik sowie eine Zunahme des abdominellen Druckes (Weitertransport des Darminhalts). Ist die absteigende Peristaltik bis zum After gelangt, entspannt sich der innere Schließmuskel. Erfolgt auch die willkürliche Entspannung des äußeren Schließmuskels, kann der Stuhl austreten.
Je nach Schädigungsort werden **zwei Typen der Darmlähmung** unterschieden (Tab. 8-5).

Problematik der Darmlähmung
- Obstipation oder Inkontinenz
- Beeinträchtigung der Sozialkontakte (Partnerschaft, Beruf, Freizeit)
- Verminderung des Selbstwertgefühls und der Lebensqualität

Tab. 8-5 Typen der Darmlähmung bei Rückenmarksverletzung

Schädigungsort	Folgen	Therapie
Rückenmark oberhalb S 2, Läsionstyp „oberes motorisches Neuron"	– herabgesetzter oder fehlender Stuhldrang – Spastik des äußeren Schließmuskels – keine willkürliche Ausscheidung – Reflexbogen erhalten	Darmtraining: – Zeitplan erstellen – Entleerungsreflex durch lokale Reizung – Transport des Stuhlgangs unterstützen (Colonmassage)
Rückenmark in den Segmenten S2 bis S4, Läsionstyp „unteres motorisches Neuron"	– äußerer Schließmuskel ist ständig erweitert – unwillkürlicher Stuhlgang – Reflexbogen ist unterbrochen	Darmtraining: – Darmentleerung vorbeugend auslösen (vor der Inkontinenz) – Zeitplan erstellen und unbedingt einhalten – Colonmassage – Stimulation des Sphincter ani

Pflege- und Therapieschwerpunkte

- Darmtraining und unterstützende Maßnahmen (Colonmassage, Training des Sphincter ani)
- Inkontinenzversorgung
- psychische Betreuung

8.2 Pflegerische und therapeutische Maßnahmen

Die Rehabilitation von Querschnittsgelähmten zielt darauf ab, die Selbständigkeit des Patienten durch Training **kompensatorischer Techniken** zu fördern sowie Folgeschäden zu vermeiden.

8.2.1 Prophylaxen

Die im folgenden vorgestellten Prophylaxen beziehen sich nicht ausschließlich auf das Krankheitsbild Querschnittslähmung, sondern auch auf alle anderen in diesem Pflegeleitfaden vorgestellten Krankheitsbilder.

Maßnahmen zur Dekubitusprophylaxe

- **Druck entlasten**
- korrekte Lagerung und regelmäßige Lagerungswechsel im Bett
- Antidekubitusmatratzen; Superweichlagerung vermeiden, da sie keine Berühungsreize vermittelt (vgl. Kap. 4.2.3)
- Hohllagern betroffener Hautbezirke

- Unterlagern bzw. Postern gefährdeter Körperstellen (Abb. 8-4)
- frühzeitige Mobilisation: unmittelbar nach Abheilen der Fraktur, bei stabiler Wirbelsäule
- Druckentlastung im Rollstuhl, bei Tetraplegikern durch eine Hilfsperson (vgl. Kap. 8.2.4)

• **Hautpflege**
- tägliche Inspektion der druckgefährdeten Hautpartien
- hautschonende Mittel verwenden (z.B. W/O-Lotionen, pH-neutrale Seifen)
- Haut sorgfältig abtrocknen, bei Inkontinenz regelmäßige Intimpflege
- bequeme, nicht zu enge Baumwollkleidung

• **Risikofaktoren ausschalten**
- z.B. permanenter Druck, feuchte Haut, Infektionen, **mechanische** (scharfe Ecken, Kanten), **chemische** (hautreizende Mittel) und **thermische** (heißes Wasser, Wärmflaschen) Gefahrenquellen
- Bett, Rollstuhl, Schuhe etc. auf Falten, Krümmel und andere Fremdkörper untersuchen

Maßnahmen zur Thromboseprophylaxe

• **Kompression der äußeren Beinvenen**
- in der Frühphase: Wickeln der Beine bzw. Antithrombosestrümpfe (AT-Strümpfe)
- später: **angepaßte** Kompressionsstrümpfe bis zur Hüfte

8

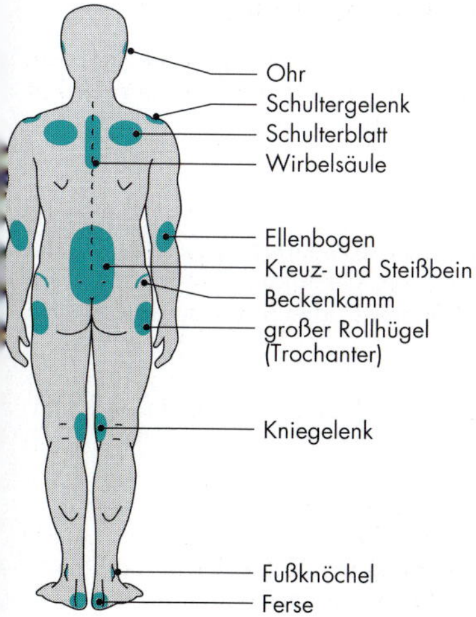

Abb. 8-4 Druckgefährdete Körperstellen

- **Frühmobilisation**
– Mobilisation nur mit Kompressions- oder AT-Strümpfen
– (passive) Bewegungsübungen der unteren Extremitäten (Anregen der Muskelvenenpumpe)

- **Sonstige Maßnahmen**
– zur Nacht Hochlagerung der Beine (Bettende 20 Grad hochstellen)
– ausreichende Flüssigkeitszufuhr
– evtl. Antikoagulanzien nach ärztlicher Anordnung

Maßnahmen zur Pneumonieprophylaxe

- **Atemgymnastik**
– aktive und passive Atemübungen mit Mediflow, Giebelrohr
– Patienten zum kräftigen Aus- und Einatmen anhalten

- **Einreibungen und Inhalationen**
– atemstimulierende Einreibungen (s. Kap. 8.2.1.1)
– Befeuchten der Atemluft durch Aerosolgeräte und Ultraschallvernebler

- **Sonstige Maßnahmen**
– regelmäßige Temperaturkontrollen
– Tracheostomapflege: regelmäßiges Absaugen und Wechseln
– zum Abhusten auffordern
– Aspiration vermeiden

Maßnahmen zur Prophylaxe von Kontrakturen und Spastiken

- **Lagerung**
– bei Beugespastik einmal täglich Bauchlagerung (s. Abb. 8-7, vgl. auch spastikhemmende Lagerungen in Kap. 11.2.1)
– bei Tetraplegikern: Arme und Hände lagern

- **Bewegung**
– bei Tetraplegikern regelmäßig maßvolles, passives Durchbewegen der Gelenke während der Körperpflege (bei Paraplegikern nur in der Frühphase, anschließend bewegt er die Gelenke selbst durch)
– aktives und passives Lösen von Beuge- oder Streckspastiken (vgl. Kap. 9.2.5 u. 11.2.1)

> ! Zu starke passive Bewegungen der Gelenke in der Frühphase können paraartikuläre Ossifikation begünstigen.

Maßnahmen zur Osteoporoseprophylaxe
– körperliche Betätigung zur Aktivierung der Muskulatur, die Durchblutung wird gesteigert und der Knochenabbau reduziert

  - bei gelähmten Patienten: aktive und passive Bewegungsübungen
  - bei gehfähigen Patienten: z.B. Gehübungen, Treppensteigen, Gymnastik
- calciumreiche Ernährung oder Calciumsubstitution

8.2.1.1 Atemstimulierende Einreibung (ASE)

Die atemstimulierende Einreibung wird sowohl zur Pneumonieprophylaxe als auch zur Beruhigung bei Unruhezuständen und Ängsten angewandt. Die spezielle Technik der Einreibung stimuliert dabei die Atemmuskulatur. Der durch die Berührung entstehende Körperkontakt wirkt auf den Patienten entspannend.

Ziele
- Regulierung der Atemfrequenz
- Unterstützung und Vertiefung der Ausatmung
- Unterstützung zur Sekretförderung
- Verbesserung der Sauerstoffversorgung des Körpers
- Herstellung von Körperkontakt
- Reduzierung von Angstzuständen
- Förderung des Ein- und Durchschlafens

Hilfsmittel
- Körperlotion auf W/O-Basis (stimulierende oder beruhigende ätherische Öle können mit der Körperlotion vermischt und auf die Haut aufgetragen werden)
- Einmalhandschuhe (ohne Handschuhe aber besserer Körperkontakt)
- Kopfkissen zur Lagerung des Kopfes und der Arme

Vorbereitung
Für die ASE muß das Zimmer wohltemperiert und der Patient bequem gelagert sein, folgende Positionen sind möglich:
- Sitzen am Tisch mit aufliegendem Oberkörper (Kissen unterlegen)
- im Reitersitz auf dem Stuhl (Unterarme sind auf die Oberschenkel gestützt)
- rechte oder linke Seitenlage, 135°-Lagerung (s. Abb. 8-8 und Abb. 8-9)
- Bauchlage im Bett (s. Abb. 8-7)

Vorgehen (Abb. 8-5)
- beide Handflächen am Nacken auflegen (die Finger liegen aneinander)
- den Rücken kreisförmig einreiben, dabei den Rücken von der Schultern bis zur Taille in drei Abschnitte einteilen
- in der **Ausatmungsphase** des Patienten die Hände mit kräftigem Druck von der WS abwärts im Bogen zur Peripherie des Brustkorbs ziehen

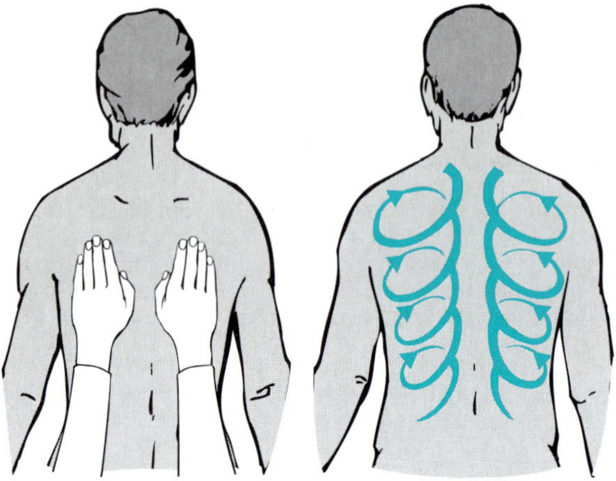

Abb. 8-5 Atemstimulierende Einreibung

- in der **Einatmungsphase** den aufwärtsführenden Kreisbogen ohne Druck zurück zur WS ausführen
- die Hände bleiben am Körper und ziehen in jeder Ein- und Ausatmungsphase (insgesamt dreimal) einen weiteren Kreisbogen in Richtung Taille
- die Hände streichen von der Taille entlang der WS hoch zur Schulter
- Wiederholung der Einreibung drei- bis viermal
- Ausatmungs- und Einatmungsphase stehen im Verhältnis 2:1, die Pflegekraft atmet hörbar mit und gibt so den Atemrhythmus vor
- nach dem letzten Durchgang wird der Rücken von oben nach unten mit den Händen abwechselnd ausgestrichen, während eine Hand streicht, wechselt die andere von unten nach oben
- es können beide Rückenhälften zugleich oder nacheinander eingerieben werden

Mögliche Schwierigkeiten oder Komplikationen

- wenn der Patient friert und sich verspannt, verfehlt die ASE ihre Wirkung
- Reizung oder allergische Reaktionen der Haut auf die verwendete Lotion oder das ätherische Öl

8.2.2 Selbsthilfetraining Körperpflege und Kleiden

Ziele
- Selbständigkeit in der Körperpflege und beim Ankleiden
- Erkennen von Gefahren und Komplikationen
- Förderung des Wohlbefindens

Hilfsmittel und Vorbereitung
- Waschschüssel (in der Frühphase)
- Duschstuhl
- Rutschbrett
- Lifter für den Transfer in die Badewanne (Aquatec® für zu Hause)
- Haltegriffe für Transfers in die Dusche/Badewanne
- Waschutensilien und Kleidung griffbereit plazieren

Richtlinien
- bei Paraplegikern: in der Frühphase der Selbsthilfe voll- bis teilkompensatorische Unterstützung, mit zunehmender Mobilisation nur noch unterstützend-entwicklungsfördernde Maßnahmen
- bei Tetraplegikern: Selbsthilfeleistungen richten sich nach dem Krafteinsatz der Hände, in der Regel teil- bzw. vollkompensatorische Unterstützung
- hautfreundliche, saugfähige und bequeme Baumwollbekleidung bevorzugen
- tagsüber auf korrekten Sitz der Kompressionsstrümpfe achten
- Schuhe vor dem Anziehen auf Fremdkörper abtasten
- Zehen dürfen in den Schuhen nicht verkrallt sein, Lasche straff anziehen

8

Vorgehen

- **Waschen**
- in der Frühphase vollkompensatorisch im Bett
- Übergang zur teilkompensatorischen Pflege: dem Patienten Handlungen übertragen: z.B. Gesicht, Arme, Brust waschen und abtrocknen
- nach erfolgter Mobilisation (sicherer Transfer): Körperpflege am Waschbecken oder in der Dusche
- bei Sensibilitätsstörungen: Kontrolle der Wassertemperatur
- Waschen der Beine: Beine übereinanderschlagen und Oberkörper nach vorne beugen
- Waschen des Gesäßes: Gewichtsverlagerung und gleichzeitiges Heben einer Gesäßhälfte
- sorgfältiges Abtrocknen der Haut (Leisten, Gesäß, Füße)
- Patienten zur täglichen Selbstinspektion der Haut mit einem Handspiegel anleiten

- **Anziehen im Bett**
- Patient setzt sich im Bett auf, mit Hilfe einer „Strickleiter“
- Kopfteil zum Anlehnen ca. 80° hochstellen
- nacheinander die Beine beugen, Kompressionsstrümpfe, Socken, Hosen und Schuhe überziehen, Beine wieder in Streckposition bringen
- Hosen so weit wie möglich hochziehen
- Kopfteil wieder flachstellen
- die Hosen im Liegen hochziehen, der Patient dreht sich dabei von einer auf die andere Seite
- Hosen auf faltenfreien Sitz kontrollieren

- **Anziehen im Rollstuhl**
- Sitzend im Rollstuhl, zu den Füßen beugen
- einzeln Hosen und Strümpfe über die Füße ziehen
- Hosen so weit wie möglich hochziehen
- Hosen durch Gewichtsverlagerung über den Po ziehen
- Hosen auf faltenfreien Sitz kontollieren

Mögliche Schwierigkeiten und Komplikationen
- Dekubiti durch falschsitzende Kleidung
- Unterkühlungen, Verbrühungen mit heißem Wasser
- Verletzungen durch Anstoßen an Kanten und Ecken

8.2.3 Selbsthilfetraining Lagerung

Ziele
- korrekte, bequeme und schmerzfreie Lagerung
- Vermeiden von Dekubiti und Kontrakturen
- physiologische Funktionen der Gelenke und der Wirbelsäule erhalten
- Selbständigkeit bei der Lagerung

Hilfsmittel und Vorbereitung
- Lagerungshilfsmittel (Decken, Kissen, Schaumstoff)
- Wecker

Richtlinien

> Bei allen pflegerischen Handlungen darf die Wirbelsäule in der Heilungsphase nicht verdreht werden, der Patient ist beim Lagerungswechsel daher nur „**en bloc**“ zu drehen.

- In der Frühphase ist eine Seitenlagerung nur bei chirurgisch stabilisierten Frakturen möglich
- Arme, Hände und Kopf bei Tetraplegikern immer, bei Paraplegikern bis zur Mobilisation unterlagern

- in der Frühphase (instabile Wirbelsäule): vollkompensatorische Lagerung, bei zunehmender Wirbelsäulenstabilität den Patienten **aktiv** in die Lagerung miteinbeziehen
- mit zunehmender Selbständigkeit überflüssige Lagerungshilfsmittel abbauen
- feste Matratze zur Prophylaxe von Rückenschmerzen
- regelmäßige Lagerungswechsel, für die Nacht soll sich der Patient einen Wecker stellen
- anfangs die selbständige Lagerung des Patienten kontrollieren

Vorgehen

- **Rückenlage** (Abb. 8-6)
- beide Beine heranziehen (anstellen), die Fußsohlen liegen auf der Matratze auf
- unter die gebeugten Knie zur Entlastung (höchstens) zwei Kissen oder eine zusammengerollte Decke geben

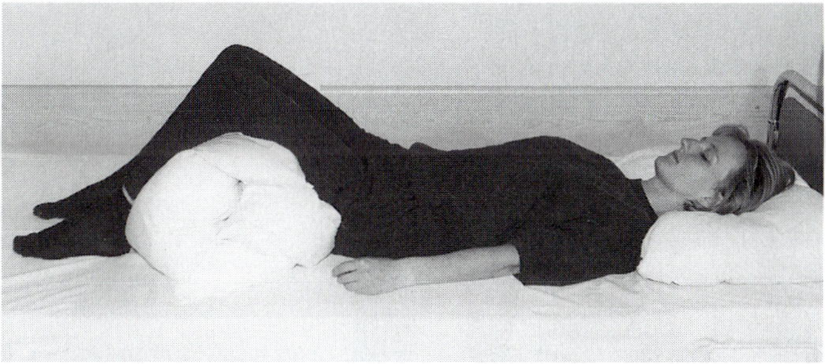

Abb. 8-6 Rückenlagerung bei Paraplegie

- **Bauchlage** (Abb. 8-7)
- auf den Bauch drehen, Beine dabei schrittweise passiv drehen
- Kissen unter beide Schienbeine legen
- die Zehenspitzen dürfen **nicht** auf der Matratze aufliegen
- Fußgelenke **nicht überstrecken** (keine Spitzfußstellung!)

- **135°-Lagerung** (Abb. 8-8)
- auf den Bauch bzw. auf die Seite drehen
- Kissen von einer Seite unter den Oberkörper
- beide Beine mit Kissen unterlagern
- hinteres Bein strecken
- vorderes Bein beugen

8

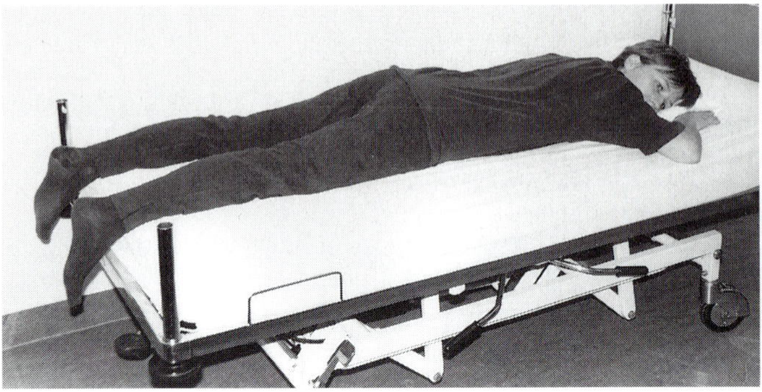

Abb. 8-7 Bauchlagerung bei Paraplegie

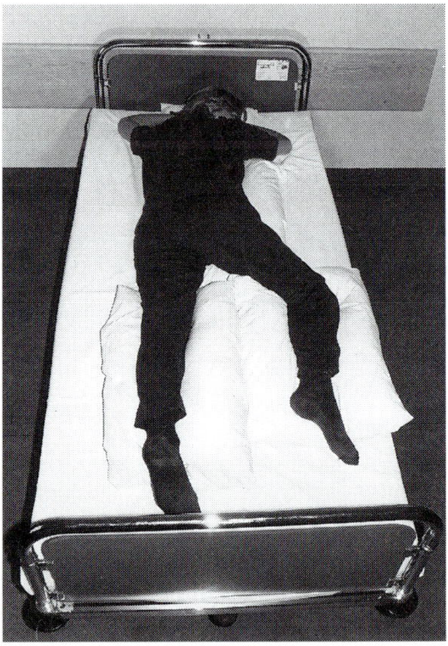

Abb. 8-8 135°-Lagerung bei Paraplegie

- **Seitenlage 90°** (Abb. 8-9)
  - auf die Seite drehen
  - beide Beine übereinanderlegen, in der Hüfte und in den Knien beugen
  - Kissen zwischen die Beine
  - den Außenknöchel des unteren Beines frei lagern

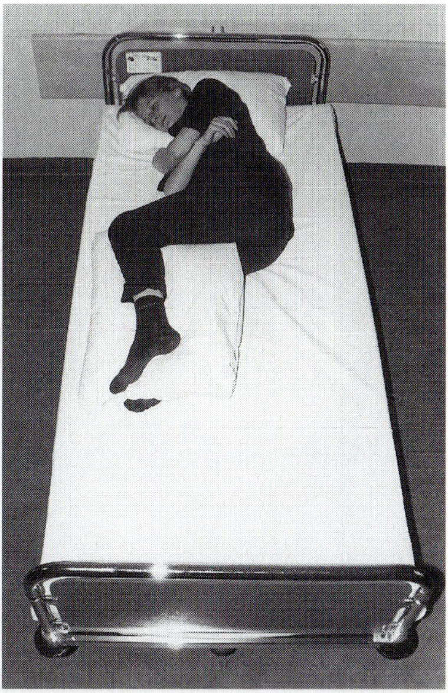

Abb. 8-9 90°-Seitenlagerung bei Paraplegie

- **Seitenlage 30°** (Abb. 8-10)
  - auf die Seite drehen
  - Kissen in den Rücken zum Anlehnen
  - beide Beine beugen
  - das untere Bein vorlagern
  - Kissen zwischen die Beine
  - den Außenknöchel des unteren Beines frei lagern

- **Rückenlage bei Tetraplegie** (Abb. 8-11)
  - Patient liegt flach auf dem Bett
  - Kopf mit Kissen unterlagern
  - die Arme bis zu den Schultern in Außendrehung unterlagern
  - Beine leicht spreizen, nach außen drehen, Knie strecken

Mögliche Schwierigkeiten und Komplikationen

- Dekubiti (falsche Lagerung und zu langes Liegen in einer Position)
- Spastizität (falsche Lagerung), Lagerung bei Spastiken s. Kap. 11.2.1

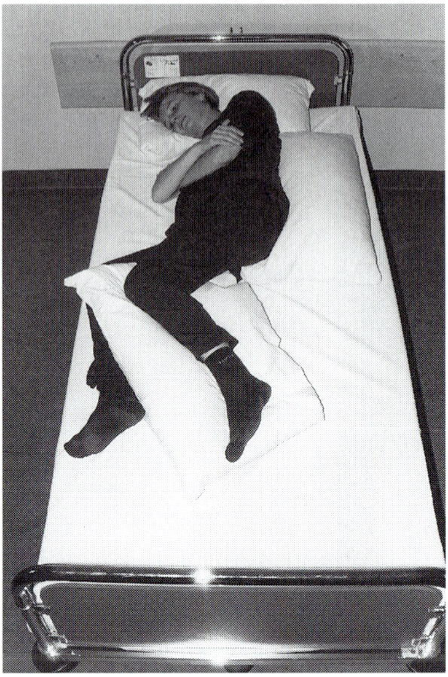

Abb. 8-10 30°-Seitenlagerung bei Paraplegie

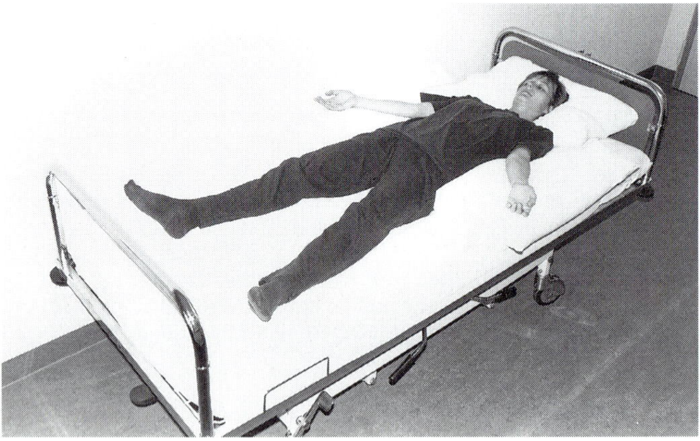

Abb. 8-11 Rückenlagerung bei Tetraplegie

8.2.4 Selbsthilfetraining Mobilisation

Nach der langen Liegezeit bedeutet die Mobilisation für die Paraplegiker einen Schritt zu mehr Selbständigkeit. Die Patienten sind meist motiviert und bestrebt, die Transfertechniken und den Umgang mit den Rollstuhl schnell zu lernen. Dabei überschätzen sie sich häufig und laufen Gefahr, Folgeschäden oder Verletzungen zu erleiden.

Ziele
- Selbständigkeit und Sicherheit bei allen Transfers
- Mobilität des Patienten

Hilfsmittel
- „Strickleiter" (erleichtert das Aufsetzen im Bett), bei spastischen Lähmungen keine Bettgalgen
- Rutschbrett
- Rollstuhl

Anforderungen an einen Rollstuhl
Ein gut angepaßter Rollstuhl bietet optimale Bewegungsfreiheit und schützt vor Kontrakturen und Verletzungen.
- **Größe:** richtet sich nach der Körperstatur des Patienten
- **Höhe:** ist so zu wählen, daß die Füße den Boden erreichen
- **Breite:** richtet sich nach der Breite des Beckens, bequemer Zwischenraum zwischen Becken, Oberschenkeln und Seitenteilen
- **Sitzfläche:** die Oberfläche sollen zu zwei Dritteln auf dem Sitz aufliegen, Sitzkissen zur Dekubitusprophylaxe (z.B. aus Gel oder Luftkammern)
- **Sitzhaltung:** aufrecht, Gesäß berührt die Rückenlehne
- bei **Tetraplegikern: hohe Rückenlehne**, um den Rumpf zu stabilisieren, bei **Paraplegikern: niedere Rückenlehne,** um die Bewegungen der Arme zu ermöglichen

Richtlinien
- Mobilisierung so **früh wie möglich**, nach **ärztlicher Anordnung,** beginnt mit einer 20°- bis 30°-Oberkörperhochlagerung, die kontinuierlich gesteigert wird, bis der Patient im Bett sitzt
- Training der Muskulatur von Arme, Schultergürtel, Rücken, Rumpf und Oberkörper mit Hanteln oder Gummibändern (Anleitung durch die Krankengymnasten)
- bei **stabiler Wirbelsäule** unter Anwesenheit **zweier Pflegekräfte** mit dem Aufsetzen im Bett und dem Sitzen an der Bettkante beginnen
- Transfer Bett – Rollstuhl mit dem Rutschbrett trainieren

Vorgehen

- **Transfer eines Tetraplegikers in den Rollstuhl**
- in der Regel vollkompensatorisch, der Patient unterstützt mit den Armen, soweit es deren Funktionen zulassen

8

- Patient über die Seitenlage an der Bettkante aufsetzen
- den Rollstuhl **im 90°-Winkel** zum Bett positionieren, Seitenteil entfernen, Bremsen feststellen
- den Oberkörper des Patienten mit dem eigenen Körper stützen (wenn erforderlich)
- die Stellung der Beine und Füße beobachten, in Schrittstellung bringen und fixieren, die Füße des Patienten berühren den Boden
- den Patienten auf die Seite neigen, das Rutschbrett unterschieben und den Patienten an der Hüfte über das Rutschbrett zum Rollstuhl hin ziehen, dabei **nicht heben**
- Rutschbrett entfernen und korrekte Sitzhaltung einnehmen lassen
- Füße auf die Fußraster stellen und entsprechend fixieren

• **Transfer von Paraplegiker in den Rollstuhl** (Abb. 8-12 a-d)
- Seitenteil entfernen, Rollstuhl im **90°- Winkel** zum Bett positionieren, Bremsen feststellen
- der Patient setzt sich auf der Waagerechten en bloc auf (Abb. 8-13)
- oder: der Patient sitzt im Bett mit hochgestelltem Kopfteil (Abb. 8-12a)
- er bewegt schrittweise die Beine an die Bettkante, läßt ein Bein nach dem anderen vorsichtig aus dem Bett gleiten (Abb. 8-12b)
- er nimmt gerade Sitzhaltung ein, hält sich dabei am Kopfteil fest
- der Patient neigt sich leicht zur Seite, um das eine Ende des Rutschbrettes seitlich unter den Po zu schieben, das andere zeigt auf die Sitzfläche des Rollstuhls (Abb. 8-12c)
- er stützt sich abwechselnd mit beiden Händen ab und bewegt seinen Körper Schritt für Schritt mit kleinen, kurzen Bewegungen über das Rutschbrett in Richtung Rollstuhl (Abb. 8-12d)

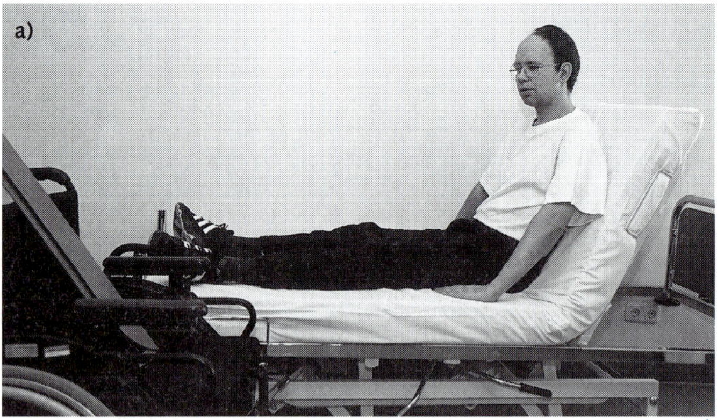

Abb. 8-12 a–d Transfer eines Paraplegikers in den Rollstuhl

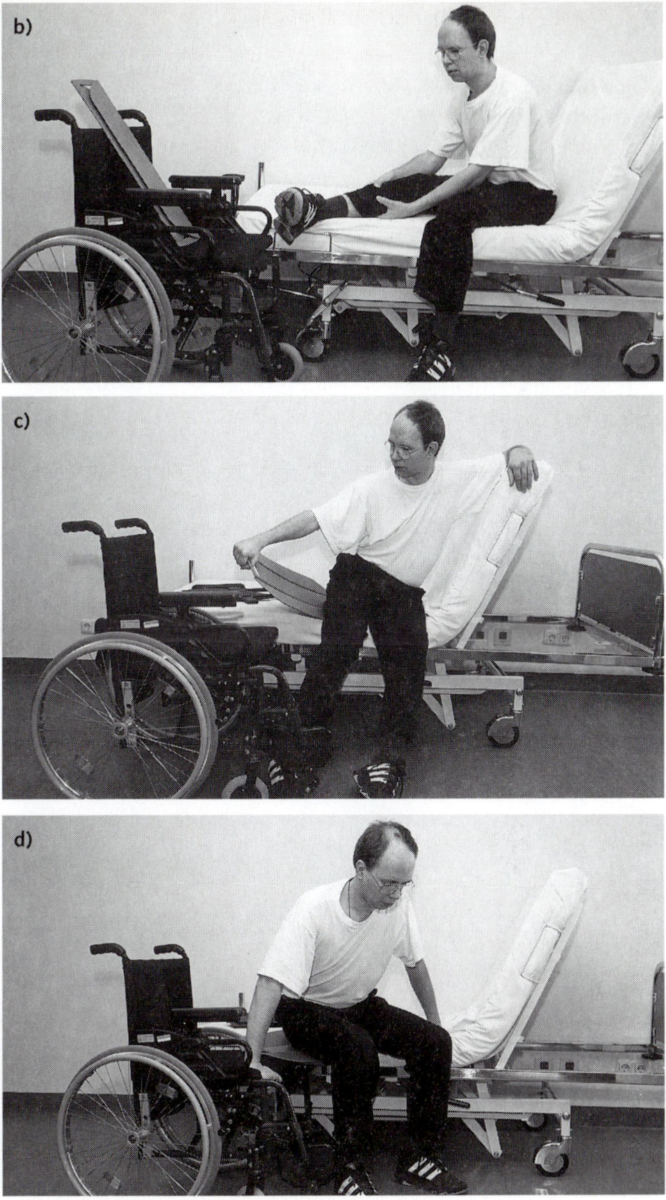

Abb. 8-12 a–d Fortsetzung

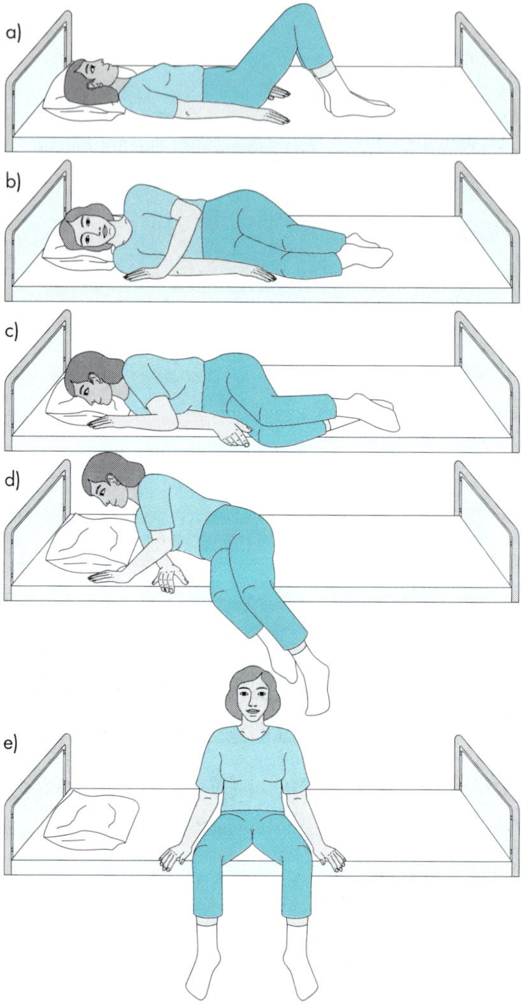

Abb. 8-13 Aktives En-bloc-Aufstehen des Patienten

- **oder:** der Patient greift im Sitzen mit einer Hand das Seitenteil der gegenüberliegenden Rollstuhlseite und zieht sich über das Rutschbrett in den Rollstuhl
- Beine auf die Fußraster positionieren

> **Sturzgefahr!** Beim Aufsetzen am Bettrand oder beim Lagerungswechsel können die heraushängenden Beine den Patienten aus dem Bett ziehen.

- **Sitzen im Rollstuhl**
- die Füße korrekt auf den Fußraster stellen (evtl. festgurten)
- bei Männern die Lage der Hoden kontrollieren
- ca. alle 30 Minuten **Druckentlastung** im Rollstuhl (Abb. 8-14 a-c):
- mit den Händen an den Seitenteilen hochstützen
- nach vorne beugen, so daß das Gesäß sich hebt
- Gewichtsverlagerung von links nach rechts
- Tetraplegiker bei der Druckentlastung unterstützen (Abb. 8-15)

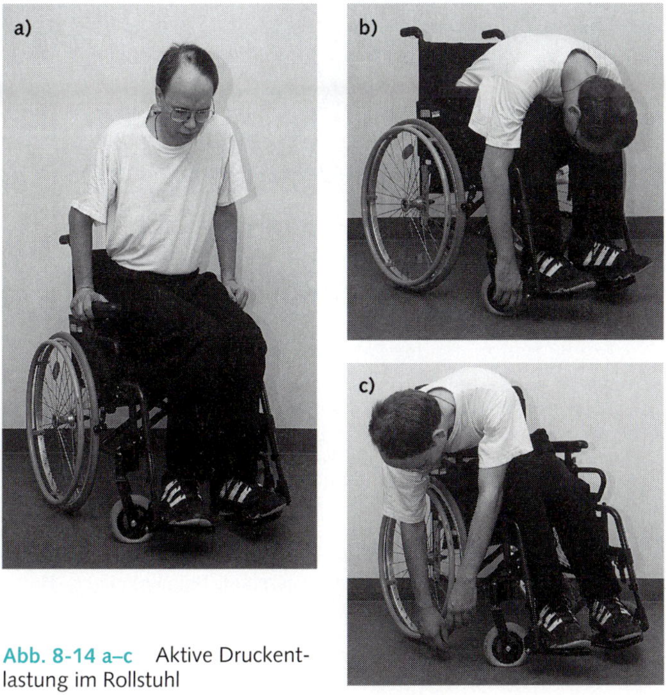

Abb. 8-14 a–c Aktive Druckentlastung im Rollstuhl

Bevor sich ein Patient mit seinem Rollstuhl in der Öffentlichkeit bewegt, muß er ein adäquates **Rollstuhltraining** durch die KG oder Ergotherapie erhalten.

Mögliche Schwierigkeiten oder Komplikationen

- Schmerzen, Kontrakturen, Dekubiti durch falsche Sitzhaltung oder unzureichende Druckentlastung
- Verletzungen durch Stürze aus dem Rollstuhl oder Kippen des Rollstuhls

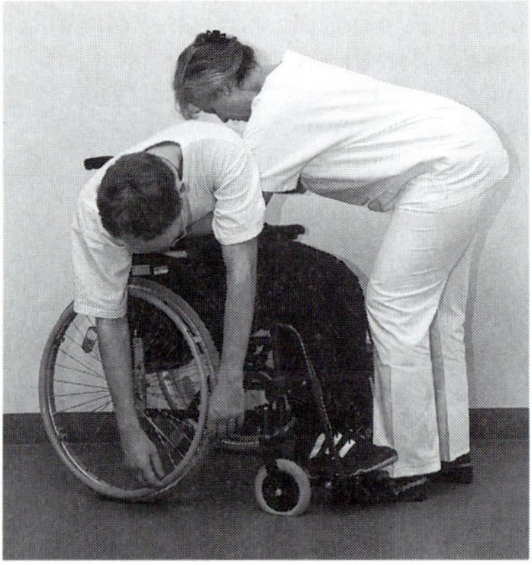

Abb. 8-15 Passive Druckentlastung im Rollstuhl bei Tetraplegie

8.2.5 Pflegerische und therapeutische Maßnahmen bei Blasenfunktionsstörung

Psychische Betreuung des Patienten

- Vertrauensbasis schaffen: Verständnis und Gesprächsbereitschaft signalisieren, adäquater Umgang mit Schamgefühl
- den Patienten zur Kooperation und Selbstverantwortung motivieren, z.B. die Auswirkungen der Maßnahmen auf die Lebensqualität vermitteln (Mobilität, Sozialkontakte)

Mithilfe bei der Diagnostik

- Beobachten der Ausscheidung: willkürlich/unwillkürlich, Rhythmus, Menge (spontan, Restharn), Aussehen, Beimengungen, Harnverhaltung, Spastik, Bilanzierung
- Miktionsprofil erstellen (und weiterführen)
- Restharnbestimmung durch Katheterisieren
- Untersuchungsmaterial entnehmen und versenden

Vermeiden von Harnwegsinfektionen

- ausreichende Flüssigkeitszufuhr zur Selbstreinigung des Harntrakts
- Ansäuern des Harns durch Medikamente (L-Methionin-Präparate), um die Keimvermehrung zu hemmen, z.B. bei Aussackungen, wenn die Keime nicht restlos ausgespült werden
- Katheterismus unter **aseptischen Bedingungen** (die sog. „saubere Technik des Katheterismus" vermeiden, bei der das Material unaufbereitet wiederverwendet wird)
- Gleitmittel mit desinfizierenden Substanzen auch bei Frauen verwenden (senkt die Infektrate [Stöhrer et al. 1997])

Inkontinenzversorgung mit Hilfsmitteln

- **Externe Ableitung für Männer**
  - Kondomurinale: Einmalartikel je nach Fabrikat aus Latex bzw. latexfreiem Material mit Schlauch- oder Trichteransatz und Universal- oder Spezialadapter; selbstklebend, mit Hautkleber oder Haftstreifen zu fixieren; Modell mit Anziehhilfe; Größe: 18 bis 40 mm Durchmesser
  - Beinbeutel: für Rollstuhlfahrer mit Schrägeinlauf, Schlauchverbindung auf erforderliche Länge kürzbar, dehnbares Befestigungsband für Oberschenkel oder Wade; je nach Fabrikat: Mehrkammersystem, Rücklaufsperre; Schlauchauslauf mit Verschluß zum Drücken bzw. Schieben oder Schwenkhahn; Beinseite vliesbeschichtet oder mit textilem Bezug
  - Bettbeutel: Schlauchlänge 90 cm, Betthalterung
  - Penistasche: zum Auffangen kleiner Harnmengen, je nach Produkt und Größe 80 bis 200 ml Fassungsvermögen, integrierter Klebestreifen zum Fixieren an Slip

- **Hautnahe Ableitung für Frauen**
  - Windeln für bettlägerige Patientinnen: rückflußhemmende Vliesschicht (evtl. mit Zusatz zur Geruchsneutralisierung), Außenfolie verhindert Durchtritt der Nässe, verschiedene Größen
  - Netzhosen (zum Fixieren von Einlagen) für mobile Patientinnen
  - Einlagen: rechteckige oder anatomische Form, rückflußhemmende Vliesschicht, Außenfolie, je nach Produkt und Größe 80 bis 500 ml Fassungsvermögen, mit Substanzen, die Geruch neutralisieren und die Flüssigkeit binden (in Gel umwandeln)

> Externe Ableitungen (Urinkollektoren) sind bei Frauen nur unter Vorbehalt anzuwenden. Urinableiter, die vaginal eingeführt werden und den Harnmündungsbereich abdecken (Vaginaldeflektoren), sind nicht geeignet, da sie besonders bei Sensibilitätsstörungen Dekubiti im Genitalbereich verursachen können.

Richtlinien

- individuelle Wahl der Materialien: Verträglichkeit, Größe, Fassungsvermögen, Anwendbarkeit durch den Patienten berücksichtigen
- vor dem Anlegen der Ableitungen das Genitale reinigen und sorgfältig abtrocken (lassen), Hautpflege
- externe Ableitungen korrekt anlegen: das Urinal über Adapter mit Ableitungsschlauch (bei Erfordernis kürzen) und Bein-/Bettbeutel verbinden, an Wade/Oberschenkel befestigen (nicht zu straff), überprüfen, ob der Ableitungsverlauf frei von Abknickungen ist, Kondomwechsel spätestens nach 24 Stunden, Beutelfüllung kontrollieren, ausleeren
- Kondomurinale unbedingt korrekt anpassen, bei zu engem Urinal Gefahr von Durchblutungsstörungen und Hautschäden
- Penistasche am (festsitzenden) Slip fixieren
- Windeln nicht zu fest und nicht zu locker anlegen, nach Bedarf wechseln
- Einlagen mit Netzhose fixieren, nach Bedarf wechseln
- Dokumentation: Maßnahme mit Zeitangabe, Häufigkeit der Wechsel, Harnmengen (schätzen oder Windel wiegen), Hautzustand

8.2.5.1 Blasenentleerungstechniken

Abhängig von der Ursache der Blasenstörung (vgl. Tab. 8-2) kommen verschiedene Techniken zur Anwendung.

Triggern

- das Beklopfen oder Streichen der Bauchdecken oberhalb des Schambeins bzw. des Genitales löst durch den erhaltenen Reflexbogen eine Kontraktion des Blasenmuskels aus (Trigger, engl.: Auslöser)
- da der Entleerungsreflex nicht lange genug anhält, muß der Vorgang mehrmals wiederholt werden
- urodynamische Überwachung erforderlich, um zu hohen Druckaufbau auszuschließen

> Bei Detrusor-Sphinkter-Dyssynergie kontraindiziert, da wegen der Kontraktion des äußeren Sphinkters der Harn nicht entleert wird.

Handgriff nach Credé

- mit gestreckten Fingern oberhalb der Blase in Richtung Blasenausgang drücken; der dabei entstehende Druck auf die schlaffe Blase und den Sphinkter treibt den Harn aus
- der Druck entsteht ebenso auf die Ostien, die den Rückfluß des Harns in die Harnleiter verhindern
- durch urodynamische Überwachung gewährleisten, daß der Druckaufbau den physiologischen Blaseninnendruck nicht überschreitet (Verletzungsgefahr der Blasenverschlußmechanismen)

Ableiten des Harns über Dauerkatheter

- wegen der hohen Infektionsgefahr nur bei besonderer Indikation, z.B. im Rahmen der Intensivbehandlung zur Bilanzierung
- nicht länger als drei bis vier Wochen
- die suprapubische Harnableitung ist dem transurethralen Katheter vorzuziehen

Intermittierender Katheterismus

- heute die Methode der Wahl
- die Blase wird entleert, bevor die Grenze zur reflektorischen bzw. Überlaufinkontinenz erreicht ist
- unter aseptischen Bedingungen mindestens viermal täglich durchführen, geringe Infektrate (vgl. Stöhrer et al. 1997)

8.2.5.2 Blasentraining

Ziele

- Speicherfähigkeit verbessern, Inkontinenz vorbeugen
- Erlernen, die Blase in regelmäßigen Abständen zu entleeren
- Infektfreiheit
- Verhindern von Folgeschäden
- Selbständigkeit des Patienten

Hilfsmittel

- Materialien, um die Menge des Urins zu messen
- Material zur Inkontinenzversorgung
- Material für das Katheterisieren:
  - Hautdesinfiziens (Braunol, Octenisept)
  - Kathetergleitmittel (Ampullen zu 6/11 ml)
  - sterile Handschuhe
  - Einmalkatheter: in der Regel gerade Form, die beim Einführen gut zu drehen ist, mit elastischer Spitze und abgerundeten Augen, die die Schleimhaut schont und Verletzungen vermeidet), Katheter in doppelter steriler Hülle ermöglichen steriles Einführen ohne Handschuhe
  - Katheterset mit Papierbogen zum Abdecken, Lochtuch, 5 Pflaumentupfern, Kompresse, Pinzette, graduierte Plastikschale
  - Sicherheitsspiegel für Frauen: kann am Oberschenkel fixiert werden, für Links- oder Rechtshänder, mit oder ohne Lampe

Vorbereitung

- Planung des Entleerungsrhythmus, der Entleerungsart und der erforderlichen Restharnbestimmung in Absprache mit dem Arzt (Miktionsprofil)
- Patienten informieren und motivieren
- genügend Zeit einplanen, um psychische Entspannung des Patienten zu ermöglichen
- dosierte Flüssigkeitszufuhr (über den Tag verteilt) mindestens zwei Liter täglich

Vorgehen

- Blasenentleerung nach Zeitplan (genau einhalten)
- **Typ „oberes motorisches Neuron“:** durch Triggern, anschließend Restharn bestimmen oder: (bei drucksenkenden Medikamenten) intermittierender Katheterismus
- **Typ „unteres motorisches Neuron“:** durch Handgriff nach Credé, anschließend Restharnbestimmung oder intermittierender Katheterismus
- Urinmengen messen (Spontanurin und durch Katheterisieren gewonnener Urin getrennt)
- Patienten und evtl. Angehörige zum selbständigen Vorgehen anleiten
- Dokumentation aller relevanten Werte, Maßnahmen bzw. Abweichungen von der Planung
- Anpassen des Vorgehens, falls erforderlich
- den Patienten anleiten, die Maßnahmen und die Dokumentation baldmöglichst selbständig auszuführen

Mögliche Schwierigkeiten oder Komplikationen

- Inkontinenz oder Überdehnung der Blase, wenn der Patient die dosierte Flüssigkeitszufuhr nicht einhält
- angestrebte Kontinenzintervalle werden nicht oder nur teilweise erreicht: Inkontinenzversorgung, Suche nach Ursachen
- nicht ausreichende Handfunktion zum selbständigen Katheterisieren: Übernahme durch die Pflege, Anleiten der Angehörigen

8.2.6 Pflegerische und therapeutische Maßnahmen bei Darmlähmung

Psychische Betreuung

- Vertrauensbasis schaffen durch Verständnis und adäquaten Umgang mit Schamgefühl
- den Patienten zum Training motivieren, z.B. die Auswirkungen des Trainings auf die Lebensqualität vermitteln

Mithilfe bei der Diagnostik

- Stuhlverhalten beobachten: willkürliche/unwillkürliche Entleerung, Rhythmus der Abgänge, Gewohnheiten
- Beschaffenheit des Stuhlgangs beobachten (fest, weich, flüssig)
- Untersuchungsmaterial entnehmen und versenden
- Ausscheidungsprotokoll führen, alle Informationen dokumentieren

Inkontinenzversorgung

- Inkontinenzprodukte: sollen saugfähig, hautfreundlich, geruchsneutralisierend sein (Vorsicht bei Allergien)
- Hautpflegemittel individuell auswählen
- den Analbereich mit Wasser und milder Seife oder Öl reinigen, dem Wasser Obstessig zusetzen, um das saure Hautmilieu zu unterstützen

- Haut gut abtrocknen, Hautpflege mit rückfettenden und abdeckenden Hautschutzsalben nach Bedarf
- Windel bei immobilen Patienten, Netzhose mit Einlage bei mobilen Patienten anlegen
- verschmutzte Wäsche und Kleidung wechseln

8.2.6.1 Darmtraining

Ziele

- regelmäßige Darmentleerungen, Kontinenz

Vorbereitung und Hilfsmittel

- Ernährung: regelmäßig schlackenreiche Kost
- täglich ausreichend Flüssigkeit zuführen
- Stuhlgang durch Gabe von Medikamenten weichhalten (nach ärztlicher Verordnung)
- Zeitplan aufstellen: alle zwei Tage zum selben Zeitpunkt den gastrokolischen Reflex (Kontraktion des Dickdarms ca. 20 Minuten nach Aufnahme von Nahrung) nutzen; Gewohnheiten und individuelle Erfahrungen des Patienten sind dabei zu berücksichtigen
- Reinigungsutensilien und Material zur Inkontinenzversorgung bereitstellen

Richtlinien

- Zeit der Planung einhalten
- Stuhlentleerung möglichst im Sitzen (gewohnte Körperposition; der abdominelle Druck erhöht sich und fördert den Stuhltransport im Darm)
- Transfer des Patienten auf Toilettenschüssel oder Nachtstuhl bzw. mit diesem über die Toilettenschüssel fahren

Vorgehen

- **Lähmungstyp „oberes motorisches Neuron":**
- Suppositorium einführen bzw. bei starker Spastik mit dem geschützten, eingecremten Finger in den Schließmuskel eingehen und diesen durch Andruck dehnen, die lokale Reizung löst den Entleerungsreflex aus
- nach dem Stuhlgang Reinigung und Hautpflege, Inkontinenzversorgung nicht erforderlich

- **Lähmungstyp „unteres motorisches Neuron":**
- unbedingt geplante Zeit einhalten (ersetzt fehlendes Stuhldranggefühl und beugt Inkontinenz vor)
- Suppositorium zur lokalen Reizung einführen
- nach dem Stuhlgang Reinigung, Hautpflege und Inkontinenzversorgung
- Maßnahmen, Erfolg und Besonderheiten dokumentieren

Mögliche Schwierigkeiten oder Komplikationen

- Obstipation aufgrund zu geringer Flüssigkeitszufuhr, um Inkontinenz zu vermeiden, u.U. Bildung von „Kotsteinen“

8.2.6.2 Colonmassage

Ziel

- Unterstützen der Peristaltik (Atonie und Spastik ausgleichen)
- regelmäßige Darmentleerung

Vorbereitung und Hilfsmittel

- Einverständnis des Arztes einholen
- Information des Patienten
- Patienten in entspannte, bequeme Rückenlage bringen, Beine leicht angewinkelt lagern, evtl. über eine Knierolle

Vorgehen

- beide Hände anwärmen und flach übereinander auf den Leib legen, die Finger haben Kontakt zum Körper, die Handteller sind frei
- Massagerichtung: Beginn am unteren, aufsteigenden Dickdarm, dem Dickdarmverlauf folgen (aufsteigend, querverlaufend, absteigend) bis zum unteren Abschnitt (Abb. 8-16)
- atemsynchron massieren: während der Patient ausatmet
- mit sanften, schräg nach unten gerichteten Bewegungen in Peristaltikrichtung schieben, nachlassen und wieder nachfassen

> ! Senkrechter Druck bewirkt Schub in beide Richtungen.

- Vorgang mehrmals wiederholen, zwischendurch den Leib zur Entspannung streichen

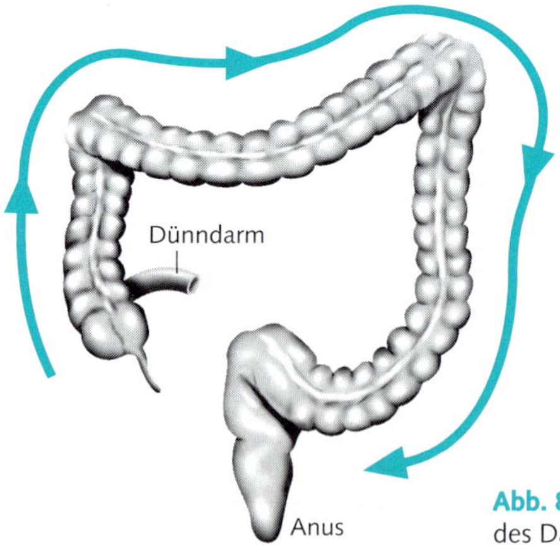

Abb. 8-16 Transportrichtung des Darms

Mögliche Schwierigkeiten oder Komplikationen

- Akzeptanz der Maßnahme ist nicht immer gegeben, da sie in den meisten Fällen nicht unmittelbar zur Stuhlausscheidung führt

Bei akuten Entzündungen im Bauchraum oder bei drohendem Darmverschluß ist die Colonmassage kontraindiziert.

8.2.6.3 Stimulation des Sphincter ani

Ziele

- Tonusaufbau des schlaffen Afterschließmuskels, Kontinenz

Vorbereitung und Hilfsmittel

- Einverständnis des Arztes einholen
- Information des Patienten
- Handschuh und Fingerling, Vaseline und Bettschutz
- Patienten in bequeme Seitenlage bringen

Vorgehen

- mit dem geschützten und eingecremten Finger in den Anus eingehen
- diesen kreisförmig und mit Fingerandruck stimulieren
- dabei soll der Patient versuchen, dagegen anzupressen
- beobachten, ob das Anpressen des Patienten den Anus tonisiert
- Patienten anleiten, die Stimulation selbständig auszuführen

Mögliche Schwierigkeiten oder Komplikationen

- Akzeptanz der Maßnahme ist nicht immer gegeben (Schamgefühl; Erfolg stellt sich erst über einen längeren Zeitraum ein)
- bei unzureichender Handfunktion des Patienten ist ein selbständiges Ausführen nicht möglich

9 Patienten mit Schlaganfall (Apoplexie)

Brigitte Schuhbauer

Der Schlaganfall (apoplektischer Insult) ist eine Durchblutungsstörung des Gehirns, die zu einer Unterbrechung der Blutversorgung führt und vielseitige neurologische Ausfälle zur Folge hat.

Ursachen

- embolische Gefäßverschlüsse (z.B. kardialer Thrombus, Thrombenbildung durch eine Dissektion der A. carotis)
- intrakranielle Massenblutungen (z.B. Gefäßruptur bei chronischer Hypertonie)
- Subarachnoidalblutungen (z.B. Aneurysmenruptur)
- Hirnvenenthrombose (venöser Verschluß)
- Gefäßveränderungen (z.B. Stenosen, Gefäßfehlbildungen)

Ein **erhöhtes Apoplexierisiko** besteht bei folgenden Risikofaktoren:

- Herzerkrankungen
- Bluthochdruck
- Stoffwechselerkrankungen, z.B. Diabetes mellitus
- Hypercholesterinämie
- Störungen der Blutgerinnung
- gleichzeitig Einnahme oraler Kontrazeptiva und Rauchen
- Streß

Einteilung

Der Apoplex tritt nicht immer schlagartig auf, er kann ebenso schleichend und mit Vorboten einhergehen (z.B. Schwindelgefühle, Kopfschmerzen, Benommenheit, leichte Sprachstörung oder motorische Ausfälle). Man unterscheidet folgende Formen:

- **TIA: t**ransitorisch-**i**schämische **A**ttacke
  alle neurologischen Symptome bilden sich nach 24 Stunden vollständig zurück
- **PRIND: pr**olongiertes **r**eversibles **i**schämisches **n**eurologisches **D**efizit
  die Symptome sind mindestens 24 Stunden nachweisbar und bilden sich innerhalb einer Woche zurück
- **Progressive Stroke:** fortschreitender Infarkt
  beginnt mit minimalen Symptomen, die ständig zunehmen und sich nicht zurückbilden, z.B. bei Enzephalomalazie
- **Completed Stroke:** kompletter Schlaganfall/Infarkt
  leichte bis stark ausgeprägte Symptome, evtl. Tod

Symptomatik

Je nach Grad der Durchblutungsstörung, nach Ausmaß und Lokalisation der geschädigten Hirnareale treten die Symptome einzeln oder kombiniert auf, sie können unterschiedlich stark ausgeprägt sein.

- Hemiparese/Hemiplegie (spastisch oder schlaff)
- Sensibilitätsstörungen
  - Parästhesien (Mißempfindungen sowohl realer als auch irrealer Reize), wie Kribbeln, Taubheitsgefühl, gestörtes Temperaturempfinden
  - Hyperästhesien (erhöhtes Schmerzempfinden)
- vegetative Störungen (Blutdruck-, Puls- und Atmungsunregelmäßigkeiten)
- Neglectsyndrom
- Apraxie
- Aphasie
- zentrale Sehstörungen
- Ausscheidungsstörungen
- Lymphstau in den gelähmten Extremitäten
- kognitive Störungen (s. Kap. 10.1.4)
- Verhaltensstörungen (s. Kap. 10.1.5)
- Störung der Vigilanz
- Fazialisparese
- Schluckstörungen (Dysphagie, s. Kap. 10.1.3)

Therapeutische Strategien

- **Im Akutstadium**
  - intensivmedizinische Überwachung und Therapie (Stroke unit)
  - medikamentöse Behandlung
  - Behandlung der Grunderkrankung
  - Prophylaxen (vgl. Kap. 8.2.1)

- **Im Spätstadium**
  - Reduktion der Risikofaktoren
  - symptomorientierte Therapie
  - Training der Selbsthilfeleistungen
  - soziale und berufliche Wiedereingliederung

9.1 Beeinträchtigungen des Patienten

9.1.1 Hemiplegie, Hemiparese

Die Hemiparese bzw. Hemiplegie ist das häufigste Symptom des Schlaganfalls, man versteht darunter den Ausfall bzw. die Lähmung der Willkürmotorik auf der kontralateralen Seite der Hirnschädigung. Die **Hemiplegie** ist eine vollständige Halbseitenlähmung, die meist im Akutstadium eines Schlaganfalls auftritt und im Verlauf von mehreren Tagen bis Wochen fast immer zu einer Hemiparese wird. Selten bleibt eine Plegie bestehen.

Die **Hemiparese** ist eine unvollständige Halbseitenlähmung, nur einzelne Muskelgruppen sind betroffen. Die Hemiparese kann arm- oder beinbetont sein.
Häufig tritt an einer Extremität gleichzeitig eine plegische und eine paretische Lähmung auf, z.B.: die betroffene Hand ist plegisch, der betroffene Arm weist aber noch Funktionen auf. Die Therapie der Hemiplegie und der Hemiparese ist im wesentlichen identisch, daher wird im folgenden der Begriff Hemiparese verwandt.
Im Frühstadium des Schlaganfalls besteht eine **schlaffe Lähmung.** Der fehlende Muskeltonus in der betroffenen Seite führt dazu, daß die Patienten das Gewicht auf der betroffenen Seite nicht übernehmen können, sie haben daher keine Rumpfstabilität. Durch die Lähmung der betroffenen Extremitäten sind sie immobil.
Im Spätstadium erhöht sich der Muskeltonus meist, es entwickelt sich dann eine **Spastik** (sog. spastisches Muster). Durch die Parese fehlt dem Schultergelenk der „Muskelhalt", es kann zur **Subluxation** der Schulter kommen, die mit Schmerzen verbunden ist.

Begleiterscheinungen

- **Inkontinenz**

Der Inkontinenz bei Hemiparese liegen verschiedene Ursachen zugrunde:
- Störung der Körperwahrnehmung: der Patient spürt die Füllung der Blase nicht (neuropsychologische Ursache)
- Dranginkontinenz (Urge incontinence): plötzlich einsetzender Urindrang
- Streßinkontinenz: unwillkürlicher Harnabgang beim Husten und Niesen
- Einnässen/Einstuhlen bei erhöhtem Hirndruck
- neurogene Blasenstörung (vgl. Kap. 8.1.4)

- **Lymphstau**
  - Schwellung und häufig auch Überwärmung der plegischen Hand, insbesondere auf dem Handrücken
  - Knöchel- und Unterschenkelödeme im paretischen Bein
  - Gefahr des Sudeck-Syndroms (vgl. Kap. 9.2.9)

Problematik der Hemiparese

- Unselbständigkeit in der Körperpflege, beim Kleiden, beim Essen und Trinken sowie beim Ausscheiden
- durch Immobilität Gefahr von Dekubitus, Thrombose, Pneumonie, Obstipation

Pflege- und Therapieschwerpunkte

- Lagerung nach Bobath (Kap. 2)
- Selbsthilfetraining für die Bereiche Mobilisation, Körperpflege und Kleiden sowie Essen und Trinken

9.1.2 Spastik bei Hemiparese

Spastik oder auch Spastizität bedeutet die willkürlich nicht zu beeinflussende Kontraktion von Muskelgruppen. Sie tritt häufig nach dem Akutstadium (ca. nach einigen Wochen) eines Schlaganfalls auf und führt beim Patienten zu einer typischen Fehlhaltung, dem sogenannten **spastischen Muster** (Abb. 9-1). Man unterscheidet Beuge- und Streckspastik:

- Die **Beugespastik** ist typisch für die obere Extremität
  - **Kopf:** zur paretischen Seite geneigt und zur „gesunden" Seite gedreht
  - **Rumpf:** auf der paretischen Seite verkürzt, auf der „gesunden" Seite verlängert
  - **Schulter und Schulterblatt:** auf der paretischen Seite nach hinten hängend, die„gesunde" Schulter wirkt dadurch nach vorne hochgezogen
  - **Arm:** Oberarm ist an den Körper herangezogen, der Unterarm ist gebeugt und in Pronationsstellung
  - **Hand:** Handgelenk und Finger sind gebeugt

- Die **Streckspastik** ist typisch für die untere Extremität
  - **Becken:** Becken nach hinten unten gezogen
  - **Hüfte:** gestreckt und nach innen rotiert
  - **Bein:** an den Körper herangezogen und im Kniegelenk gestreckt
  - **Fuß:** Fußsohle gebeugt, Innenrand hochgezogen, Zehen sind gebeugt (Krallenstellung)

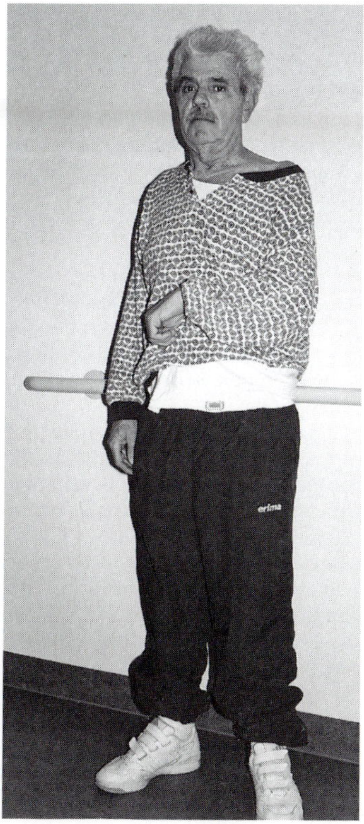

Abb. 9-1 Typisches Bild eines linksseitig gelähmten Patienten mit dem „spastischen Muster" sowie einer Neglect-Störung, die an der Kleidung zu erkennen ist

! Durch **falsches Handling** (falsche Griffe) im plegischen (atonischen) Stadium werden Muskelkontraktionen provoziert, die die Spastik verstärken können: nicht in die Handinnenflächen greifen und die Fußsohlen beim Lagern nicht berühren!

Problematik der Spastik

Die Spastik führt zu schmerzhaften Kontrakturen, z.B. der Hand- und Fußgelenke, und schränkt die Mobilität der Patienten sehr ein.

Pflege- und Therapieschwerpunkte

- Lagerung und Handling nach Bobath (Kap. 2)
- Spastik hemmen und lösen durch Reduktion des Muskeltonus (Kap. 9.2.4)
- Tonusangleichung beider Körperhälften (Symmetrie herstellen)
- Kontrakturenprophylaxe (Kap. 8.2.1)

9.1.3 Neglect

Unter Neglect (lat. negligere = vernachlässigen) versteht man eine Vernachlässigung der paretischen Körperhälfte. Er tritt häufig nach einer rechtsseitigen Hirnschädigung auf. Man unterscheidet:

- **Visuellen Neglect:** Der Patient beachtet optische Reize von der betroffenen Seite nicht und unternimmt keine Suchbewegungen mit den Augen.
- **Akustischen Neglect:** Der Patient nimmt akustische Reize (durch Ansprechen) von der betroffenen Seite nicht wahr. Fälschlicherweise wird oft angenommen, daß der Patient schwerhörig sei.
- **Somatosensorischen Neglect:** Der Patient nimmt taktile Reize (Temperatur, Schmerzen) auf der betroffenen Seite nicht oder nur zum Teil wahr.
- **Motorischen Neglect:** Auch wenn motorische Funktionen in den paretischen Extremitäten wieder erreicht werden und somit willkürliche Bewegung möglich ist, kann der Patient von sich aus z.B. sein Bein oder seinen Arm nicht bewegen. Gestört ist außerdem die aktive manuelle Exploration in der betroffenen Raumhälfte (Cramon/Zihl 1988).
- **Störung der Repräsentation des externen und internen Raumes:** Der Patient hat von seiner Umgebung und seinem Körper auf der jeweils betroffenen Seite keine Vorstellung mehr. Er bildet z.B. beim freien Zeichnen oder auch beim Abzeichnen die betroffene Seite unvollständig oder gar nicht ab (Abb. 9-2 und Abb. 9-3).

Beobachtungen

- starke externe Ablenkbarkeit, eingeschränkte Aufmerksamkeit
- Explorationsstörung: der Patient findet keine Gegenstände, obwohl sie in seinem Gesichtsfeld sind

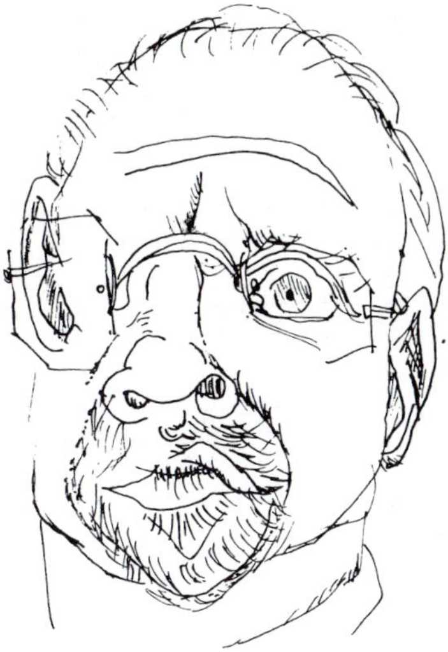

Abb. 9-2 Selbstporträt eines Patienten mit Neglect

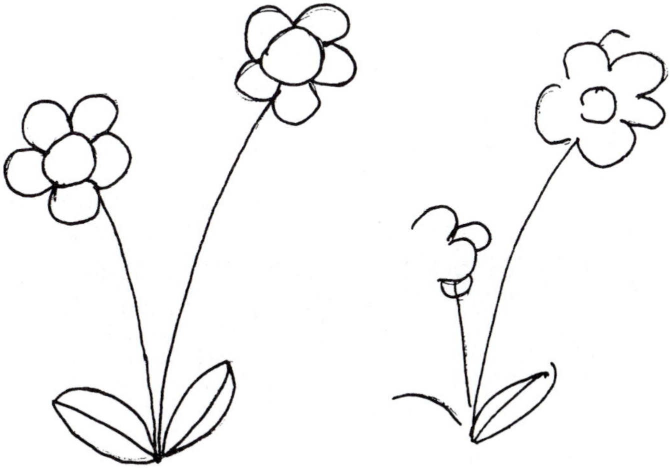

Abb. 9-3 Zeichnung eines Neglect-Patienten nach Vorlage: Auslassungen auf der linken Seite

- gestörtes Temperaturempfinden auf der paretischen Seite
- gestörte Wahrnehmung für die Lage im Bett oder für die betroffenen Extremitäten, der Patient „vergißt“ z.B., das paretische Bein beim Aufstehen aus dem Rollstuhl von der Fußstütze zu nehmen
- im Gespräch wendet der Patient Kopf und Blick zur „gesunden“ Seite
- Hindernisse oder Personen auf der betroffenen Seite werden übersehen, der Patient stößt mit dem Rollstuhl beim Geradeausfahren und beim Rangieren an
- er findet beim Lesen Zeilenanfang und -ende nicht, schreibt oder zeichnet nur die Hälfte der Vorlage

Problematik des Neglects

- Unselbständigkeit in allen Selbsthilfeleistungen, der Patient pflegt nur die „gesunde“ Seite (vgl. Abb. 9-1)
- Verletzungsgefahr (der Patient klemmt seine paretische Hand in Rollstuhlspeichen ein oder setzt sich darauf)
- Das Hauptproblem des Neglects ist die **Anosognosie,** das fehlende Wahrnehmen und auch Verleugnen der Krankheitssymptome. Der Patient bietet z.B. Erklärungen an, warum er seinen Arm nicht bewegen kann („Ich bin jetzt zu müde!“) oder er versucht aufzustehen, weil er überzeugt ist, keine Parese zu haben.

> Eine schwere Neglect-Störung ist häufig nicht vollständig zu heilen, sondern nur mit viel Geduld und intensivem Training teilweise zu kompensieren. Der Betroffene muß immer wieder aufs neue stimuliert werden, damit bereits erlernte und bewußtgemachte Fähigkeiten nicht wieder verlorengehen.

Pflege- und Therapieschwerpunkte

- Selbsthilfetraining für die Bereiche Körperpflege und Kleiden, Essen und Trinken sowie Mobilisation
- visuelles Explorationstraining (PC-Training, Wegetraining im Krankenhaus und im Straßenverkehr)

> Das Prinzip der Neglect-Therapie für alle Berufsgruppen in der Rehabilitation ist die **multimodale Stimulation.** Dem Patienten werden über **alle Sinneskanäle Reize** von der betroffenen Seite angeboten. Er soll lernen, diese wahrzunehmen und zu verarbeiten.

9.1.4 „Pusher-Syndrom“

Das „Pusher-Syndrom“ (engl. to push = drücken) ist eine Störung der Einschätzung der Körperlängsachse. Es tritt gehäuft bei einem schweren Schlaganfall in der rechten Hemisphäre auf. Der Patient empfindet die Schiefneigung als vertikale Mitte und neigt daher seinen Körper zur paretischen Seite. Bringt man ihn in eine gerade, aufrechte Position, so drückt er sich von der „gesunden" zur paretischen Seite (Abb. 9-4).

Problematik des Pusher-Syndroms

- **Nichtwahrnehmen** der Störung (Anosognosie) und eine damit einhergehende **Vernachlässigung** (Neglect) der gelähmten Seite (s. Kap. 9.1.3).
- Unselbständigkeit in der Körperpflege und beim Kleiden
- Die Lagerung der Patienten muß häufig korrigiert werden, das Sitzen auf der Bettkante ist ohne eine seitliche Begrenzung nicht möglich, der Patient würde umkippen.
- Den betroffenen Patienten gelingt es häufig nicht, wieder zum Laufen zu kommen, beim Stehen und Gehen brauchen sie meist eine Möglichkeit zum Abstützen.

Pflege- und Therapieschwerpunkte

- Selbsthilfetraining Körperpflege und Kleiden
  Die Patienten sind häufig unsicher und leicht überfordert, deshalb nur Teilbereiche (z.B. Zähne putzen, Oberkörper waschen) eintrainieren, beim Stehen oder zum Einsteigen in die Dusche oder Badewanne brauchen die Patienten viel Unterstützung.

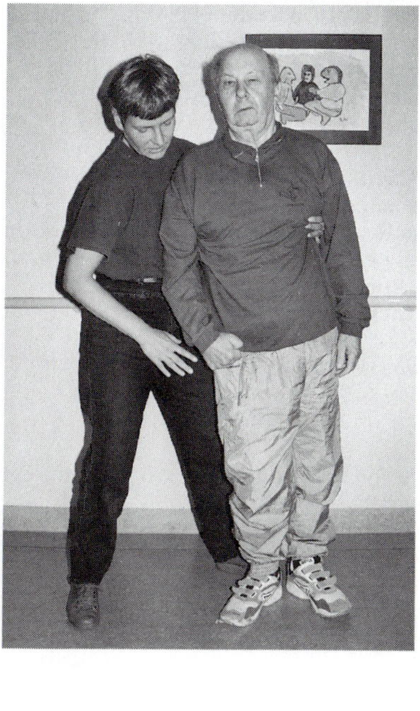

Abb. 9-4 Patient mit rechtsseitiger Hemiparese und Pusher-Syndrom: er drückt sich von der „gesunden" zur paretischen Seite

- Selbsthilfetraining Mobilisation
  Die Gewichtsübernahme auf die paretische Seite ist zu fördern, um den Patienten „in die Mitte zu bringen". Als Transfertechnik ist besonders der tiefe Transfer über die „gesunde" Seite geeignet (s. Kap. 9.2.3 und Abb. 9.8).
  Beim Stehen sollte sich die Pflegekraft auf der „gesunden" Seite befinden, um das „Gegendrücken" des Patienten nicht zu forcieren.

Wichtigstes Therapieprinzip beim Pusher-Syndrom für alle Berufsgruppen in der Rehabilitation ist – wie beim Neglect – die **Multimodale Stimulation,** um die Wahrnehmung der Störung und der vernachlässigten Körperhälfte zu fördern.

9.1.5 Apraxie

Die Apraxie ist eine Bewegungsstörung, die bei erhaltener Motorik fehlerhafte Bewegungen und den falschen Gebrauch von Objekten (Werkzeugen) zur Folge hat. Im Gegensatz zu anderen Bewegungsstörungen (z.B. Lähmungen, Ataxie) treten diese Störungen **nur bei bestimmten Handlungen** auf. Der Patient macht dabei ungeschickte, falsche Bewegungen, die wiederum bei anderen Handlungen mit ähnlichen Bewegungen ganz normal sein können (Goldenberg, 1996).
Die Apraxie tritt überwiegend bei einer Hirnschädigung der sprachdominanten Hemisphäre auf (meist links), ist bimanuell, d.h., sie betrifft beide Körperhälften und geht fast immer mit einer Aphasie einher (s. Kap. 9.1.6). Folgende **Formen** sind zu unterscheiden:
- **Ideomotorische Apraxie**: der Ablauf von **Bewegungsfolgen** ist gestört, Bewegungen werden fehlerhaft imitiert, Gesten falsch verstanden
- **Ideatorische Apraxie**: der Ablauf von **Handlungsfolgen** ist gestört, der Umgang mit Objekten fehlerhaft
- **Sprechapraxie**: die Koordination der Sprechbewegungen ist gestört, der Patient kann bestimmte Laute oder Silben nicht mehr produzieren (vgl. Aphasie und Dysarthrie, Kap. 9.1.6 und 10.1.2)
- **Gangapraxie**: der automatisierte Bewegungsablauf der Beine ist gestört
- **Buccofaziale Apraxie:** Störung im Bereich der Gesichts- und Mundmuskulatur

Beobachtungen

- Verwenden falscher Objekte für eine Handlung, z.B. benutzt der Patient eine Gabel zum Streichen
- falsche Anwendung der Objekte in einer Handlung, z.B. drückt der Patient mit dem Messer, anstatt zu streichen
- Objekte werden in bezug auf das zweite Objekt falsch plaziert, z.B. streicht der Patient Zahncreme auf den Griff der Zahnbürste oder gießt den Kaffee in die Quarkschale

- fehlerhafte Positionsanpassung, z.B.: der Patient sitzt nicht nahe genug am Tisch, legt Objekte zu weit entfernt hin
- fehlende oder falsche Bewegungskomponente, z.B.: das Ei wird geschüttelt statt aufgeschlagen
- in eine Handlungskette werden Handlungsabläufe ohne Bedeutung eingefügt, z.B.: der Patient stellt vor dem Löffeln der Suppe den Nachtisch von rechts nach links
- Handlungen werden nicht zu Ende geführt: der Patient bricht die Handlung ab, wendet sich einer anderen Handlung zu oder sucht die Zustimmung der Pflegekraft oder des Therapeuten

Problematik der Apraxie

- unzureichende Selbsthilfeleistungen in der Körperpflege und beim Ankleiden
- unästhetisches Verhalten bei der Nahrungsaufnahme
- erhöhte Reizbarkeit, wenn Handlungen korrigiert werden

Pflege- und Therapieschwerpunkte

- Training der apraktischen Einzelbewegungen und Handlungsfolgen
- Training des richtigen Objektgebrauchs
- Selbsthilfetraining (Körperpflege, Kleiden und Nahrungsaufnahme)

9.1.6 Aphasie

Die Aphasie ist eine **zentrale Sprachstörung,** die bei Läsionen der sprachdominanten Großhirnhemisphäre (meist links) auftritt. Die Aphasie tritt häufig zusammen mit einer Hemiparese und Apraxie auf. Zu trennen ist die Aphasie von der Dysarthrie (Sprechstörung), die eine Schädigung des Sprechapparats und damit der Atmung, der Phonation und der Artikulation darstellt (vgl. Kap. 10.1.2).

Folgende Komponenten des Sprachsystems sind bei der Aphasie beeinträchtigt (Tab. 9-1):

- Phonologie: Laut- und Buchstabenebene
- Semantik: Bedeutung von Wörtern und Sätzen
- Syntax: Satzbau und Grammatik

Aphasiker haben Probleme beim **Sprechen und Schreiben** (expressiver Aspekt der Sprache), beim **Verstehen und Lesen** (rezeptiver Aspekt) und bei der **Gestik und Mimik.** Handbewegungen und Gesichtsausdruck entsprechen dann nicht dem, was die Betroffenen ausdrücken möchten, und werden nicht verstanden.

Folgende vier **Standardsyndrome** der Aphasie sind zu unterscheiden (Tab. 9-2):

- amnestische Aphasie
- Wernicke-Aphasie
- Broca-Aphasie
- globale Aphasie

Weniger häufig sind Leitungsaphasie und transkortikale Aphasie. Andere Störungsbilder, die keinem dieser Syndrome entsprechen, nennt man „nicht klassifizierbare Aphasie“.

Tab. 9-1 Begriffe und Erklärungen aus dem sprachtherapeutischen Bereich

Begriff	Erklärung	Beispiel
Semantische Paraphasie	Fehlbenennung, die manchmal eine bedeutungsmäßige Ähnlichkeit zum Zielwort aufweist	Teller statt Auto, Semester statt Jahreszeit
Phonematische Paraphasie	entsteht durch lautliche Veränderung eines Wortes, Laute werden ersetzt, hinzugefügt, umgestellt oder ausgelassen	Churirg statt Chirurg, Ackel statt Apfel
Semantischer Neologismus	Wortneuschöpfung	Kunterbuntgerät für Farbfernseher
Phonematischer Neologismus	die lautliche Entstellung eines Wortes, das Zielwort ist nicht mehr erkennbar	Verezaze
Agrammatismus	verkürzte Satzformen, in ausgeprägter Form spricht man von Telegrammstil, dabei werden Funktionswörter häufig ausgelassen	Mutter kommen morgen
Paragrammatismus	Grammatikstörung, bei der Satzverschränkungen oder zusammengezogene Sätze verwendet werden, Funktionswörter werden falsch verwendet	Morgen gehe ich zum Friseur wollte ich auch noch
Sprachautomatismus	häufige wiederkehrende immer gleiche Äußerung von Silben, Wörtern und Sätzen	dadadada, Auto, Auto, Auto, Veilchen gefaltete Veilchen gefaltete
Wortfindungsstörung	Schwierigkeit beim Abruf passender Wörter, es kommt zu – Suchverhalten – die Patienten benutzen Stellvertreterwörter – oder sie versuchen, das Wort zu umschreiben	 – ähäh – Ding – das scharfe Ding zum Kartoffelschälen

Tab. 9-2 Klassifikation und Leitsymptome der häufigsten Aphasietypen (nach Poeck, 1982)

Störungsbild	amnestische Aphasie	Wernicke-Aphasie	Broca-Aphasie	globale Aphasie
Sprachproduktion	meist flüssig	flüssig, überschießend	erheblich verlangsamt	spärlich bis gar nicht, Sprachautomatismen
Artikulation	meist nicht gestört	meist nicht gestört	oft dysarthrisch	meist dysarthrisch
Prosodie	meist gut erhalten	meist gut erhalten	oft nivelliert, auch skandierend	oft nivelliert, bei Sprachautomatismen gut erhalten
Satzbau	kaum gestört	Paragrammatismus	Agrammatismus, Fehlen von Funktionswörtern, Telegrammstil	nur Einzelwörter, Floskeln
Wortwahl	Wortfindungsstörungen	viele semantische Paraphasien und Neologismen, semantischer Jargon	relativ eng begrenztes Vokabular, kaum semantische Paraphasien	äußerst begrenztes Vokabular, grob abweichende semantische Paraphasien
Lautstruktur	einige phonematische Paraphasien	viele phonematische Paraphasien bis zu Neologismen, auch phonematischer Jargon	viele phonematische Paraphasien	sehr viele phonematische Paraphasien und Neologismen
Verstehen	leicht gestört	stark gestört	leicht gestört	stark gestört

Beobachtung

- die Betroffenen führen Anweisungen nicht aus, reagieren nicht auf Fragen
- sie sagen Unverständliches, z.B. Zahlen oder Wochentage, wenn sie eine Mitteilung machen möchten, und verstehen nicht, warum sie nicht verstanden werden (Globalaphasie)
- bei Störung in der Zahlenverarbeitung haben die Betroffenen z.B. Schwierigkeiten, selbst einfache Telefonnummern zu wählen

Problematik der Aphasie

Die Patienten sind in ihrer **Kommunikation** stark beeinträchtigt, sie können sich oft schon auf einfachstem Niveau nicht mehr verständlich machen. Die Umwelt reagiert mit Unverständnis **(Gefahr der Isolation).**

Die Betroffenen sind bei sehr persönlichen Handlungen (Telefonnummer, Namen) **von fremder Hilfe abhängig.**

Pflege- und Therapieschwerpunkte

- Einkaufs- und Verkehrstraining (Schwerpunkt Kommunikation)
- Stimulation von Sprachproduktion
- Fördern der rezeptiven und expressiven Fähigkeiten (Malen und Gestalten)
- sprachsystematische Defizite reduzieren (Sprachtherapie)
- Training der verbalen und nonverbalen Kommunikation (Gesten)

9.1.7 Zentrale Sehstörungen

Zentrale Sehstörungen sind Beeinträchtigungen der Sehleistung aufgrund einer Schädigung der Sehnervenbahnen, des Sehzentrums im Okzipitallappen oder des rechten Parietallappens. Davon abzugrenzen sind die meist altersbedingten Sehbehinderungen (Glaukom, Katarakt, Retinopathien etc.), die durch Schädigungen am Auge entstehen.

Folgende Sehstörungen sind zu unterscheiden:

- **einfache Sehstörungen,** am häufigsten ist die **Hemianopsie** (Gesichtsfeldausfall, Abb. 9-5)
- **komplexe oder räumliche Sehstörungen,** die häufigsten sind die visuell-räumlichen und die räumlich-konstruktiven Störungen (Abb. 9-6, s. S. 174)

Beobachtungen

- Schwierigkeiten selbst bei einfachen Anforderungen, z.B. Schilder lesen, sich richtig anziehen

Problematik der zentralen Sehstörungen

Sehstörungen führen zu vielfältigen Beeinträchtigungen im Alltag und zu Unsicherheit und Unselbständigkeit (Tab. 9-3, s. S. 175f.).

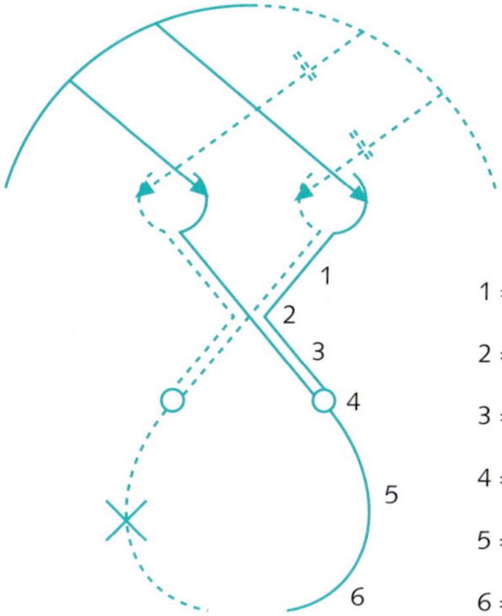

Abb. 9-5 Hemianopsie rechts aufgrund einer Schädigung der Sehnervenbahn: Beim linkshirnigen Infarkt werden die Seheindrücke, die von der rechten Seite auf die linke Netzhauthälfte treffen, in der linken Sehrinde verarbeitet

Pflege- und Therapieschwerpunkte

- Training, sich in der persönlichen Umgebung im Alltag und in „natürlicher" Umgebung (z.B. Klinikgelände, häusliche Umgebung, Straßenverkehr etc.) zurechtzufinden
- Visuelles *Explorationstraining* und Lesetraining bei Gesichtsfeldausfall und Neglect
- „Suchtraining" bei *Balint-Syndrom*

9

9.2 Pflegerische und therapeutische Maßnahmen

9.2.1 Selbsthilfetraining Körperpflege und Kleiden bei Hemiparese

Ziel

- Selbständigkeit bei der Körperpflege und beim Kleiden

Aufbau

Das Selbsthilfetraining wird **nach der Belastbarkeit** des Patienten in **verschiedene Teilschritte** gegliedert. Wenn der Patient im ersten Teilschritt selbständig ist, beginnt der nächste Teilschritt:

- 1. Teilschritt: Waschen am Waschbecken bei stark reduzierter Belastbarkeit (Kopfbereich des Patienten)

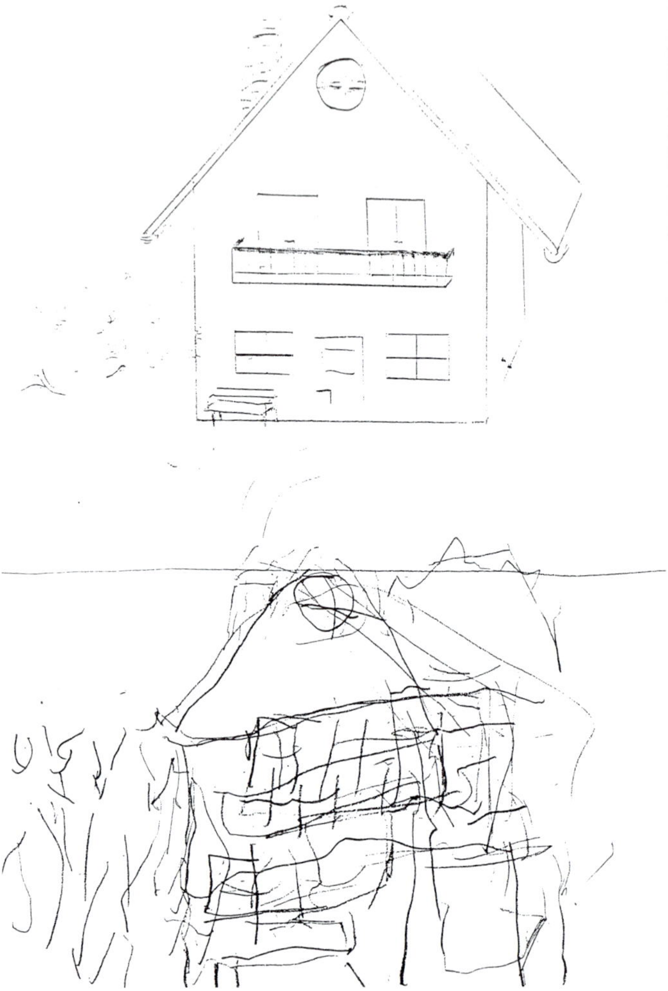

Abb. 9-6 Zeichnung eines Patienten mit schwerer räumlicher Störung

Tab. 9-3 Sehleistungen, Sehstörungen und Auswirkungen im Alltag

Sehleistung	Beeinträchtigungen	Auswirkungen im Alltag
Einfache Sehleistungen:		
Gesichtsfeld	homonymer Gesichtsfeldausfall: an beiden Augen sind identische Gesichtsfeldbereiche betroffen	hemianopische Lesestörung (deutlich reduziertes Lesetempo, häufige Lesefehler aufgrund mangelnden Überblicks über Worte und Textteile) Anstoßen an Hindernisse
	Röhrengesichtsfeld bei beidseitiger Hemianopsie	nur noch sehr kleines Restgesichtsfeld erhalten, die Patienten sind daher verlangsamt, da sie mühsam ihre Vorlage/Umgebung absuchen müssen
Visuelle Exploration	Gesichtsfeldausfall, der nicht ausreichend mit Kopf- und Blickbewegungen kompensiert wird	Anstoßen an Hindernisse Übersehen von Personen/Fahrzeugen Orientierungsprobleme in der Umgebung Verlangsamung
	Visueller Neglect	ähnlich wie bei schlecht kompensierter Hemianopsie, teilweise begleitet von mangelndem Störungsbewußtsein (unawareness)
	Balint-Syndrom	*Neglect-Dyslexie* wie bei Gesichtsfeldausfall, zusätzlich: Blick bleibt auf gefundenem Gegenstand haften, wandert dann weiter zum nächsten Punkt, aber es kann kein Zusammenhang hergestellt werden, Patienten sind im Alltag oft auf Hilfe angewiesen
Sehschärfe und Kontrastsehen	Patienten sehen verschwommen (bei normaler Sehschärfe im Nahbereich)	Lesen oder PC-Arbeit kann beeinträchtigt sein Entfernungen sind schwer einzuschätzen Probleme beim Treppensteigen visuelle Belastbarkeit reduziert
Farbsehen	Verschlechterung der Farbtondifferenzierung bis zu „Schwarzweißsehen"	
Hell-Dunkel-Adaptation	Blendgefühl und Dunkelsehen, können einzeln oder kombiniert auftreten	Blendgefühl im Freien, ziehen tagsüber die Vorhänge zu, haben evtl. vermehrte Tränenproduktion, bei Dunkelsehen erscheint dem Betroffenen die Umgebung dunkler als „normal"

9

Tab. 9-3 Sehleistungen, Sehstörungen und Auswirkungen im Alltag *(Fortsetzung)*

Sehleistung	Beeinträchtigungen	Auswirkungen im Alltag
Komplexe Sehleistungen:		
Objekt- und Gesichtererkennung	Patienten sehen, können aber nicht erkennen, was sie sehen	fällt manchmal nicht auf, gelegentlich Ratlosigkeit im Umgang mit Objekten vertraute Gesichter werden nicht erkannt Lesestörung
Räumliche Sehleistungen:		
visuell-räumliche Wahrnehmung	Distanzeinschätzung	Abstand von Teppenstufen können nicht eingeschätzt werden
	Winkeleinschätzung	Analoguhren können nicht gelesen werden
	Mengeneinschätzung	fällt im Haushaltstraining auf
	Positionseinschätzung	Vorbeigreifen an Gegenständen
räumlich-konstruktive Störung	dreidimensionale Wahrnehmung gestört Bezeichnungen wie oben, unten, vor, hinter usw. können nicht richtig erfaßt und in Zusammenhang gebracht werden	häufig ähnliches Bild wie die Apraxie, z.B.: Ankleiden problematisch, Rangieren mit dem Rollstuhl schwierig, Patienten sitzen schief im Rollstuhl, Zusammenlegen von Kleidung, Wäsche ist schwierig

- 2. Teilschritt: Waschen am Waschbecken bei reduzierter Belastbarkeit (Kopf- und Oberkörper des Patienten, Oberkörper ankleiden)
- 3. Teilschritt: Waschen am Waschbecken bei voller Belastbarkeit (Kopf, Ober- und Unterkörper des Patienten, Ober- und Unterkörper ankleiden)
- 4. Teilschritt: Duschen/Baden (Vorbereitung zum Duschen/Baden mit Haarwäsche, Ankleiden, Nachbereitung)

Vorbereitung und Hilfsmittel

- Hocker oder Stuhl vor dem Waschbecken bereitstellen
- Frotteewaschlappen, Handtücher, Seife (evtl. Flüssigseife) zurechtlegen
- „Rückenschwamm": entweder einen Schwamm an einem langen gebogenen Stiel (Sanitätshaus), eine Flaschenbürste mit Schwammkopf oder eine langstielige Badebürste, über die ein Waschhandschuh gezogen wird
- Kleidung und Stuhl zum Anziehtraining vorbereiten, Reihenfolge beim Ankleiden festlegen

- statt BH Büstier, oder BH-Verschluß zunähen
- feste Schuhe für Transfers (Sportschuhe oder Lederschuhe), Schnürsenkel für die „Einhandschleife" umbinden (s. Abb. 9-7)
- **zum Duschen/Baden:** Badewannenbrett, (liegt quer über der Wanne, der Patient sitzt darauf) oder Aquatec-Lifter (hydraulische Absenkung ins Wasser)
- Duschhocker mit oder ohne Seitenlehnen und mit herausnehmbarem Einsatz für die Intimwäsche

Voraussetzung zum Duschen/Baden
- der Patient beherrscht den Transfer mit einer Hilfsperson
- Dusche oder Badewanne muß mit Haltegriffen ausgestattet sein

Richtlinien
- alle Handlungen des Patienten oder der Pflegekraft beginnen auf der betroffenen Seite des Patienten (s. Kap. 2), Ausnahme: bei Patienten mit Sensibilitätsstörungen beginnt das Waschen auf der „gesunden" Körperseite, damit der Patient spürt, wie sich „Waschen" anfühlt und dieses Gefühl auf die betroffene Seite übertragen kann
- Streichbewegungen mit Frotteewaschhandschuh, um die taktile Wahrnehmung zu fördern
- vorschnelles Handeln stoppen
- *Perseverationen* erkennen und unterbrechen
- apraktische Handlungen erkennen und korrigieren (s. Kap. 9.1.5)

Vorgehen beim 1. Teilschritt: Waschen am Waschbecken bei stark reduzierter Belastbarkeit
- der Patient putzt die Zähne, wäscht das Gesicht und trocknet es ab, kämmt die Haare am Waschbecken, er sitzt dabei auf einem Stuhl oder im Rollstuhl
- die Pflegekraft führt den Patienten während der ganzen Handlung, oder sie führt nur in die einzelnen Handlungen ein und läßt den Patienten selbst fortfahren (vgl. Kap. 5.2)
- bei Männern: das Rasieren in das Selbsthilfetraining mitaufnehmen
- den Patienten anleiten, die Waschutensilien selbst herzurichten und wieder aufzuräumen

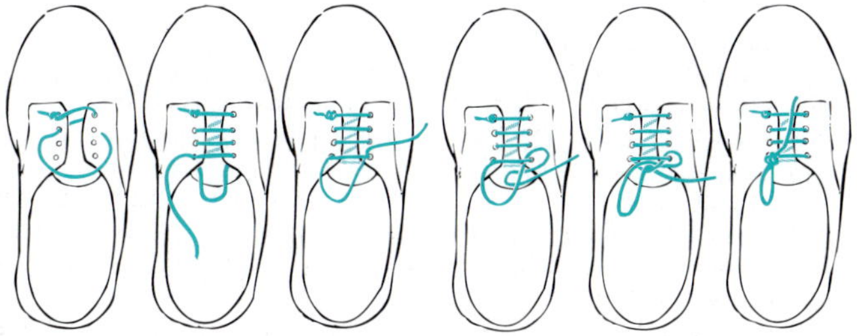

Abb. 9-7 Einhandschleife für die linke Hand

9

Vorgehen beim 2. Teilschritt: Waschen am Waschbecken bei reduzierter Belastbarkeit

- **Oberkörperwäsche**
  - der Patient legt den betroffenen Arm zum Waschen ins Waschbecken oder auf den Waschbeckenrand, zum Abtrocknen legt er ihn in den Schoß
  - der Patient wäscht den „gesunden" Arm, indem er ihn über den Waschlappen streicht, der am Waschbeckenrand plaziert ist
  - die Achselhöhle und den Rücken wäscht er mit dem „Rückenschwamm"
  - er trocknet den „gesunden" Arm und den Rücken ab, indem er das Handtuch an einem Ende greift, es sich über die betroffene und die „gesunde" Schulter „wirft" und es am anderen Handtuchende unten vorne wieder herauszieht; dieser Vorgang ist mehrmals zu wiederholen, bis Arm und Rücken trocken sind

- **Oberkörper ankleiden**
  - den Patienten auf „normalen Stuhl" umsetzen (mehr Bewegungsfreiheit, „natürliche Bedingung")
  - dem Patienten die Kleidung über die betroffene Seite anreichen oder zurechtlegen
  - der Patient legt sich z.B. das T-Shirt auf den Schoß, formt aus dem Ärmel der paretischen Seite ein „Nest", schiebt den paretischen Arm durch Neigen des Oberkörpers hindurch, streift das T-Shirt über die paretische Schulter, schlüpft mit dem „gesunden" Arm in den Ärmel und zieht sich das T-Shirt über den Kopf
  - auf die gleiche Weise sind andere Bekleidungsstücke des Oberkörpers anzuziehen

- **Oberkörper auskleiden**
  - gleiche Vorgehensweise wie beim Anziehen, der Patient beginnt mit dem „gesunden" Arm

Vorgehen beim 3. Teilschritt: Waschen am Waschbecken bei voller Belastbarkeit

- **Unterkörperwäsche am Waschbecken**
  - das Gesäß (bzw. der Intimbereich bei Frauen) wird entweder von der Pflegekraft gewaschen, während der Patient steht und sich am Waschbecken oder an Haltegriffen festhält, oder die Pflegekraft hält den Patienten beim Stehen fest und er wäscht sich selbst das Gesäß (den Intimbereich)
  - Männer können den Genitalbereich auch im Sitzen waschen
  - der Patient wäscht die Beine im Sitzen, er schlägt dazu das betroffene Bein über das „gesunde" Bein

- **Unterkörper ankleiden**
- der paretische Arm hängt seitlich herunter bzw. wird nach unten geführt, bei Schulterschmerzen stützt die Pflegekraft den Arm am Ellenbogen oder am Oberarm ab
- der Patient zieht zuerst das paretische Bein an, indem er es über das gesunde schlägt und nacheinander Unterhose, Strumpf, Hosenbein und Schuh anzieht
- das Bein wird wieder auf den Boden gestellt
- der Patient zieht das „gesunde" Bein an, indem er sich nach unten beugt
- er schließt die Schuhe mit Klettverschluß oder „Einhandschleife"
- anschließend steht der Patient auf, um die Hosen hochzuziehen, evtl. wird er dabei von der Pflegekraft gestützt ggf.
- der Patient überprüft vor einem Spiegel den Sitz der Kleidung

- **Unterkörper auskleiden**
- gleiche Vorgehensweise wie beim Ankleiden, Beginn auf der paretischen Seite

Vorgehen beim 4. Teilschritt: Duschen und Baden

- **zum Ein- und Aussteigen** trägt der Patient **feste Schuhe**, um Umknicken oder Ausrutschen zu verhindern, die Pflegekraft reicht dem Patienten die Schuhe an

Gummimatten ersetzen keine Schuhe!

- anfangs duscht sich der Patient im Sitzen
- er wäscht den Genitalbereich im Sitzen auf einem ausgeschnittenen Stuhl
- wenn der Patient sicher barfuß stehen kann, wäscht er das Gesäß im Stehen mit Unterstützung durch die Pflegekraft
- er trocknet Oberkörper, Beine und Füße im Sitzen in der Dusche ab
- er zieht die Schuhe in der Dusche an und trocknet dann erst den Unterkörper mit Unterstützung im Stehen ab

Mögliche Schwierigkeiten oder Komplikationen

- Überforderung des Patienten (Anforderung zurücknehmen)
- Auftreten von Spastik (dem Patienten dann einzelne Handlungen abnehmen (s. Kap. 9.2.5)

Mit dem Patienten viel nonverbal, durch Zeigen und Führen, arbeiten und ihn nicht frustrieren. Erfolgserlebnisse verschaffen!

9.2.2 Selbsthilfetraining Essen und Trinken bei Hemiparese

Ziele

- selbständiges Essen und Trinken zubereiteter warmer Mahlzeiten
- selbständiges Zubereiten kalter Mahlzeiten (Frühstück, Abendessen)
- ausreichende Versorgung mit Flüssigkeit und Nahrung

Vorbereitung und Hilfsmittel

- den Patienten **aufrechte Position** einnehmen lassen, Lagerung am Tisch auf Stuhl oder Rollstuhl oder sitzend im Bett (je nach Belastbarkeit des Patienten, der Tisch sollte nicht zu hoch sein, vgl. Kap. 2.2.2.8)
- auf Körpersymmetrie achten: paretisches Bein auf den Boden stellen
- auf aufrechte, tischnahe Sitzhaltung achten
- der betroffene Arm liegt ausgestreckt und mit der Handfläche nach oben auf dem Tisch
- Anti-Slip-Matte und Nagelbrett (Einhand-Eßbrett) bereitlegen

Richtlinien

- den Patienten ausreichend Zeit zum Essen und Trinken lassen
- auf **Schluckstörungen** achten (vgl. Kap. 10.1.3)
- apraktische Handlungen erkennen und korrigieren (s. Kap. 9.1.5)

• **bei Neglect**
- den Patienten zum Explorieren auffordern, damit er die vernachlässigte Seite des Tellers wahrnimmt (den Teller nicht umdrehen!)
- Medikamente direkt in die Hand geben

Vorgehen

• **bei warmen Mahlzeiten**
- die Pflegekraft schneidet Fleisch o.ä. klein
- der Patient führt mit der gesunden Hand die Gabel

• **bei kalten Mahlzeiten**
- der Patient steckt die Semmel auf die Nägel, legt seine paretische Hand als „Beschwerhand" auf die Semmel und schneidet sie mit der „gesunden" Hand auf
- er bezieht beim Schneiden und Streichen die paretische Hand mit ein, z.B. als „Haltehand" zum Öffnen von Portionspackungen

• **beim Trinken**
- die Pflegekraft stellt Getränke nach Wunsch des Patienten bereit
- Strohhalm oder Schnabelbecher vermeiden

Mögliche Schwierigkeiten oder Komplikationen

- bei Sensibilitätsstörungen und herabgesetzter Mundmotorik kann es zu Essensansammlungen in der Wangentasche der paretischen Seite kommen, die Patienten sind aufzufordern, die Wangentaschen mit der Zunge oder dem Finger auszuräumen; zusätzlich ist nach jeder Mahlzeit Mundpflege anzubieten

Fachtherapeuten (Logopäden, Ergotherapeuten etc.) sind bei der Flüssigkeitsversorgung des Patienten miteinzubeziehen.

9.2.3 Selbsthilfetraining Mobilisation bei Hemiparese

Ziel

- Selbständigkeit beim Bewegen im Bett, bei Transfers und bei der Fortbewegung

Hilfsmittel

- höhenverstellbares Bett
- Rollstuhl mit höhenverstellbaren und herausnehmbaren Seitenteilen, Fußstütze, fester und ausreichend hoher Rückenlehne, passendem Rollstuhltisch; der Rollstuhl ist durch Krankengymnasten oder Ergotherapeuten anzupassen
- Gehhilfen: Stock, Rollator

Richtlinien

- Unterstützung bei Bewegungen möglichst nur **von einer Pflegekraft**, Unterstützung langsam ausschleichen (eindeutige Interaktion, vgl. Kap. 3.1.1)
- bei jedem Handling mit dem Krankengymnasten zusammenarbeiten, da individuell auf Probleme des Patienten eingegangen werden muß
- Einsetzen der paretischen Hand fördern

Der halbseitengelähmte Patient weiß vielfach nicht mehr, wie er sich bewegen muß, seine Bewegungen entsprechen häufig nicht den automatisierten „normalen" Bewegungsabläufen, **gezielte und konkrete Instruktionen** sind daher besonders wichtig.

Vorgehen beim Bewegen im Bett

- **in Rückenlage nach oben oder unten bewegen**
- den Patienten kinästhetisch „rollen" (Kap. 3.1.3 und 3.1.4)
- oder: der Patient stellt seine Beine auf, hebt das Becken hoch („Brücke machen") und stößt sich mit den Füßen ab, während die

Pflegekraft sein paretisches Schulterblatt unterstützt und ihn nach oben schiebt; der paretische Fuß ist dabei von der Pflegekraft zu fixieren
- beim Rutschen nach unten drückt die Pflegekraft das Knie des paretischen Beines über den Fuß, unterstützt das paretische Schulterblatt und zieht dadurch den Patienten nach unten
- bei sehr schweren Patienten das Bett in eine schiefe Ebene bringen

> ! Patienten mit erhöhtem Hirndruck nicht in eine Kopftieflage bringen.

- **in Rückenlage zur Seite rutschen**
- der Patient stellt die Beine an, hebt das Gesäß und bewegt das Becken in die gewünschte Richtung; er ist auf der paretischen Seite ggf. zu unterstützen
- der Patient spannt dann die Bauchmuskulatur an, um seinen Oberkörper anzuheben und ihn in die gewünschte Richtung zu schieben; ggf. unterstützt die Pflegekraft den Patienten, indem sie unter das paretische Schulterblatt greift

- **Drehen im Bett**
- der Patient dreht sich mit nach oben gestreckten, zusammengenommenen Händen, auf diese Weise zieht er das Schulterblatt hervor, so daß die Schulter in der Seitenlage frei liegt
- das Drehen erfolgt mit angestellten Beinen, um einschießende Spastik zu verhindern

- **Aufsetzen auf die Bettkante**
- der Patient dreht sich mit angestellten Beinen auf die paretische Seite
- er stützt sich mit der „gesunden“ Hand (evtl. Faust machen lassen) auf der Matratze ab und bringt den Oberkörper hoch, gleichzeitig gleiten die Beine aus dem Bett
- die Pflegekraft unterstützt den Oberkörper des Patienten und fängt die Beine ab

- **von der Bettkante ins Bett legen**
- die „gesunde“ Hand des Patienten stützt unter dem paretischen Arm den Oberkörper ab, der Patient legt sich über die Seite auf das Bett
- der Patient hebt das „gesunde“ Bein selbst auf das Bett, das paretische Bein wird, um eine Spastik zu verhindern, von der Pflegekraft auf das Bett gehoben

Vorgehen bei Transfers

- **bei allen Transfers:**
- jeder Transfer (Ausnahme „Pusher“) erfolgt über die betroffene Seite
- der Rollstuhl wird im rechten Winkel zum Stuhl oder Bett positioniert

– der Patient verlagert den Körperschwerpunkt nach vorne, indem er an die Stuhlkante rutscht: er neigt den Oberkörper nach vorne, hebt das Becken abwechselnd links und rechts an und „wandert" auf der Sitzfläche nach vorne (**„Schinkengang"**); das Gewicht muß dabei ganz auf jeweils eine Seite genommen werden
– die Hände liegen im Schoß des Patienten
– die Pflegekraft unterstützt den Patienten beim Anheben des Beckens auf der paretischen Seite und hält den Patienten evtl. in der Oberkörperbeugung
– der Patient rutscht soweit an die Stuhlkante, daß seine Füße ganz auf dem Boden stehen
– er bringt seine Füße in hüftbreite Schrittstellung, beide Füße müssen hinter den Knien stehen

Um dem Patienten Sicherheit zu geben, sollten Transfers im Frühstadium immer nach gleichem Schema erfolgen. Im Spätstadium können verschiedene Transfers zur Anwendung kommen, der Patient lernt dadurch, in unterschiedlichen Situationen zurechtzukommen.
Die Entscheidung der Transfervariation ist davon abhängig, ob der Patient Gewicht auf die betroffene Seite übernehmen kann. Beim Tansfer über den Stand ist Gewichtsübernahme erforderlich.

- **bei tiefem Transfer** (der Patient kommt nicht zum Stand (Abb. 9-8):
– die Pflegekraft steht vor dem Patienten
– die Füße des Patienten stehen hinter seinen Knien
– die Pflegekraft fixiert das paretische Knie des Patienten mit ihren eigenen Knien
– der Patient beugt sich nach vorne, seine Hände liegen in seinem Schoß
– die Pflegekraft greift über den Patienten hinweg unter dessen Gesäß oder dessen Schulterblätter
– auf Kommando hebt der Patient sein Gesäß an, gleichzeitig verlagert die Pflegekraft ihr eigenes Körpergewicht nach hinten, „hebelt" so den Patienten hoch und dreht ihn gleichzeitig über seine betroffene Seite

- **Transfer über den Stand** (Abb. 9-9):
– die Pflegekraft steht seitlich vom Patienten und fixiert sein betroffenes Bein mit ihrer Hand oder ihrem Knie
– der Patient läßt beide Arme hängen oder streckt sie nach vorne, die gesunde Hand führt dabei die paretische
– die Pflegekraft stützt den Patienten unter dem Gesäß und/oder der Schulter
– die Pflegekraft verlagert ihr Gewicht nach hinten, dadurch steht der Patient auf

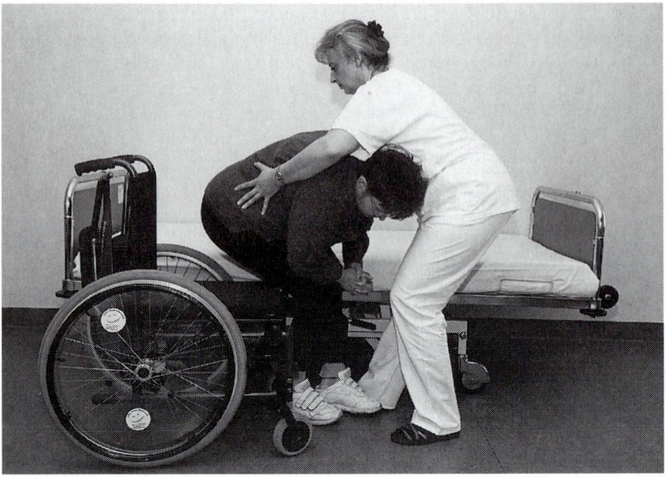

Abb. 9-8 Transfer durch Umschwenken („tiefer Transfer“)

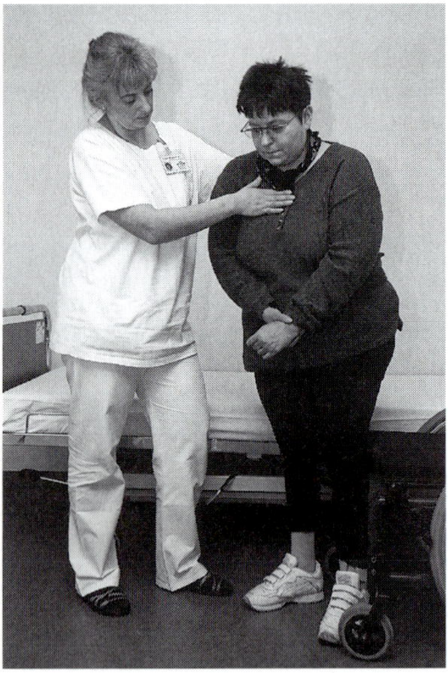

Abb. 9-9 Transfer über den Stand

- der Patient dreht sich, indem er kleine Schritte macht
- er setzt sich durch Vorneigen des Oberkörpers und Beugen in der Hüfte

> Die Pflegekraft befindet sich beim Niedersetzen des Patienten in einer tieferen Position, um ihren Rücken zu entlasten, sie muß entsprechend tief in die Knie gehen.

Vorgehen beim Rollstuhlfahren

- die Sitzhöhe ist so einzustellen, daß der Patient mit dem „gesunden" Fuß anschieben kann
- der Patient nimmt eine symmetrische Sitzposition ein
- die Armlehnen stützen die Schultern, vor allem die betroffene Schulter ab, so daß diese nicht hängt
- der betroffene Arm liegt gestreckt auf dem Rollstuhltisch
- der betroffene Fuß steht auf einer Fußstütze
- der Patient treibt den Rollstuhl an, indem er mit der „gesunden" Hand weit ausholend von hinten den Reifen anschiebt und mit dem „gesunden" Fuß anschiebt

> Für externe Unternehmungen kann statt eines Rollstuhltisches eine größere Tasche auf die Beine gelegt werden.

Vorgehen beim Gehen

- feste Schuhe (Sportschuhe, Lederhalbschuhe) anziehen (lassen)
- **bei Peroneuslähmung** (Fußheberlähmung) ist das „Klebenbleiben" des Fußes am Boden zu verhindern, z.B. indem die Gummisohle an der Schuhspitze des paretischen Fußes mit Pflaster umwickelt wird, oder durch eine Peroneusschiene, die in festen Schuhen getragen wird, oder durch das Tragen von Maßschuhen mit Valenser-Schiene (eine am Schuh befestigte Peroneusschiene)

- **Führen des Patienten von vorne** (der Patient geht ohne Hilfsmittel)
  - die Pflegekraft geht rückwärts vor dem Patienten
  - der Patient hat beide Arme auf die Schultern der Pflegekraft gelegt, bei Schulterschmerzen läßt er den paretischen Arm hängen
  - die Pflegekraft führt den Patienten am Becken, indem sie seine paretische Seite beim Vorwärtsschritt zu sich zieht und beim Schrittwechsel nach unten drückt und somit dem Patienten hilft, Gewicht auf das paretische Bein zu übernehmen

- **Führen des Patienten von hinten** (der Patient geht frei mit Stock oder mit Rollator)
  - die Pflegekraft geht hinter dem Patienten und führt ihn am Becken, beim Vorwärtsschritt schiebt sie das Becken des Patienten von sich weg

Mögliche Schwierigkeiten oder Komplikationen

- bei zu frühem Beginn des Gehens besteht die Gefahr, daß der Patient sich falsche Bewegungsmuster aneignet
- bei Aufliegen des paretischen Armes auf dem Rollstuhlstisch Gefahr der Bursitis im Ellbogengelenk; polstern (mit Fersenschoner)

9.2.4 Selbsthilfetraining bei Apraxie

Ziele

- korrektes Ausführen von Handlungsabläufen
- richtige Benutzung von Werkzeugen
- Selbständigkeit in den Bereichen Körperpflege, Kleiden und Nahrungsaufnahme

Vorbereitung und Hilfsmittel

- einheitliche Vorgehensweise mit Ergotherapeuten absprechen
- Hilfsmittel wie beim Selbsthilfetraining bei Hemiparese (s. Kap. 9.2.2 und 9.2.3)

Richtlinien

- Handlungsabläufe in Teilschritte zerlegen und einzeln einüben
- statt komplexer Bewegungen vereinfachte ähnliche Bewegungen trainieren, z.B. Streichbewegungen mit der Hand über den Tisch, um das Streichen einer Brotscheibe einzuüben
- Gegenstände, die für einen Handlungsablauf nötig sind, in den Griffbereich des Patienten legen, unnötige Utensilien vermeiden (Verwirrung)

Bei schweren Apraxien bietet sich an, zuerst den letzten Teilschritt zu üben, um den Patienten Erfolgserlebnisse zu ermöglichen (backward chaining). Das heißt, der Apraktiker lernt zuerst die Semmel zu streichen, bevor er lernt, sie aufzuschneiden.

Apraktiker können **verbale** Aufforderungen nicht ausführen, ein Lernprozeß findet nur statt, wenn die Handlungen **vorgemacht** oder die Hände entsprechend **geführt** werden.

Vorgehen

Die bei der Therapie beabsichtigte und notwendige Umstellung von der geschädigten, dominanten Hemisphäre (linke Hirnhälfte bei Rechtshändern) auf die nicht dominante Hemisphäre läßt keinen Zugriff auf das Altgedächtnis zu. Dies bedeutet, daß alle gestörten Handlungen neu erlernt werden müssen.

- die Pflegekraft führt die Hände des Patienten bei allen Handlungssequenzen (Abb. 9-10), vgl. Kap. 5.2.1
- bei Handlungspausen bzw. -abbrüchen des Handlungsablaufs initiiert sie den Handlungsschritt und läßt ihn vom Patienten zu Ende führen
- besonders bei schweren Aphasien **nonverbal** anleiten

Beim parallelen Arbeiten (Therapeut/Pflegekraft steht neben dem Patienten) kann die Kopierleistung der rechten Hemisphäre genutzt werden, um das Erlernen von Handlungsabläufen zu vereinfachen; sitzen sich Patient und Therapeut gegenüber, so sind die Handlungen spiegelverkehrt und können nicht einfach kopiert, sondern müssen verarbeitet werden.

Mögliche Schwierigkeiten oder Komplikationen

- Erlerntes muß ständig wiederholt werden, da es sonst wieder verlernt wird
- bei fehlender Krankheitseinsicht fühlen sich Patienten leicht bevormundet, besonders beim Führen

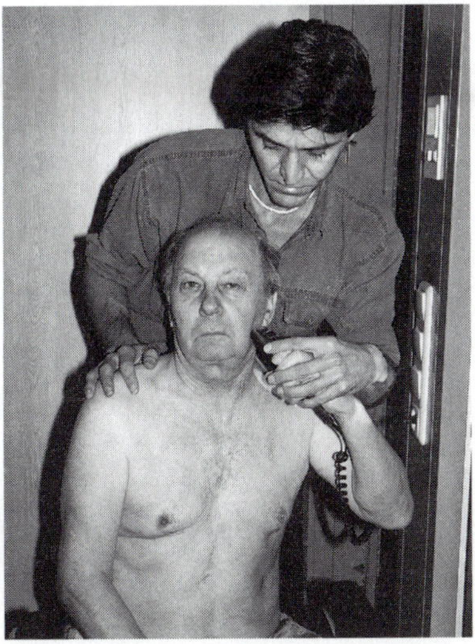

Abb. 9-10 Führen der Hand während des Rasierens bei Apraxie

9.2.5 Regulation des Muskeltonus bei spastischer Hemiparese

Ziele

- physiologischen Muskeltonus aufbauen
- Funktionalität der Extremitäten erhalten

Hilfsmittel

- wie bei Lagerung nach Bobath (Kap. 2)

Richtlinien

- spastikerhöhende Faktoren (s. Kap. 2) vermeiden
- **falsche Bewegungsmuster** im Alltag, die zur Tonuserhöhung führen, **vermeiden,** z.B. das Hochziehen am Bettbügel, das „Unterhaken" des paretischen Beines mit dem „gesunden" Bein beim Hinlegen oder Aufrichten, das Hochziehen am Waschbecken oder Handlauf; beim Rollstuhlfahren unbedingt vermeiden: Fahren ohne Rollstuhltisch, paretischer Arm stark angewinkelt auf Kissen „gelagert", Ziehen an einem Handlauf statt zu fahren, „Unterhaken" des paretischen Beines statt den Fuß auf die Fußstütze zu setzen

Vorgehen

- **im Bett:**
- Lagerung auf die paretische Seite, besonders wichtig morgens, ca. 45 Minuten vor dem Aufstehen
- in Seitenlage den betroffenen Arm aktiv (Patient) oder passiv (Pflegekraft) von der Innenseite des Oberarms in Richtung Hand ausstreichen
- bei Schmerzen die spastische Extremität mit zusätzlichen Kissen unterlagern
- vor dem Aufrichten und Aufstehen spastikhemmende Übungen ausführen bzw. den Patienten dazu anleiten (Tab. 9-4)

- **im Sitzen:**
- gelegentliches Ausstreichen des Arms bei Tonuserhöhung
- regelmäßig spastikhemmende Übungen ausführen (z.B. im Rahmen einer Hemiparesegruppe, Tab. 9-5)

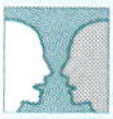

Angehörige sollten an den spastikhemmenden Übungen teilnehmen, um nach der Entlassung des Patienten die Übungen mit ihm weiterführen und motivierend auf ihn einwirken zu können.

Tab. 9-4 Spastikhemmende Übungen für Patienten mit Hemiparese im Bett

Patient liegt in Rückenlage:

1. Die gefalteten Hände vom Körper wegstrecken und wieder heranziehen.
2. Die gefalteten Hände mit gestreckten Armen zuerst in die Waagrechte führen und dann soweit wie möglich nach oben (nicht über die Schmerzgrenze hinaus).
3. Die gefalteten Hände und gestreckten Arme langsam weit nach rechts und links wenden.
4. Mit aufgestellten Beinen das Becken nach rechts und links drehen.

Patient sitzt auf der Bettkante:

5. Mit gefalteten Händen abwechselnd am rechten und am linken Bein auf und ab „fahren".
6. Die Hände auseinandernehmen und neben dem Körper locker hängen lassen, evtl. etwas schütteln.

Tab. 9-5 Spastikhemmende Übungen für Patienten mit Hemiparese im Sitzen

Die Patienten sitzen aufrecht auf normalen Stühlen, spüren beide Sitzhöcker, die Beine sind hüftbreit auseinandergestellt, die Füße stehen am Boden.

Die einzelnen Übungen sollten ca. fünfmal ausgeführt werden.

1. Hände gefaltet und die Arme ausgestreckt auf den Tisch legen, den Kopf zwischen die Arme nehmen und ihn ebenfalls auf den Tisch legen.
2. Die gefalteten Hände vom Körper wegstrecken und wieder heranziehen.
3. Die gefalteten Hände gehen mit gestreckten Armen erst in die Waagrechte und dann soweit wie möglich nach oben (nicht über die Schmerzgrenze hinaus).
4. Arme wieder auseinander und beide Schultern hochziehen.

Die Patienten rutschen nun vom Tisch weg (mind. einen halben Meter).

5. Mit gefalteten Händen zuerst am rechten und dann am linken Bein „auf und ab fahren".
6. Die Hände wieder auseinandernehmen und neben dem Körper locker herunterhängen lassen, evtl. etwas schütteln.
7. Mit wieder gefalteten Händen zuerst das linke über das rechte Bein schlagen, dann umgekehrt.
8. Beide Beine haben festen Bodenkontakt, abwechselnd das Gewicht zuerst auf die linke und dann auf die rechte Pobacke verlagern, auf diese Weise auf dem Stuhl vor und wieder zurück bewegen („Schinkengang").
9. Zwischen einem „Katzenbuckel" und einer sehr aufrechten Rumpfhaltung wechseln.

Tab. 9-5 Spastikhemmende Übungen für Patienten mit Hemiparese im Sitzen *(Fortsetzung)*

10. Die Arme über „Kreuz" auf die Schultern (oder Oberarme) legen und schaukeln.

Die Patienten rutschen wieder dicht zum Tisch.

11. Hände falten und mit gestreckten Armen langsam weit nach links und rechts wenden.
12. Hände wieder falten, Ellenbogen der paretischen Hand auf den Tisch stellen. Die „gesunde" Hand drückt die andere Hand so weit wie möglich nach unten (in überstreckter Position) und der Ellenbogen der „gesunden" Körperseite geht so weit wie möglich nach oben. Das Ganze umgekehrt.
13. Die gefalteten Hände mit ausgestreckten Armen auf den Tisch legen, der linke Handrücken liegt auf dem Tisch und wird von rechten Hand umgedreht, so daß der rechte Handrücken jetzt auf dem Tisch liegt, abwechseln.
14. Die gefalteten Hände und gestreckten Arme von links in einem Bogen auf dem Tisch nach rechts schieben („Scheibenwischer").
15. Bei gefalteten Händen die Ellenbogen nach rechts und links ausgestreckt auf den Tisch legen. Die Ellenbogen so weit wie möglich nach rechts und zurück nach links schieben.
16. Ballspielen! Mit gefalteten Händen einen Wasserball von einem Teilnehmer zum anderen stoßen, der Ball darf nicht herunterfallen.

9.2.6 Kommunikation bei Aphasie

Die Sprach**therapie** erfolgt durch Sprachtherapeuten. Für Pflegekräfte steht der **Umgang** mit sprachgestörten Patienten **im Stationsalltag** im Vordergrund.

Ziele

- Wahrnehmung der Sprachstörung fördern
- Kommunikationsmöglichkeiten verbessern

Hilfsmittel

- Block und Bleistift
- *Piktogramme* (nach Rücksprache mit dem Sprachtherapeuten)
- Piktogrammstundenplan für den Klinikaufenthalt (Abb. 9-11)
- Analoguhr

Nonverbale Hilfsmittel sind nur einzusetzen, wenn das **vorhandene Sprachpotential** ausgeschöpft ist.

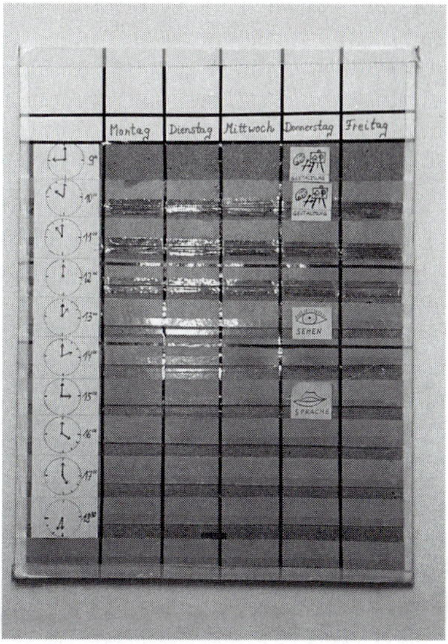

Abb. 9-11 Piktogrammstundenplan für eine ganze Woche: die einzelnen Therapiestunden sind durch Symbole dargestellt

Richtlinien

- **beim Sprechen:**
  - langsam, deutlich und nicht lauter als sonst sprechen (Aphasiker sind nicht schwerhörig)
  - korrekter Satzbau (kein „Ausländerdeutsch")
  - eingrenzende Fragetechnik verwenden (Ja/Nein-Fragen)
  - nicht mit Wörtern aushelfen, erst wenn der Patient um Hilfe bittet, ein Schlüsselwort anbieten
  - Ruhe und Geduld bewahren, dem Patienten Zeit zum Sprechen lassen, ggf. ein Gespräch zu einem späteren Zeitpunkt wiederaufnehmen
  - den Patienten auffordern, ein Wort, das er nicht sagen kann, aufzuschreiben
  - Sprachfehler nicht ständig korrigieren
  - den Aphasiker beim Sprechen anschauen
  - laute verbale Ausbrüche, die bei Überforderung entstehen und dem Patienten häufig nicht bewußt sind, rückmelden

> Dem Patienten sagen, daß man ihn nicht versteht.

- **im Umgang:**
  - beim Lagern oder in der Selbsthilfe nonverbal und führend mit dem Patienten arbeiten, Blickkontakt herstellen, Mimik und Gestik einsetzen, dem Patienten zeigen (durch Gesten oder Bilder), was auf ihn zukommt
  - bei allen Handlungen Situationsverständnis herstellen, d.h., die Pflegekraft soll sich versichern, den Patienten richtig verstanden zu haben und von ihm richtig verstanden worden zu sein
  - Überforderung und Ablenkung vermeiden (keine Fragen stellen, wenn der Patient gerade eine Handlung ausführt, Nebengeräusche wie Radio vermeiden)
  - Piktogrammstundenplan verwenden, um z.B. den Tagesablauf und Untersuchungen zu erklären
  - überfürsorgliches Verhalten vermeiden
  - vorhandene Fähigkeiten aufgreifen und fördern, um das Selbstwertgefühl des Patienten zu stärken (z.B. durch Übertragen von Aufgaben wie Blumen gießen, Tee kochen, Tisch decken)
  - nicht-sprachliche Ausdrucksmöglichkeiten einsetzen (z.B. Malen, Basteln, Töpfern, Musik, Kartenspiele)
  - Hörcassetten zur Verfügung stellen
  - individuelle Trainings (Einkaufs- und Haushaltstraining, Verkehrstraining) und Unternehmungen anbieten (externe Gruppe, Besuch eines Restaurants, Kap. 19)

Eine Sprachstörung ist keine Denkstörung!

9.2.7 Exploration und Orientierung bei zentralen Sehstörungen

Ziele

Der Patient soll Strategien erlernen, um sich im Alltag zurechtzufinden.

Pflegeprobleme bzw. Selbstpflegedefizite durch detailliertes Nachfragen beim Patienten und bei Angehörigen erfassen. Beim Erarbeiten von Lösungsstrategien ist die Zusammenarbeit mit dem Sehtherapeuten oder dem Psychologen sehr wichtig.

Hilfsmittel

- Markierung an der Kleidung (gelbe Armbinde, Button)
- Blindenstock
- Bücher mit Großdruck oder Hörcasetten
- bei Fernsehgeräten und PC: Bildschirm mit hoher Auflösung

Orientierung im Alltag erleichtern

- Gegenstände des täglichen Gebrauchs (z.B. Seife, Zahnbürste, Handtücher, Wäsche im Schrank etc.) beschriften
- deutlich zu unterscheidende Fächer für saubere und schmutzige Wäsche einrichten
- Kleidung (vorne, hinten, oben, unten) mit Wäschestift oder durch Einsticken markieren, dabei auf guten Kontrast achten
- beim Anziehen die gleiche Reihenfolge einhalten
- Stadtpläne kopieren, vergrößern und markieren
- Therapieplan vergrößern und markieren
- Einkaufstraining: den Geldbeutel „organisieren", d.h. Geldscheine in Fächer sortieren, mit dem Patienten üben, Münzen durch Tasten zu erkennen

9.2.8 Pflegerische Maßnahmen bei Inkontinenz

Ziele

- regelmäßige Ausscheidung von Blase und Darm
- Selbständigkeit bei der Ausscheidung

Hilfsmittel

- behindertengerechte Toilette, Toilettenstuhl
- Urinalkondome, Vorlagen und Windeln
- Harnableitungssysteme mit Bein- und Bettbeutel (s. Kap. 8.2.5)

Richtlinien

- Harnverhalt urologisch abklären lassen, ggf. eine **Punktionsfistel** legen lassen, nur geschlossene, sterile Systeme verwenden
- Kontinenztraining, d.h., den Patienten daran gewöhnen, seine Blase zu bestimmten Uhrzeiten zu entleeren, die Einführmenge muß dabei mit der Ausfuhrzeit in Einklang gebracht werden
- Ausscheidung möglichst auf Toilette/Toilettenstuhl, da die Blase im Sitzen oder im Stehen leichter zu entleeren ist und die Intimspäre besser zu wahren ist; Bettschüssel und Urinflasche, wenn überhaupt, nur nachts verwenden
- dem Patienten ausreichend Zeit zur Blasen- und Darmentleerung lassen
- das Reinigen nach der Ausscheidung in das Selbsthilfetraining miteinbeziehen, damit der Patient die richtige Sitzhaltung und die korrekten Bewegungen erlernt (besonders bei Hemiparetikern mit typischer Fehlhaltung: auf der paretischen Seite Rumpfverkürzung, auf der „gesunden" Seite eine Rumpfverlängerung, der „gesunde" Arm ist damit „zu kurz")

Vorgehen

- **bei Dranginkontinenz:**
- regelmäßige Toilettenzeiten, mit der Trinkmenge abstimmen
- evtl. Medikamente einsetzen, die die Blasenkapazität erhöhen (z.B. Dridase®)

- **bei Streßinkontinenz:**
– Beckenbodentraining nach dem Modell der „Krabbe“: Patient lernt das An- und Entspannen der Blasensphinktermuskulatur; regelmäßiges Üben mit Krankengymnasten oder Pflegekraft erforderlich

- **bei neuropsychologischen Ursachen:**
– Toilettenzeiten festlegen, zuerst nur tagsüber, später auch auf die Nacht ausdehnen
– Tagestrinkmenge bis 18.00 Uhr trinken lassen
– tagsüber Versorgung mit Inkontinenzmitteln (Vorlagen, Windeln) einschränken, um die Eigenverantwortung der Patienten zu fördern

- **bei Obstipation** (s. Kap. 8.2.6)

9.2.9 Pflegerische Maßnahmen bei Lymphstau

Ziel

– Verbesserung des Lymphabflusses und der venösen Stauung

Hilfsmittel

– ein bis zwei große Kissen
– Waschlappen und Nierenschale mit Wasser (Zimmertemperatur)
– Bett mit höhenverstellbarem Fußteil
– Antithrombosestrümpfe

Vorgehen

- **Hochlagern und Kühlen der Hand:**
– **Ober- und Unterarm** gestreckt auf Kissen hochlagern
– den betroffenen Arm dabei deutlich über Schulterniveau lagern
– den Arm mit Kissen auf dem Rollstuhltisch lagern, dabei Abflußstau in der Ellenbeuge vermeiden
– die Hand mit feuchtem Waschlappen mindestens dreimal täglich für ca. eine Stunde kühlen (**Verdunstungskälte**); dem Patienten Nierenschale und Wasser bereitstellen, damit er diese Maßnahme selbständig ausführt

> ! Zum Kühlen **kein** Coldpac verwenden, da Gefahr von Erfrierungen, insbesondere bei Patienten mit Sensibilitätsstörungen.

– bei starker und/oder schmerzhafter Schwellung Lympphdrainage durch den Masseur anbieten

- **Hochlagern des Beines:**
– Patienten im Bett mit hochgestelltem Fußende (eine Stufe) nach Bobath lagern
– bei starkem Lymphstau kurzfristig Rückenlage; paretisches Bein dabei mit Kissen hochlagern

- wenn der Patient im Rollstuhl sitzt, das Bein öfter auf einen Stuhl hochlegen lassen
- tagsüber angepaßte Kompressionsstrümpfe tragen lassen

> Um Einschnürungen an den Oberschenkeln zu vermeiden, Kompressionsstrümpfe möglichst nach Maß anfertigen lassen, die um den Bauch mit Klettverschluß gehalten werden.

10 Patienten mit Schädel-Hirn-Trauma (SHT)

Heinrich Sening und Claudia Wintersberger

Bei einem Schädel-Hirn-Trauma kommt es zu einer Schädigung des Gehirns und der versorgenden Blutgefäße.

Ursachen

- Verkehrsunfälle, Sportunfälle
- Stürze und Verletzungen im Haushalt (besonders bei älteren Menschen)

Einteilung

- **Commotio cerebri:** Gehirnerschütterung mit kurzfristiger Bewußtlosigkeit, Erbrechen und kurzer amnestischer Phase
- **Contusio cerebri:** Gehirnprellung mit längerer Bewußtlosigkeit, Erbrechen, längerer amnestischer Phase
- **Compressio cerebri:** lebensgefährliche Gehirnverletzung mit intrakranieller Blutung, Koma, das Tage bis Jahre dauern kann, sowie Dauerschäden

Symptome

Die Symptome richten sich nach dem Schweregrad der Verletzung und nach dem Ort der Schädigung: bei der Contusio cerebri und Compressio cerebri kommt es in der Frühphase durch Einblutungen ins Gehirn und durch Hirnödeme zur **Erhöhung des Hirndruckes** und zu ausgeprägten Störungen. Die Symptome können sich jedoch nach chirurgischen Eingriffen und der Resorption des Ödems abschwächen.
Die häufigsten Symptome sind:

- Bewußtlosigkeit bis zum Koma (Tage bis Jahre)
- Paresen: z.B. arm- und beinbetonte Hemiparesen, Fazialisparese (vgl. Kap. 9.1.1)
- Spastiken (vgl. Kap. 9.1.2 u. 9.2.4)
- Ataxie
- Epilepsie (s. Kap. 11)
- Schluckstörungen (Dysphagie)
- Sprechstörung (Dysarthrie)
- Sprachstörung (Aphasie, s. Kap. 9.1.6)
- kognitive Störungen
- Verhaltensauffälligkeiten aufgrund kognitiver Defizite
- Verhaltensstörungen

- zentrale Sehstörungen (s. Kap. 9.1.7)
- Verlust des Geruchs- und Geschmackssinns

Therapeutische Strategien
- intensivmedizinische Behandlung bei schweren Schädel-Hirn-Traumen
- chirurgischer Eingriff zur Druckentlastung bei Hirnödemen oder Blutungen
- symptomorientierte Therapie (Krankengymnastik, Ergotherapie, Logopädie etc.)
- Selbsthilfetraining (Körperpflege, Nahrungsaufnahme, Ausscheidung, Mobilisation)
- Training der gestörten kognitiven Leistungen
- verhaltenstherapeutisches Training
- soziale und berufliche Wiedereingliederung

10.1 Beeinträchtigungen der Patienten

Patienten mit Schädel-Hirn-Traumen können ähnliche Symptome wie Patienten mit einem Schlaganfall haben (Paresen, Spastiken, Aphasie etc., s. Kap. 9). Zu den häufigsten Symptomen nach einem Schädel-Hirn-Trauma zählen kognitive Störungen, Verhaltensänderungen, Ataxie, Sprech- und Schluckstörungen. Die im folgenden beschriebenen Störungen können auch im Rahmen anderer Erkrankungen auftreten.

10.1.1 Ataxie

Die Ataxie ist eine Störung der Bewegung und Koordination der gesamten Körpermuskulatur. Dem Ort der Schädigung nach unterscheidet man:
- **Zerebellare Ataxie:** durch Schädigung des Kleinhirns
- **Zerebrale Ataxie:** durch Schädigung des Großhirns
- **Spinale Ataxie:** durch (entzündliche) Prozesse im Rückenmark

Beobachtungen
- Störungen der Feinmotorik: mangelnde Kraftdosierung und Zittern der Hände (Tremor, Intentionswackeln)
- Zielungenauigkeit bei Handlungsabläufen
- plötzlich ausfahrende Bewegungen der Gliedmaßen

  Begleiterscheinungen der Ataxie sind Dranginkontinenz, Schluckstörungen, Sprechstörungen.

Problematik der Ataxie
- unzureichende Selbsthilfeleistungen durch die motorische Störung
- unsicherer Gang, eingeschränkte Mobilität und Rollstuhlpflicht bei schweren Ataxien
- Stürze beim Stehen, Gehen und Sitzen durch Tetraparese, Hypertonie der Muskulatur und Fallneigung zur lädierten Seite

- verlangsamte Kommunikation aufgrund einer gleichzeitig auftretenden Sprechstörung
- bei einer schweren Ataxie ist der Rehabilitationsprozeß langwierig; die Chancen für eine berufliche Wiedereingliederung sind gering

Pflege- und Therapieschwerpunkte

- Selbsthilfetraining in den Bereichen Körperpflege und Kleiden, Essen und Trinken
- Schlucktraining (Kap. 10.2.7)
- Kommunikationstraining (Kap. 10.1.2 u. 10.2.6)
- Krankengymnastik
- evtl. medikamentöse Therapie mit Antihyperkinetika (zur Reduktion des Muskeltonus)

10.1.2 Sprechstörung (Dysarthrie)

Die Dysarthrie ist eine Störung des Sprechens aufgrund einer Beeinträchtigung der Sprechfunktionen **Atmung, Phonation** (Stimme) und **Artikulation** (Stimmbildung).
Es kommt zum Verlust der musischen und melodischen Elemente der Sprache und damit zum Verlust der Stimme als Träger von Gefühlen und Emotionen (Tab. 10-1).
Der Dysarthrie liegen folgende Ursachen zugrunde:

- **Zentrale Schädigung**: Innervations- und Koordinationsstörung des neuromuskulären Sprechapparates durch SHT, Kleinhirninfarkte, Multiple Sklerose, Schädigungen der Hirnnerven, Störungen im extrapyramidalen System
- **Periphere Schädigung:** traumatische Verletzungen der Atemorgane, der Stimmbänder oder des Kehlkopfes

Tab. 10-1 Beobachtungen bei hyper- und hypotoner Dysarthrie

Hypertone Dysarthrie	Sprechfunktionen	Hypotone Dysarthrie
– stark – unkoordiniert – zu hohes Luftvolumen	**Atmung**	– schwach – unkoordiniert – zu geringes Luftvolumen
– Sprengung der Stimmlippen, – kurz, heiser, knarzig	**Phonation**	– verhaucht – kurze Ausatmungsphase
– Koordination undeutlich – in die Wange/Zunge beißen	**Artikulation** (Sprechapraxie als Sonderform der Artikulationsstörung)	– Gaumensegel wird nicht gehoben – offenes Näseln – verwaschen

Die **Sprechapraxie,** eine Störung der Artikulation, äußert sich häufig als Dysarthrie, basiert jedoch auf einer Apraxie (Kap. 9.1.5), die Sprechmotorik ist nicht gestört.

Problematik der Sprechstörung

Durch die schwer verständliche Aussprache ist die Kommunikation beeinträchtigt. Dysarthriker wirken oft geistig behindert und werden häufig sozial ausgegrenzt. Es kommt zu Rückzugstendenzen und Vereinsamung.
Das häufige Wiederholen von Fragen und Antworten macht Dysarthriker außerdem oft reizbar.

Pflege- und Therapieschwerpunkte

- spezifische Sprech-, Stimm- und Atemtherapie
- Erlernen kompensatorischer Sprechmethoden
- Anpassung einer Gaumensegelprothese, um die Artikulation zu verbessern
- Aufbauen von Selbstsicherheit beim Sprechen
- Beratung von Betroffenen und Angehörigen über Verhaltensregeln bei der Kommunikation

10.1.3 Schluckstörung (Dysphagie)

Die Dysphagie ist eine Beeinträchtigung des Schluckakts. Der gesamte Schluckvorgang wird durch 50 Muskelpaare und sechs Hirnnerven gesteuert und setzt ein exaktes Zusammenspiel voraus (Schröter-Morasch, 1993). Der **Schluckakt** beinhaltet vier Phasen:

- **Orale Vorbereitungsphase:** Kauen und Einspeicheln der Nahrung im Mundraum
- **Orale Transportphase:** Transport des Speisebreies vom Mundraum zum Oropharynx
- **Pharyngeale Phase:** Auslösung des Schluckreflexes durch den Transport des Speisebreies vom Zungengrund bis zum Ösophagus
- **Ösophageale Phase:** Eintritt des Speisebreies in den Ösophagus

Einteilung der Schluckstörungen

> Die Schluckstörung wird nach der Art der Aspiration klassifiziert.

- **Prädeglutitive Aspiration:** Verschlucken **vor** der Reflexauslösung durch Nahrungspartikel, die schon während des Kauens in den Rachenraum abgleiten aufgrund mangelnder Zungenbewegung oder gestörter Schluckreflexauslösung
- **Intradeglutitive Aspiration:** Verschlucken **während** der Reflexauslösung aufgrund von unzureichendem Stimmbandverschluß, Glottisadduktion und Kehlkopfhebung

- **Postdeglutitive Aspiration:** Verschlucken durch verbleibende Speisereste im Pharynx **nach** dem Schluckakt aufgrund reduzierter Pharynxperistaltik und unvollständiger Öffnung des oberen Speiseröhrensphinkters

Das Ausmaß einer Aspiration gibt Auskunft über den Schweregrad der Dysphagie. Einzelne Formen können auch kombiniert vorliegen.

Beobachtungen

- Husten vor, während und nach dem Schlucken
- Ansammlung von Speiseresten in Mund, Wangentaschen und am Gaumen
- Austritt von Spreichel, Schleim oder Speiseresten aus Nase, Mund oder Tracheostoma
- verspätete oder fehlende Schluckreflexauslösung
- gurgelnde oder brodelnde Stimmqualität nach der Nahrungsaufnahme

Problematik der Schluckstörungen

- Ernährungsstörungen, da die Flüssigkeits- und Nahrungsaufnahme beeinträchtigt ist
- Aspiration, dadurch Gefahr von Bronchitis und Pneumonie
- Verlust der sozialen Interaktion durch Essen und Trinken

Pflege- und Therapieschwerpunkte

- Erlernen kompensatorischer Schlucktechniken und Schlucktraining (Kap. 10.2.7)

10.1.4 Kognitive Störungen

Kognitive Störungen sind Beeinträchtigungen von Hirnleistungen, die das Lernen, das Gedächtnis, die Orientierung, die Aufmerksamkeit, das Planen und das problemlösende Denken betreffen. Sind diese Gehirnfunktionen gestört, so kommt es zu Problemen, Reize aus der Umgebung aufzunehmen, Informationen zu verarbeiten, Entscheidungen zu treffen, in die Zukunft zu planen und die Vergangenheit zu reflektieren.
Die kognitiven Leistungen sind Voraussetzung zur Bewältigung der Anforderungen im Alltag, zur Steuerung der Kommunikation und Interaktion mit anderen Menschen. Sie sind prägende Merkmale der Persönlichkeit.

10.1.4.1 Lern- und Gedächtnisstörungen

Störungen im Gedächtnis führen dazu, daß verbale und nonverbale Informationen nicht mehr adäquat aufgenommen, gespeichert und erinnert werden und damit das Lernen, das Erwerben von neuen Informationen beeinträchtigt ist.

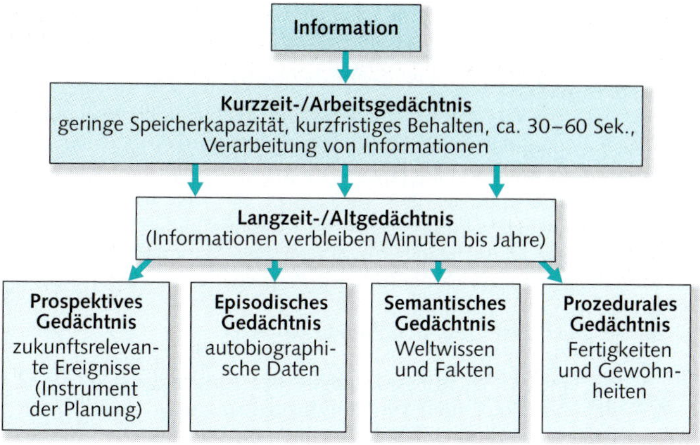

Abb. 10-1 Einteilung der Gedächtnisleistungen

Einteilung der Gedächtnisleistungen (Abb. 10-1)

Als **Amnesie** bezeichnet man **Gedächtnislücken,** die unterschiedliche Zeitspannen (Wochen, Monate, Jahre) umfassen können.
Man unterscheidet folgende Formen (Abb. 10-2):

- **Anterograde Amnesie** bezeichnet eine Gedächtnisstörung, die vom Zeitpunkt der Hirnschädigung in die Zukunft gerichtet ist (der Betroffene erinnert sich für eine gewisse Zeitspanne nicht mehr an Ereignisse nach dem Unfall)
- **Retrograde Amnesie** bezeichnet eine Gedächtnisstörung, die vom Zeitpunkt der Hirnschädigung in die Vergangenheit gerichtet ist (der Betroffene erinnert sich für eine gewisse Zeitspanne nicht mehr an Ereignisse vor dem Unfall)

Eine **posttraumatische Amnesie** bezeichnet eine Gedächtnisstörung, die nach der Hirnschädigung eintritt, sie kann anterograd oder retrograd sein und dabei vollständig (komplett) oder nur teilweise (partiell) bestehen.

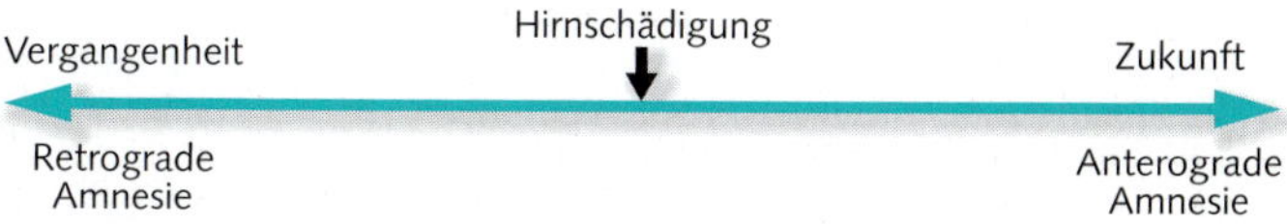

Abb. 10-2 Amnesie

Die anterograde Amnesie ist das entscheidende Merkmal einer Gedächtnisstörung. Die Zeitspanne der retrograden Amnesie gibt Auskunft über den Schweregrad der Hirnschädigung.

Beobachtungen

- verminderte Merkfähigkeit und Vergeßlichkeit (Namen, Gesprächsinhalte und Termine werden vergessen)
- Informationsmangel und reduziertes Kommunikationsverhalten
- Ideen- und Interesselosigkeit in alltäglichen Aktivitäten
- Konfabulationen (unbewußt falsch dargestellte Tatsachen oder Erlebnisse)
- im Gespräch nicht „auf den Punkt kommen"

Bei einer Gedächtnisstörung ist das Kurzzeitgedächtnis oft nicht betroffen, auch werden Ereignisse aus dem Altgedächtnis meist gut erinnert. Die Aufnahme von Informationen in das Langzeitgedächtnis ist meist gestört.

10.1.4.2 Orientierungsstörung

Der Grad einer Orientierungsstörung richtet sich nach dem Ausmaß (Schweregrad) der Hirnschädigung. **Leichte Orientierungsstörungen** sind meist Folgen einer Gedächtnisstörung. Bei **schweren Orientierungsstörungen** liegt dagegen vielfach eine diffuse Hirnschädigung vor, die traumatisch, entzündlich, degenerativ oder hypoxisch bedingt ist. Die Orientierung kann gestört sein:

- zur Person
- zur Situation
- örtlich-geographisch
- zeitlich-kalendarisch

Bei einer Orientierungsstörung unterscheidet man zwischen einer **mangelnden** und einer **falschen Orientierung**. Bei der mangelnden Orientierung zögert der Betroffene auf Fragen und gibt unsichere Antworten, bei der falschen Orientierung gibt der Betroffene meist spontan falsche Antworten.

Beobachtungen

- falsche Angaben über Datum, Örtlichkeiten, Situationen
- keinen Zugang zu autobiographischen Daten (bei schwerer Störung)
- Orientierungslosigkeit bzw. Verlaufen in einer neuen Umgebung
- illusionäre Verkennungen und Umdeutungen
- vergebliches Suchen von Gegenständen am falschen Ort
- Benutzen von fremden Gegenständen (Handtücher, Zahnbürsten etc.)

10.1.4.3 Planungs- und Problemlösestörung

Bei der Planungs- und Problemlösestörung sind die automatisierten Handlungen (z.B. Zähne putzen, Ankleiden) nicht gestört, lediglich das Planen von neuen Handlungsschritten bereitet den Patienten Schwierigkeiten (z.B. Wäsche zu waschen oder sich rechtzeitig um eine neue Zahncreme zu kümmern). Bei der Problemlösestörung steht der Betroffene vor einem Problem und erkennt es nicht als solches.

Beobachtungen

- umständliche und zeitaufwendige Handlungsabläufe (beim Planen von Handlungen werden Sachzusammenhänge nicht berücksichtigt)
- Handlungsschritte sind unlogisch und nicht zielgerichtet (Terminvereinbarungen sind kaum zu bewerkstelligen)
- Handlungen werden abgebrochen, der Patient wendet sich anderen Aktivitäten zu, weil er das aktuelle Problem nicht lösen kann
- der Patient haftet an falschen Problemlösestrategien, er kommt in den Handlungen nicht voran
- Rationalisieren des Problemverhaltens

10.1.4.4 Aufmerksamkeitsstörung

Die Aufmerksamkeitsstörung beeinträchtigt die Aufnahme und Speicherung von Informationen in das Gedächtnis und wirkt sich dadurch auf alle kognitiven Leistungen aus (Lernen, Orientierung, Planen usw.).

Bei der Aufmerksamkeit können folgende Aspekte gestört sein:

- die Verarbeitungsgeschwindigkeit, die Fähigkeit, einen Sachverhalt schnell zu erfassen und zu verarbeiten
- die selektive Aufmerksamkeit, die Fähigkeit, sich auf eine Sache zu konzentrieren
- die geteilte Aufmerksamkeit, die Fähigkeit, mehrere Reize gleichzeitig zu verfolgen
- die Daueraufmerksamkeit, die Fähigkeit, sich über einen längeren Zeitraum zu konzentrieren

Beobachtungen

- interne Ablenkung: Grübelzwang, der Patient ist nicht bei der Sache
- externe Ablenkung: der Patient wendet sich während einer Aufgabe oder eines Gespräches anderen Reizen zu
- reduzierte Konzentrationsleistung und Vergeßlichkeit

10.1.4.5 Problematik kognitiver Störungen

Die Patienten vernachlässigen ihre Selbstfürsorge (Körperpflege, Kleidungswechsel). Ihre Selbsthilfeleistungen erfolgen langsam und inadäquat.

Wegen fehlender Krankheitseinsicht verhalten sich die Patienten bei therapeutischen Maßnahmen häufig unkooperativ.
Kognitive Störungen führen oft zum Verlust der *sozialen Kompetenz*, zu Persönlichkeitsveränderungen und zur Veränderung der gesamten Lebenssituation (Verlust des Arbeitsplatzes, Trennung des Partners). Die Patienten verlieren ihre Selbständigkeit, werden sozial ausgegrenzt und vereinsamen.
Kognitive Störungen können sich auch auf das Verhalten in Alltagshandlungen und das Sozialverhalten auswirken, ohne daß Verhaltensstörungen im eigentlichen Sinn vorliegen. Typische **Verhaltensauffälligkeiten** bei kognitiv gestörten Patienten sind:
- unzureichendes Abwägen von Entscheidungen
- vorschnelles Handeln
- Regelverstöße
- Perseverationen, verminderte *Plausibilitätskontrolle*
- Mangel an zielgerichteten Ideen

Pflege-/Therapieschwerpunkte
- Gedächtnis- und Orientierungstraining mit externen Hilfsmitteln
- Selbsthilfetraining Körperpflege und Kleiden
- Verkehrs- und Wegetraining (s. Kap. 19.1.1)

10.1.5 Verhaltensstörungen

Unter hirnorganisch bedingten Verhaltensstörungen versteht man auffällige Veränderungen hinsichtlich des Verhaltens **vor** der Erkrankung. Sie betreffen vor allem die Äußerung der Affekte und Bedürfnisse sowie die Impulse.
Verhaltensstörungen treten häufig **nach frontaler Hirnschädigung,** z.B. nach einem Schädel-Hirn-Trauma, aber auch nach Schädigung anderer Hirnregionen auf (vgl. ICD 10, S. 82 f.). Es gibt verschiedene Möglichkeiten, die hirnorganischen Verhaltensstörungen zu klassifizieren, im folgenden werden sie unterteilt in:
- Störungen des **Willensantriebes** (Abulie/Hypobulie)
- Störungen der **Handlungskontrolle:**
  - gereizt-aggressives Verhalten (Impulskontrolle)
  - gestörtes Sozialverhalten

Bei hirngeschädigten Patienten ist eine Vielzahl von **Verhaltensdefiziten** zu beobachten, die für eine Verhaltensstörung symptomatisch sind, aber auch als Einzelsymptome auftreten, ohne daß daraus eine Veränderung der Persönlichkeit resultieren muß (Tab. 10-2).
Bei der Diagnose von Verhaltens- und Persönlichkeitsstörungen sind immer psycho-pathologische Auffälligkeiten in Betracht zu ziehen, die schon vor der Erkrankung bestanden.

Tab. 10-2 Typische Verhaltensdefizite hirngeschädigter Patienten

Verhaltens-defizit	Beobachtbares Verhalten
Mangel an Empathie	Mangelnde Anteilnahme („emotionale Indifferenz") bzw. eine mangelnde Fähigkeit zur Rollen- und Perspektivenübernahme („mangelndes Einfühlungsvermögen")
Emotionale Indifferenz	Gleichgültigkeit gegenüber der Umwelt (belebte Umwelt: Menschen und Tiere, und unbelebte Umwelt). Die Affektarmut äußert sich als Interesselosigkeit und als Gleichgültigkeit gegenüber Genuß und Vergnügen. Der Patient kann seine Anteilnahme ausdrücken, eine affektive Beteiligung ist aber nicht zu sehen.
Mangel an Feinfühligkeit	Verhalten, das durch unpassende, verletzende und aufdringliche Äußerungen und Handlungen gekennzeichnet ist. Manche Patienten sind sich ihrer Wirkung bewußt, allerdings ohne darüber Scham oder Bedauern zu empfinden. Sie sind nicht in der Lage, ihr taktloses Verhalten zu unterdrücken.
Störungen des Sexualverhaltens	Das Sexualverhalten ist entweder durch eine verminderte oder (in seltenen Fällen) durch eine gesteigerte sexuelle *Appetenz* gekennzeichnet. Letzteres zeichnet sich aus durch Distanzlosigkeit mit anzüglichen Bemerkungen und körperliche Distanzüberschreitungen („tätscheln" etc.) oder aber auch durch das Zurschaustellen des eigenen Körpers, z.B. durch öffentliches Onanieren.
Gefügigzahmes Verhalten	Der Patient ist nachgiebig und willfährig, seine Handlungsweisen sind lenkbar („außengeleitetes Verhalten"). Er befolgt widerspruchslos die Aufforderungen anderer auch dann, wenn seine primäre Intention auf ein anderes Ziel gerichtet war.
Affektlabilität	Übermäßig starke Reaktion auf emotionale Auslöser. Die emotionalen Gemütsregungen mit ihrem adäquaten Ausdruck (Weinen, Gesichtsrötung etc.) können sehr leicht ausgelöst, aber durch Ablenkung auch rasch unterbrochen werden. Beispiel: Der Patient beginnt bei einem Gespräch über ein trauriges Thema sofort zu weinen. Kurze Zeit später läßt er sich von der heiteren Stimmung seiner Umgebung anstecken und lacht fröhlich mit.
Pathologisches Lachen und Weinen	Ausdruck und Bewegungen, die in aller Regel nicht von einem entsprechenden Affekt begleitet werden. Meist leiden die betroffenen Patienten sehr unter dieser Störung und versuchen (meist vergeblich) dagegen anzukämpfen. Die Symptome können durch einen unspezifischen Reiz ausgelöst werden und laufen dann automatisch ab, ohne daß der Patient darauf Einfluß nehmen kann.
Erhöhter Sprachantrieb (Logorrhö)	Der Patient redet übermäßig viel, als Folge eines unstillbaren Rededranges („press of speech"). Die Selbstkontrolle scheint beim Sprechen beeinträchtigt zu sein. Der logorrhoische Redefluß ist vom Gesprächspartner nur schwer zu unterbrechen.

Tab. 10-2 Typische Verhaltensdefizite hirngeschädigter Patienten *(Fortsetzung)*

Verhaltens-defizit	Beobachtbares Verhalten
Verminderter Sprachantrieb	Die Antworten des Patienten sind meist knapp und wenig informativ. Erst durch Nachfragen ist mehr von ihm zu erfahren. Der verminderte Sprachantrieb ist bei einer zentralen Sprachstörung (Aphasie) nicht beurteilbar.
Weitschweifig-umständliche Rede	Der Patient unterscheidet nicht zwischen Nebensächlichem und Wesentlichem (in bezug auf das aktuelle Thema). Er verliert sich in unwichtigen Einzelheiten und bleibt an ihnen hängen, ohne vom Ziel gänzlich abzukommen.
Mangelnde Anstrengungs-bereitschaft (Durchhalte-vermögen)	Der Patient gibt seine Pläne und Handlungen vorzeitig auf, wenn seine Ziele nicht unmittelbar (d.h. im ersten Anlauf) erreichbar sind oder wenn Schwierigkeiten (Lösungsbarrieren) auftreten. Aufforderungen führen nur kurzfristig zu einer Erhung der Anstrengungsbereitschaft. Patienten mit Abulie/Hypobulie können bei ausreichender, externer Stimulation eine normale Anstrengungsbereitschaft haben.
Mangel an Flexibilität	Der Patient ist nicht in der Lage, sich rasch wechselnden Situationen anzupassen. Das inflexible Handeln erweckt den Eindruck von „Eigensinn" und „Halsstarrigkeit". Der Patient kann von seinen Plänen auch dann nicht lassen, wenn ihre Zweckmäßigkeit durch die veränderte Situation in Frage gestellt ist.
Vorschnelles Handeln	Der Patient handelt übereilt und unüberlegt. Er wartet Instruktionen und Erläuterungen nicht ab und verschafft sich auch keinen Überblick über einen Sachverhalt. Im Gespräch äußert er seine Meinung, noch bevor der Gesprächspartner mit seinen Äußerungen zu Ende ist (er duldet keinen Aufschub, handelt wie unter Zwang). Durch sein unüberlegtes Vorgehen ist er nicht in der Lage, bevorstehende Gefahren zu erkennen.
Perseveration	Verharren in oder Wiederauftauchen von bestimmten Handlungsabläufen: – „Stuck-In-Set"-Perseveration bedeutet die Fortführung eines vorherigen Lösungsmusters, das für die aktuelle Aufgabenstellung nicht adäquat ist. Beispiel: Der Patient putzt sich die Zähne. Danach will er sich kämmen. Er benutzt den Kamm wie eine Zahnbürste. – „Kontinuierliche Perseveration" bedeutet die Fortführung „motorischer Akte" (Aktionen), über das Erreichen eines Handlungsziels hinaus. Beispiel: Der Patient ißt Suppe. Obwohl der Teller leer ist, löffelt er noch weiter.
Benutzungs-verhalten (Utilization behavior)	Der Patient benutzt Gegenstände (entsprechend ihrer Funktion) auch dann, wenn es die Situation gar nicht erfordert. Dieses Verhalten kann selbst durch ein ausdrückliches Verbot nicht unterdrückt werden. Beispiel: Der Patient sieht einen Stempel auf dem Tisch. Er beginnt sofort ein Blatt Papier vollzustempeln.

Problematik der Verhaltensstörungen

Verhaltensstörungen sind ernstzunehmende Defizite, die für den Patienten zahlreiche negative Konsequenzen mit sich führen können, z.B.:

- **für die medizinischen, pflegerischen und anderen therapeutischen Rehabilitationsmaßnahmen**

Viele Patienten sind nicht ausreichend motiviert, mitzuarbeiten, was den Erfolg der Therapie und Pflege deutlich beeinträchtigt. Dies ist besonders der Fall bei Defiziten, wie
- Antriebsminderung und reduzierte Anstrengungsbereitschaft
- mangelnde Krankheitseinsicht
- geringe Frustrationstoleranz und mangelndes Durchhaltevermögen

- **für die familiäre und soziale Rehabilitation**

Ein funktionierendes soziales Netz ist **Voraussetzung und Basis für das weitere Leben**, insbesondere wenn die Betroffenen nach der stationären oder ambulanten Rehabilitation auf Unterstützung angewiesen sind. Beeinträchtigungen entstehen durch:
- Vernachlässigen der eigenen Person, mangelnde Körperhygiene
- Mangel an Empathie und Interesselosigkeit gegenüber anderen Personen
- mangelnde Kommunikationsbereitschaft
- Enthemmung, Störungen der Impulskontrolle
- Mißachtung sozialer Regeln

Die **Persönlichkeitveränderung** des Patienten überfordert die Lebenspartner („Das ist nicht mehr der Mensch, den ich geheiratet und geliebt habe"), belastet die **partnerschaftliche Beziehung** und **erschwert** die **Integration in die Familie** oder macht sie sogar unmöglich.
Häufig zeigen die Betroffenen Rückzugstendenzen, schränken soziale Kontakte ein oder das Umfeld wendet sich von ihnen ab.

> Die Integration in die Familie, die Partnerschaft und das soziale Umfeld scheitert häufiger an ausgeprägten Störungen des Verhaltens und der Persönlichkeit als z.B. an primär körperlichen Defiziten.

10

- **für die berufliche Rehabilitation**

Die erfolgreiche Rückführung in das Berufsleben ist für viele Rehabilitanden in der Regel ein **wichtiges Ziel** und bedeutet nicht nur **finanzielle Sicherheit**, sondern auch **Erhaltung des eigenen Selbstwertgefühls**. Problematisch können sich hier auswirken:
- eigene Über- bzw. Unterschätzung des Patienten hinsichtlich seiner Fähigkeiten und Möglichkeiten
- fehlende zukunftsorientierte Initiativen
- geschwächtes Selbstwertgefühl und fehlendes Selbstvertrauen

Der Verlust des Arbeitsplatzes durch berufliche Einschränkung oder Berentung kann zu Frustration und Depressionen führen, insbesondere wenn das Berufsleben vor der Erkrankung eine wichtige Rolle gespielt hat.

Therapiebedürftigkeit besteht, wenn die Änderung des Verhaltens
- mit persönlichem Leiden einhergeht
- schwerwiegende persönliche und soziale Konsequenzen mit sich führt
- und den Betroffenen bezüglich seiner Rehabilitation erheblich beeinträchtigt.

Pflege- und Therapieschwerpunkte

- **Professioneller und verständnisvoller Umgang**

Allen Mitarbeitern im therapeutischen Team muß bewußt sein, daß Störungen organisch bedingt sind und daß die Betroffenen sie ohne externe Hilfe kaum beeinflussen oder kontrollieren können.

- **Angepaßte Pflegeplanung**

Verhaltensstörungen wirken sich auf den gesamten Pflegeprozeß aus. Dies ist insbesondere beim Festlegen von Pflegezielen sowie bei den pflegerischen Maßnahmen (z.B. Selbsthilfetraining) zu berücksichtigen.

- **Verhaltenstherapeutische Maßnahmen**

Das verhaltenstherapeutische Vorgehen orientiert sich am Schweregrad der Verhaltensstörung sowie am Vorhandensein weiterer kognitiver Beeinträchtigungen (Lern-, Denk- und Selbstreflexionsfähigkeit):
- **bei schwersten Störungen** steht die **Modifikation der Umwelt** im Vordergrund, z.B. Reduktion von Faktoren, die das unerwünschte Verhalten (unnötig) verstärken
- **bei leichten bis mittelschweren Störungen** wird eine **Modifikation des Verhaltens** angestrebt; bei Kooperation des Patienten können Selbstmanagement-Strategien genutzt werden, z.B. das Führen eines Selbstbeobachtungsprotokolls

- **Integration der Angehörigen in den Rehabilitationsprozeß**

Hier steht im Vordergrund, das Verständnis für die Störungen zu fördern sowie Hilfestellungen zu geben, damit die Angehörigen mit den Auswirkungen der Störungen umzugehen lernen (Kap. 1.4).

10.1.5.1 Antriebsminderung (Abulie/Hypobulie)

Verminderung des spontanen Antriebs, in schweren Fällen auch eine Reduktion der Anregbarkeit durch externe Reize. Das Denken sowie die Aufmerksamkeitszuwendung sind stark verzögert, das produktive Denken eingeschränkt.

Nach dem Ausmaß der Antriebsminderung unterscheidet man zwei Formen:

Abulie bedeutet „Lähmung des Willens“ sowie die Unfähigkeit, beabsichtigte Bewegungen auszuführen (*intentionale* Bewegungen) und Entschlüsse zu fassen:
- kaum Spontanhandlungen und Bewegungen (extremster Grad ist die frontale Akinese, tritt nur bei schwerster bilateraler Schädigung des Frontalhirns auf und ist eher selten zu beobachten)

Hypobulie bedeutet Verminderung der Willenstätigkeit:
- wenig Eigenaktivitäten
- den Betroffenen ist es nicht möglich, einfachste Tätigkeiten zu planen und durchzuführen
- bei weniger ausgeprägten Formen der Hypobulie können die Betroffenen eigenständig die täglichen Routinehandlungen ausführen, z.B. Waschen, Ankleiden, sie haben aber Schwierigkeiten, neue, unbekannte Situationen und Aufgaben zu bewältigen
- manche Patienten entwickeln Ideen und formulieren diese auch in realistischer Weise, sind jedoch nicht in der Lage, sie in die Tat umzusetzen

Beobachtungen

Eine Antriebsminderung wirkt sich auf verschiedenen Ebenen aus:
- **auf der Handlungsebene**
  mangelhafte Motivation, verminderte Ideenproduktion und Entschlußfähigkeit, verminderte *Intention*shandlungen, fehlende Erwartungen, Tendenz zur Selbstvernachlässigung (Körperpflege, Trinken), keine selbstinitiierten Aktivitäten (Haushalt, Freizeit)
- **auf der Kommunikationsebene**
  Reduktion des Sprachantriebes, monotone Sprachmelodie, eingeschränkte Mimik und Psychomotorik, Gespräche werden nicht aktiv aufrechterhalten, eingeschränkte Fähigkeit, Kontakte herzustellen oder aufrechtzuerhalten
- **auf der emotionalen Ebene**
  Nivellierung der Affekte, emotionale Indifferenz, mangelnde soziale Kompetenz, mangelndes Interesse an anderen Personen

Differentialdiagnostisch ist die Hypobulie von einer **depressiven Antriebshemmung** häufig schwer zu unterscheiden. Das zu beobachtende Verhalten kann die Diagnose nicht eindeutig sichern. Das **genaue Befragen** des Patienten, wie er seine Passivität und seinen Leidensdruck selbst einschätzt, geben wichtige Hinweise.

Ein Patient mit einer Hypobulie leidet nicht unter seiner Antriebsminderung und unterschätzt auch meistens die Tragweite seiner Störung.

Problematik der Antriebsminderung

- Den Patienten fehlt die Motivation, bei Rehabilitationsmaßnahmen aktiv mitzuarbeiten.
- Die Therapie eines hypobulen Patienten ist meist mühsam und zeitaufwendig, da der Betroffene durch den fehlenden Leidensdruck die Therapiebedürftigkeit nicht einsieht und die Konsequenzen nicht abschätzen kann.

Pflege- und Therapieschwerpunkte

- Aufbau von selbständigem und selbstverantwortlichem Verhalten
- Aufbau von sozialkompetentem Verhalten, Aufbau von sozialen Kontakten, Verbesserung des Kommunikationsverhaltens

10.1.5.2 Gereizt-aggressives Verhalten (Störungen der Impulskontrolle)

Man unterscheidet zwei Formen der hirnorganisch bedingten gesteigerten Aggressivität:

- **Aggressionsausbrüche**

- treten episodisch und unvermittelt auf, ebben als typisches Enthemmungsphänomen schnell wieder ab
- sind unterschiedlich stark ausgeprägt
- verbale Aggressionen überwiegen gegenüber Handlungsaggressionen
- der Patient kann den aggressiven Ausbruch willensmäßig nicht steuern
- Versuche einer argumentativen Beeinflussung sind in der Regel erfolglos

- **Zustand beständig erhöhter Reizbarkeit**

- verbunden mit einer verminderten Frustrationstoleranz und einer ausgeprägten Erregbarkeit durch Umweltreize

Beobachtungen

- **verbale Aggression:** Schimpfen, Beleidigungen, Drohungen etc.
- **Handlungsaggression:** gegen Gegenstände, die eigene Person (Autoaggression) oder andere Personen

Die Selbstwahrnehmung der Patienten bezüglich ihres Verhaltens unterscheidet sich. Manche empfinden ihre überschießenden Reaktionen als sehr belastend, erkennen sie als unangemessen und sind darüber beschämt, andere zeigen keinerlei Einsicht in ihr „Fehlverhalten“ und empfinden ihre Reaktionen als angemessen.
Wird aggressives Verhalten eingesetzt, um Aufmerksamkeitszuwendung zu erlangen oder unangenehme Situationen zu vermeiden, spricht man von instrumenteller Aggression.

Problematik des aggressiven Verhaltens

- aggressives Verhalten erschwert die berufliche und soziale Integration des Patienten

– der Umgang mit aggressiven Patienten stellt für alle Mitarbeiter des therapeutischen Teams eine starke emotionale Belastung dar

Pflege- und Therapieschwerpunkte

– Fördern der Selbstwahrnehmung
– Reduktion des aggressiven Verhaltens
– Aufbau alternativer Verhaltensweisen

10.1.5.3 Störungen des Sozialverhaltens

Unter dem Begriff „hirnorganisch bedingtes gestörtes Sozialverhalten" subsumiert sich eine Vielzahl von Verhaltensweisen, z.B.:

– Distanzlosigkeit, Nichtbeachten sozialer Konventionen
– inadäquates Reagieren in Situationen, für die es keine genauen Regeln gibt oder verschiedene, sich widersprechende Regeln; Patienten mit Problemlösestörungen haben hier besondere Schwierigkeiten (vgl. Goldenberg 1997)

Beobachtungen

– verbale oder körperliche Aufdringlichkeit bei Nicht-Beachten sozialer Distanz
– sexuell enthemmtes Verhalten
– Witzeln
– „Stören" bei Nicht-Beachten nonverbaler sozialer Signale
– Handeln nach aktuellen Bedürfnissen/Handlungsimpulsen, ohne die soziale Situation oder die Bedürfnisse anderer Personen zu beachten
– egozentrisches Verhalten

In der Regel geht die Störung des Sozialverhaltens mit einer **fehlenden Störungseinsicht** einher, die Betroffenen nehmen ihr Fehlverhalten selbst nicht wahr.

Problematik der Störungen des Sozialverhaltens

– Statusverlust und veränderte soziale Rolle im sozialen und beruflichen Umfeld
– Belastungen für Familie und Partnerschaft
– Unverständnis der Umwelt, Rückzug sowohl von seiten des Patienten als auch der Mitmenschen

Pflege- und Therapieschwerpunkte

– Fördern der Selbstwahrnehmung, Aufbau von Krankheitseinsicht
– Abbau des Problemverhaltens
– Training der sozialen Kompetenz

10.2 Pflegerische und therapeutische Maßnahmen

10.2.1 Selbsthilfetraining Körperpflege und Kleiden bei Ataxie

Ziele

- Selbständigkeit beim Planen und Ausführen der Körperpflege und beim Kleiden
- bei schweren Ataxien konzentriert sich das Selbsthilfetraining auf:
  - feinmotorische Handlungsabläufe
  - Strategien zum selbständigen Ankleiden
  - Planen von Handlungsabläufen

Vorbereitung und Hilfsmittel

- Elektrozahnbürste und Zahnbecher mit Henkel
- Flüssigseife oder Duschgel
- Waschlappen oder Schwamm
- Duschstuhl
- Anti-Slip-Matte auf dem Waschbecken
- Haltegriffe an den Wänden

Richtlinien

- beim Waschen und Kleiden bestimmt der Patient die Reihenfolge der Handlungsschritte selbst (bei ausgeprägten kognitiven Störungen muß die Pflegekraft die einzelnen Schritte strukturieren, s. Kap. 10.2.8)
- hat der Patient Probleme bei einzelnen Handlungsschritten oder bricht er Handlungen ab, muß die Pflegekraft ihn durch **verbale Anleitung** unterstützen
- die Pflegekraft **kontrolliert** die Handlungsabläufe, **gibt** anfangs notwendige **Hilfestellungen**, **trainiert** kompensatorische Techniken und **sucht** nach Strategien, um die Selbsthilfe zu erleichtern

Vorgehen

- **Körperpflege**
- in der Frühphase bei reduzierter Belastbarkeit erfolgt die Körperpflege im Bett, der Patient übernimmt, soweit er dazu in der Lage ist, die Handlungen selbst, z.B. Gesicht, Arme, Oberkörper, Genitalbereich waschen; später wäscht sich der Patient sitzend im Rollstuhl am Waschbecken oder sitzend in der Dusche
- falls erforderlich, führt die Pflegekraft die Hand des Patienten bei **allen feinmotorischen Handlungen**, z.B. Zähne putzen, Rasieren, Verschlüsse aufmachen, Zahncreme auf die Bürste streichen, Stecker in die Steckdose stecken
- oder: der Patient fixiert seine ausführende Hand mit der anderen Hand selbst, um eine höhere Zielgenauigkeit zu erreichen; dieser Vorgang muß mit viel Geduld intensiv geübt werden
- das Gesäß wäscht der Patient am Waschbecken stehend mit Unterstützung, da er sich mit beiden Händen festhalten muß

- den Patienten zu **langsamen Waschbewegungen** anhalten, ggf. seine Hände führen
- auf ausreichendes Abtrocknen der Leisten- und Zehenzwischenräume achten

• **Ankleiden**
- der Patient wählt die Kleidung selbst aus und legt sie griffbereit hin und entscheidet, ob er sich im Bett oder im Rollstuhl ankleiden möchte
- die Pflegekraft unterstützt ihn beim Anziehen von Socken oder Strümpfen sowie beim Zuknöpfen von Hemden und Hosen, soweit erforderlich
- für das **Hochziehen der Hosen** gibt es verschiedene Möglichkeiten:
  - stehend an einer Stange (passiv): der Patient hält sich mit beiden Händen an einer Stange fest, während die Pflegekraft die Hose hochzieht
  - liegend im Bett (aktiv): der Patient hebt das Gesäß und zieht die Hose selbst hoch
  - sitzend im Rollstuhl (aktiv): durch Gewichtsverlagerung des Oberkörpers zieht der Patient die Hose über das Gesäß (dies erfordert vom Patienten viel Geduld)

Hat der Patient Probleme, die Hose im Rollstuhl sitzend hochzuziehen, bietet sich langfristig das Anziehen im Bett an, da er eher den gefahrlosen Transfer vom Bett in den Rollstuhl erlernt als sicheres einhändiges Stehen an der Stange.

Mögliche Schwierigkeiten oder Komplikationen
- Stürze, vor allem auf nassem Boden
- Pilzinfektionen durch ungenügendes Abtrocknen
- unzureichende Motivation: der Patient überläßt der Pflegekraft die Handlungen und reduziert dadurch seine Selbständigkeit

10.2.2 Selbsthilfetraining Essen und Trinken bei Ataxie

Ziele
- Selbständigkeit beim Essen und Trinken
- Schwerpunkt des Trainings: Zielgenauigkeit erhöhen, Intentionswackeln unterdrücken

Hilfsmittel (Abb. 10-3)
- große Schutzserviette und Zellstoff
- Anti-Slip-Matten
- Griffverstärker für Besteck
- weite Tassen mit Henkel
- Strohhalm
- Tellerrand oder tiefe Teller
- Nagelbrett

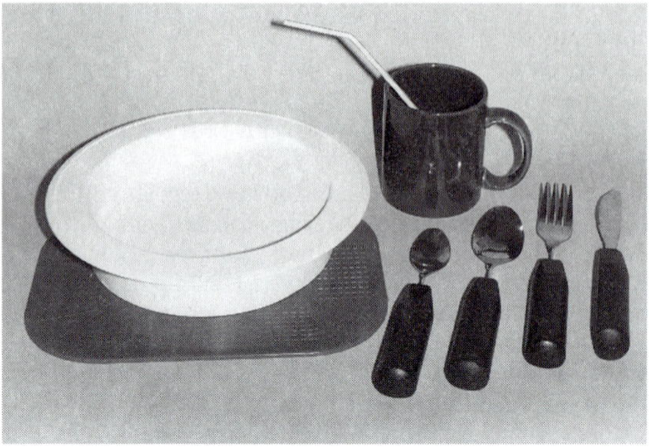

Abb. 10-3 Hilfsmittel zur Nahrungsaufnahme, die bei Ataxie eingesetzt werden

Vorbereitung

- Hilfsmittel den Fähigkeiten des Patienten entsprechend auswählen und anpassen
- Speisen nach den Bedürfnissen des Patienten vorbereiten (streichen, schneiden)
- bei unruhigen, unkonzentrierten Patienten einen ruhigen, ungestörten Platz für die Nahrungsaufnahme auswählen
- Patienten mit Serviette vor Verschmutzen schützen

Richtlinien

- zum Training der kompensatorischen Eßtechnik ist zu Beginn eine ständige Essensbegleitung erforderlich
- Unterhaltungen während der Mahlzeiten vermeiden
- kleine Portionen auf den Löffel reduzieren das Herunterfallen von Speisen
- der Patient entscheidet selbst, ob er aus einer Tasse oder mit dem Strohhalm trinken möchte (bei Schluckstörungen sind die Anweisungen des Logopäden zu beachten)

Vorgehen

- den Patienten zu **langsamem** und **konzentriertem** Essen anhalten
- die Bewegungen der kompensatorischen Eßtechnik verbal vermitteln, bei Bedarf **initiieren** oder die Hand **führen:**
  - um die Zielgenauigkeit zu verbessern, bewegt der Patient den Kopf in die Richtung des Objekts (z.B. Löffel, Strohhalm) anstatt das Objekt zum Mund

- um das Intentionswackeln zu hemmen, wird während der Mahlzeit der Ellenbogen auf den Tisch aufgestützt (evtl. Sandsäckchen darunterlegen); die andere Hand fixiert dabei das Handgelenk (Abb. 10-4)
- das Streichen von Brot auf dem Nagelbrett und das Schneiden von Fleisch üben lassen, jedoch nicht erzwingen
- bei Fortschritten im Eßverhalten positive Verstärkung geben
- auf Fehlverhalten hinweisen und korrigieren

Mögliche Schwierigkeiten oder Komplikationen

- Stichverletzungen, bei schweren Ataxien keine Gabel verwenden lassen
- Verbrennungen, Vorsicht mit heißen Getränken
- Aspiration bei Schluckstörungen (s. Kap. 10.2.7)

10.2.3 Selbsthilfetraining Mobilisation bei Ataxie

Ziele

- Selbständigkeit bei den Transfers
- Sicherheit beim Gehen und Stehen

Vorbereitung und Hilfsmittel

- Bettgitter verhindern Stürze und unterstützen das selbständige Drehen im Bett
- Rutschbrett für Transfers
- Haltegriffe im gesamten Wohnbereich
- Zimmergestaltung: Bett mit der Längsseite an die Wand stellen (mehr Bewegungsfreiheit für Rollstuhlfahrer im Zimmer)

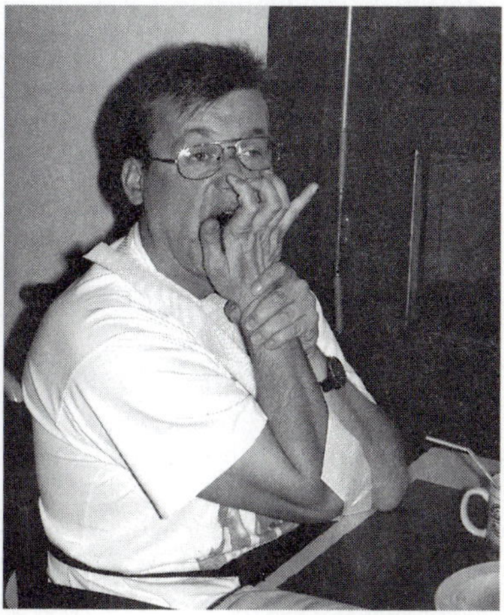

Abb. 10-4 Fixieren der Hand bei Ataxie

- Rollstuhl bzw. Rollator (Gehhilfe)
- bei schweren Ataxien sind hohe Rollstuhlrückenlehnen zur Rumpfstabilisierung erforderlich
- Elektrorollstuhl mit Ataxieschaltung (die Schutzschaltung verzögert das Anfahren des Rollstuhls)

Richtlinien

- **ausreichende Sicherheit** bei den Transfers gewährleisten; anfangs dürfen sie nicht vom Patienten alleine ausgeführt werden
- beim Training der Transfertechniken kinästhetische Gesichtspunkte beachten (Kap. 3.1)
- bei allen Transfers auf **langsame** Bewegungen achten
- **breitbeiniges** Stehen reduziert das Schwanken und gibt mehr Standfestigkeit beim Aufstehen

Vorgehen

- **Transfer Bett – Rollstuhl – Bett:**
- Patient setzt sich mit kleinen Bewegungen vorsichtig an die Bettkante bis die Füße den Boden berühren (Patient trägt festes Schuhwerk)
- der Rollstuhl steht im 90°-Winkel zum Bett
- **Transfer durch Umschwenken:** Patient greift mit einer Hand an die Armlehne des Rollstuhls, hebt das Gesäß leicht an, die Pflegekraft unterstützt den Patienten leicht, indem sie ihn mit beiden Händen am Brustkorb anfaßt und die Schwenkrichtung initiiert
- **Transfer mit dem Rutschbrett:** der Patient rutscht selbständig mit dem Rutschbrett auf den Rollstuhl, die Pflegekraft achtet auf kleine Rutschbewegungen, kontrolliert die Bewegungen des Patienten, unterstützt ihn gegebenfalls und gibt ihm Sicherheit (vgl. Kap. 8.2.4)
- der Transfer Rollstuhl – Bett erfolgt in umgekehrter Reihenfolge

- **Aufstehen aus dem Rollstuhl:**
- Patient fährt zum Aufstehen **vor** eine Haltestange (ca. 30 cm)
- auf eine **breitbeinige** Position der Füße achten
- durch Gewichtsverlagerung rutscht er auf die Stuhlvorderkante
- er beugt sich nach vorne, greift mit beiden Händen an die Stange und steht **langsam** auf
- zur zusätzlichen Sicherheit kann sich der Patient im Stehen mit der Stirn an der Wand abstützen
- beim Hinsetzen ist auf eine ausreichende **Beugung** in der Hüfte zu achten

- **Navigieren des Rollstuhles:**
- der Patient nimmmt eine aufrechte Sitzposition ein
- er treibt die Räder mit **beiden** Händen an
- die Füße machen kleine Schrittbewegungen (dabei verliert der Patient oft die aufrechte Sitzposition und gerät zu sehr in die Rückenlage)

- **oder:** die Füße sind auf den Fußrastern positioniert (dies erfordert jedoch sehr viel Kraftaufwand in den Armen und der Patient bewegt sich nur langsam vorwärts)
- Patienten mit starker Ataxie im Rollstuhl **angurten**

Mögliche Schwierigkeiten oder Komplikationen

- Stürze während der Transfers aus dem Bett oder Rollstuhl
- beim Aufstehen aus dem Rollstuhl kann der Patient mit der Stirn an die Wand schlagen

> ! Niemals mit einem Patienten mit starker Ataxie **alleine** im freien Raum aufstehen. Die Gleichgewichtsstörung kann den Patienten und die Pflegekraft zu Boden reißen.

10.2.4 Unterstützung der Ausscheidung bei Ataxie

Patienten mit Ataxie brauchen bei folgenden Selbsthilfeleistungen Unterstützung:

- Transfer auf die Toilette
- Hosen runter- und raufziehen (s. Kap. 10.2.1)
- Reinigen nach dem Stuhlgang
- Versorgung mit urinableitenden Systemen (s. Kap. 8.2.5)

Bei Dranginkontinenz sollten die Patienten Vorlagen (Slipeinlagen) verwenden, Männer können zusätzlich eine (in einen Beutel verpackte) Urinflasche am Rollstuhl mit sich führen.

Ziele

- Selbständigkeit bei den Ausscheidungen
- regelmäßige Ausscheidung von Blase und Darm

Voraussetzungen

- der Patient ist mobilisiert, belastbar und motiviert
- es liegen keine Blasen- und Darmfunktionsstörungen vor (bei Funktionsstörungen s. Kap. 8.2.5 und 8.2.6)

Hilfsmittel

- Urinflasche
- urinableitende Systeme wie Urinalkondom und Beinbeutel
- Vorlagen

Vorgehen

Der **Transfer** vom Rollstuhl auf die Toilettenschüssel ist immer individuell und muß den örtlichen Gegebenheiten angepaßt werden (vgl. dazu Kap. 10.2.3):

- **durch Umschwenken:** mit Unterstützung oder alleine bei relativer Sicherheit, der Rollstuhl steht dabei neben der Toilettenschüssel, der Patient muß in der Lage sein, die Hosen im Sitzen herunterzuziehen

- **durch Umsetzen über den Stand:** an einer Haltestange aufstehen und mit Unterstützung kurze Schritte zur Toilettenschüssel machen, dabei kann im Stehen die Hose heruntergezogen werden
- bei den Ausscheidungen genügend Zeit lassen, da die hypertone Muskulatur das willkürliche Erschlaffen der Schließmuskel von Blase und Darm verzögert
- bei verzögerter Blasenentleerung **triggert der Patient die Blase** (vgl. Kap. 8.2.5 u. 9.2.8)
- bei gutem Stand können Männer im Stehen Wasser lassen, wenn die Urinflasche in einer Vorrichtung an der Haltestange hängt
- Hosen mit Reißverschlüssen können bei Männern das Herunter- und Hochziehen von Hosen beim Wasserlassen überflüssig machen

Reinigen nach dem Stuhlgang: bei schweren Ataxien sollte dies aus hygienischen Gründen von der Pflegekraft übernommen werden:

- Patient beugt sich im Sitzen weit nach vorne, bis die Hände den Boden berühren, dabei hebt sich das Gesäß; anschließend ist das Umschwenken auf den neben der Toilette stehenden Rollstuhl aus dieser Position heraus leicht möglich
- oder: Patient steht mit Unterstützung auf und hält sich an einer Haltestange fest; in dieser Position kann anschließend die Hose hochgezogen werden
- bei **externen Unternehmungen** (Ausflüge) mit Vorlagen und urinableitenden Systemen versorgen (s. Kap. 8.2.5)
- der Patient soll lernen, das Urinalkondom selbständig anzulegen

Mögliche Schwierigkeiten oder Komplikationen

- zum Einüben der Handlungen ist sehr viel Geduld erforderlich; häufig ist die Selbständigkeit nicht vollständig zu erreichen (z.B. das Reinigen bzw. das Anlegen der Urinalkondome)

10.2.5 Kommunikation bei Dysarthrie

Ziele

- Verbessern der verbalen Ausdrucksleistungen und des Kommunikationsverhaltens

Hilfsmittel

- Gaumensegelprothese (Abb. 10-5)

Richtlinien

- **für den Patienten:**

- **aufrecht sitzen:** verbessert die Atmung und die Aussprache
- **langsam sprechen** und nach jedem Wort einatmen: verbessert die Artikulation
- beim Sprechen die Zähne zusammenbeißen: verdeutlicht die Aussprache
- unverständliche Wörter **buchstabieren**

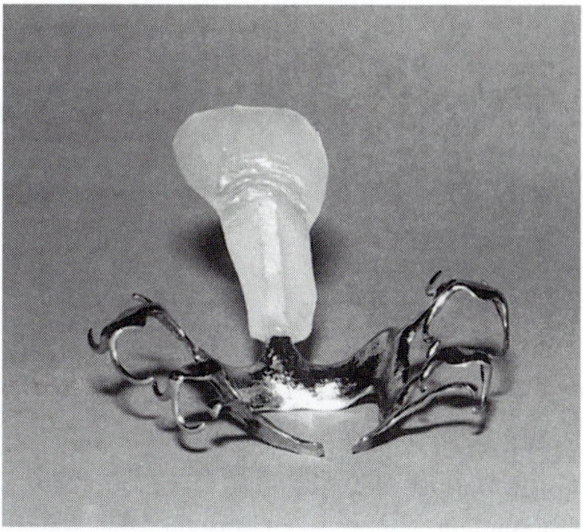

Abb. 10-5 Gaumensegelprothese, die aus einer Zahnspange, einem flexiblen Metalldorn und einer Gaumenplatte aus Silikon besteht. Die bei Dysarthrie unzureichende Hebung des Gaumensegels verursacht beim Sprechen ein Entweichen von Luft durch die Nase, die Aussprache wird hypernasal, die Konsonanten undeutlich, und das Sprechen wird durch kraftvolles Zusammenpressen der Stimmbänder (Kompensation) erschwert. Die Gaumensegelprothese dichtet den nasopharyngealen Raum durch die Silikonplatte ab und verdeutlicht dadurch die Aussprache

- Gaumensegelprothese tagsüber zum Sprechen tragen und zu den Mahlzeiten entfernen

- **für die Pflegekraft:**
- beim Sprechen dem Patienten zuwenden
- den Patienten **aussprechen lassen**, nicht ins Wort fallen oder Wörter vorwegnehmen
- bei undeutlicher Aussprache nicht zu häufig nachfragen, sondern den nicht verstandenen Satz selbst wiederholen und auf Richtigkeit bestätigen lassen
- Kontakte zu Mitpatienten und anderen Personen fördern oder anbahnen

Keine kindliche Sprache verwenden!

Mögliche Schwierigkeiten oder Komplikationen

- das Ziel einer verständlichen Ausdrucksweise wird häufig nicht erreicht

10.2.6 Therapeutische Mundpflege bei Schluckstörungen

Die therapeutische Mundpflege wird von Pflegekräften vorgenommen, die in therapeutischer Mundpflege ausgebildet oder angeleitet sind.

Ziele

- Reinigen von Zähnen und Mundhöhle
- Stimulation des Schluckaktes
- Soor- und Parotitisprophylaxe

Hilfsmittel

- Einmalhandschuhe
- Mullgaze
- lauwarmer Kamillentee

Vorgehen (vgl. Kap. 4.2.4)

- den Patienten eine aufrechte, symmetrische Körperhaltung einnehmen lassen
- bei Paresen die betroffene Seite des Patienten mit dem eigenen Körper abstützen, bei guter Rumpfstabilität des Patienten den Kieferkontrollgriff anwenden (Abb. 10-6 a, b)

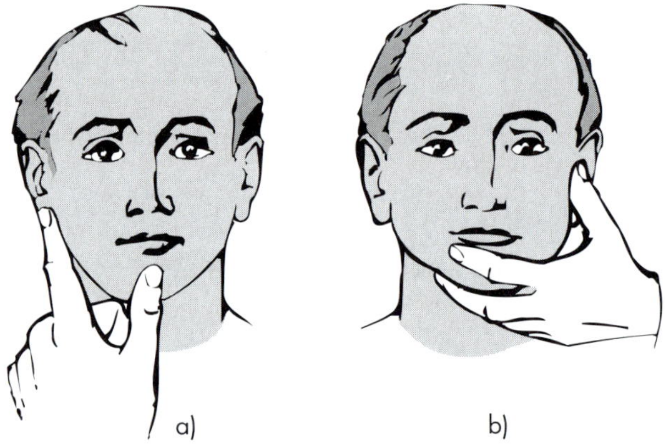

Abb. 10-6 a, b a) Scherengriff: Pflegekraft befindet sich vor dem Patienten: Zeigefinger stützt sich am Jochbein ab, Daumen liegt unter der Unterlippe, Mittelfinger übt leichten Druck auf den Mundboden aus
b) Kieferkontrollgriff: Pflegekraft befindet sich seitlich vom Patienten: Daumen stützt sich am Jochbein ab, Zeigefinger liegt unter der Unterlippe, Mittelfinger übt leichten Druck auf den Mundboden aus

- zuerst **den äußeren Gesichts- und Mundbereich taktil stimulieren:** mit zwei Fingern über die Wangen entlang des Ober- und Unterkiefers von hinten nach vorne streichen
- dann **den inneren Mundbereich taktil stimulieren:** mit dem kleinen Finger das innere und äußere, obere und untere Zahnfleisch von hinten nach vorne ausstreichen, Zunge mit der Fingerspitze betupfen und die Wangentaschen mit dem Finger dehnen
- die Mundhöhle anschließend mit angefeuchteter Mullgaze reinigen, die Mullgaze möglichst mit dem Finger führen (Klemmen lösen bei Berühren der Zähne den Beißreflex aus)

Mögliche Schwierigkeiten oder Komplikationen

- Auslösen des Beißreflexes, Bißverletzungen der Pflegekraft
- Aspirationsgefahr: bei Schluckstörungen keine Spülflüssigkeit verwenden, Mullgaze gut ausdrücken und den Kopf nicht zu sehr nach hinten strecken

10.2.7 Schlucktraining

In der Schluck**therapie** trainiert der Logopäde **kompensatorische Schlucktechniken** zur aspirationsfreien Nahrungsaufnahme, die dann im Schluck**training** angewandt werden.
Mit dem Schlucktraining wird erst begonnen, wenn die Art der Schluckstörung diagnostiziert ist, sensorische und motorische Stimulationen der Schluckmotorik erfolgt sind und der Patient bereits erste Schluckversuche erfolgreich vorgenommen hat. Der spezialisierte Logopäde bzw. Facharzt entscheidet dann, welche kompensatorischen Schlucktechniken und Hilfsmittel im Schlucktraining zur Anwendung kommen.
Die kompensatorischen Schlucktechniken sind (Bartholome, 1993):

• **Das supraglottische Schlucken (bei intradeglutitiver Aspiration):** es soll das Verbleiben von Nahrungsresten im Rachenraum bei unvollständigem Glottisverschluß verhindern:
- vor dem Auslösen des Schluckreflexes (vor dem Schlucken) bewußt den Atem anhalten, die Epiglottis verschließt sich
- schlucken bzw. Schluckreflex auslösen
- nach dem Schlucken kräftig ausatmen und abhusten
- erneut nachschlucken

• **Das Mendelsohn-Manöver (bei postdeglutitiver Aspiration):** es unterstützt die Hebung des Kehlkopfes und verlängert die Zeit, in der der obere Speiseröhrensphinkter geöffnet ist:
- vor dem Auslösen des Schluckreflexes für zwei Sekunden die Zunge gegen den Gaumen drücken, dadurch nimmt die Schubkraft der Zunge zu und der Speisebrei kann kräftiger geschluckt werden
- nach dem Schluckvorgang nochmals hochräuspern und nachschlucken

Ziele
- Üben von kompensatorischen Schlucktechniken
- aspirationsfreie Nahrungsaufnahme
- ausreichende Flüssigkeits- und Nahrungszufuhr

Vorbereitung
- vom Logopäden ausführliche Information einholen über: die Art der Schluckstörung, die zu trainierenden Schlucktechniken und die Hilfsmittel, die verwendet werden sollen
- den Patienten über das Vorgehen beim Schlucktraining informieren
- die für das Schlucktraining benötigte Diät (weiche bzw. passierte Kost) bestellen; dabei sind die Wünsche des Patienten zu berücksichtigen, damit er die Diät besser toleriert
- einen ruhigen, ungestörten Platz (Zimmer) für das Schlucktraining auswählen

> Bei Gedächtnisstörung die angewandte Schlucktechnik in Stichpunkten auf ein Blatt schreiben, das während der Mahlzeit neben dem Patienten liegt.

Hilfsmittel
- Geliermittel zum Eindicken von Flüssigkeiten (Gelatine)
- weite Tasse: unterstützt die Anteflexion des Kopfes (das Kinn muß **nicht** gehoben werden)
- Strohhalme: das Saugen triggert den Schluckreflex; kommen vor allem bei unzureichendem Mundschluß zur Anwendung oder bei unzureichender Zungenbewegung, wenn die Flüssigkeit weit in den hinteren Mundraum befördert werden muß
- Eßbesteck mit Griffverstärkung, tiefe Teller oder Tellerrand (z.B. bei Ataxie)
- Kissen oder Nackenrolle zur Kopfstabilisierung beim Sitzen im Bett

Richtlinien

- **Anpassen der Nahrung („diätetische Veränderungen")**

- Flüssigkeiten werden bei Schluckstörungen sehr leicht aspiriert, sie müssen daher in der Anfangsphase des Schlucktrainings mit Gelatine eingedickt werden!
- saure und salzige Speisen regen die Speichelproduktion an und verbessern den Speisebreitransport
- Milchprodukte, Getreide und Süßigkeiten regen die Schleimbildung an und behindern den Transport des Speisebreies

- **Plazieren der Nahrung**

Bei Patienten mit Paresen der Kau- und Schluckmotorik (Zunge, Larynx und Pharynx) ist der Transport des Speisebreies auf der betrof-

fenen Seite beeinträchtigt. Die Nahrung richtig auf der Zunge zu plazieren, stellt für den Patienten eine wesentliche Erleichterung dar, z.B.:
- auf die Zungenmitte
- auf die mobile Seite der Zunge
- auf den hinteren Teil der Zunge (für sofortiges Schlucken)

- **Ändern der Kopfhaltung**

Vor der Schluckreflexauslösung muß der Patient seine Kopfhaltung ändern: bei prädeglutitiver Aspiration ist der Kopf während des Kauens **leicht nach vorne geneigt,** um vorzeitiges Abgleiten der Nahrung in den Rachenraum zu verhindern; bei Paresen von Kehlkopf, Larynx und Pharynx den Kopf im geneigten Zustand während des Schluckens zur paretischen oder zur gesunden Körperseite drehen

> Das Drehen des Kopfes während des Schluckaktes richtet sich immer danach, wie der Patient am besten schlucken kann und nicht nach der Art der Schluckstörung.

- **Kieferkontrolle**

Der Schluckakt setzt einen festen Kieferschluß voraus, der das Herausfallen bzw. Herausfließen von Speisen und Flüssigkeiten während des Kauens aus dem Mund (z.B. bei Fazialisparesen) verhindert. Möglichkeiten der Kieferkontrolle sind:
- Scherengriff zur Stabilisierung des Kiefers (Abb. 10-6 a)
- Kieferkontrollgriff zur Stabilisierung von Kiefer und Kopf (Abb. 10-6 b)

> Patienten kompensieren häufig einen unzureichenden Mundschluß, indem sie den Kopf heben. Durch die Rückwärtsbewegung des Kopfes ist das Schlucken dann allerdings erschwert.

- **Stimulieren des Schluckreflexes**

Bei fehlendem Schluckreflex können manuelle Berührungsreize das Abschlucken des Speisebreies provozieren:
- entweder mit dem Zeigefinger leicht vom Kehlkopf zum Zungengrund streichen, dies kann mit dem Kieferkontrollgriff kombiniert werden
- oder den Kehlkopf mit Zeigefinger und Daumen von unten nach oben ausstreichen

Vorgehen

- in der Anfangsphase die ständige Anwesenheit einer Pflegekraft während des Schlucktrainings gewährleisten
- für das Schlucktraining genügend Zeit einplanen
- auf eine korrekte Haltung achten: der Patient muß eine aufrechte, leicht nach vorne geneigte Sitzhaltung am Tisch oder im Bett einnehmen, Fehlhaltungen korrigieren!

- bei Indikation Mund- und Rachenraum stimulieren (s. Kap. 10.2.6 und 4.2.4)
- Flüssigkeiten und feste Nahrung immer getrennt verabreichen
- kleine Portionen einnehmen lassen bzw. verabreichen
- Speisen gründlich und langsam kauen lassen, bei hastigem Essen Patienten stoppen
- beim Kauen und Schlucken auf Lippenschluß achten (Fazialisparese)
- den Schluckreflex stimulieren, falls dieser nicht ausgelöst wird
- vor jeder neuen Portion nach dem Schlucken hochräuspern und nachschlucken lassen bis der Rachen frei ist
- bei Aspiration zum kräftigen Husten auffordern
- verbliebene Speisereste in den Wangentaschen entfernt der Patient selbständig mit einem Finger, evtl. unterstützt ihn die Pflegekraft dabei; anschließend trinken und nachschlucken lassen
- nach den Mahlzeiten Mundpflege ermöglichen
- die **aufrechte Sitzposition** soll noch **einige Zeit beibehalten** werden, nicht sofort hinlegen
- dem Patienten die Fortschritte im Schlucktraining rückmelden (positive Verstärkung)
- wenn der Patient die kompensatorischen Schlucktechniken korrekt anwendet und beherrscht, kann die Begleitung beim Essen reduziert werden; der Patient muß nur noch beobachtet werden

Mögliche Schwierigkeiten oder Komplikationen

- Aspiration, dadurch Infektionen der Atemwege
- Erstickungsgefahr durch Aspiration von größeren Nahrungspartikeln

> ! Bei Aspiration von größeren Nahrungsstücken muß der Patient nach vorne gebeugt und zum kräftigen Husten und Würgen gebracht werden. Führt dies zu keinem Erfolg, sofort Hilfe herbeirufen und Notfallmaßnahmen ergreifen (evtl. Intubation erforderlich).

> Bedingt durch Sensibilitätsstörungen im Kehlkopf und in der Trachea kann eine Aspiration auch ohne Auslösen des Hustenreflexes auftreten (silent aspiration).

10.2.8 Gedächtnis- und Orientierungstraining

Das Gedächtnis- und Orientierungstraining wird auf jeden Patienten individuell angepaßt, begleitet ihn über den ganzen Tag und wird von Pflegekräften betreut.
In Einzel- oder Gruppenstunden werden in der Gedächtnis**therapie** die kognitiven Leistungen durch die Neuropsychologen trainiert und die notwendigen Schritte für das Gedächtnis- und Orientierungstrai-

ning eingeleitet. In enger Zusammenarbeit mit den Neuropsychologen überträgt dann die Bezugspflegekraft die Inhalte der Therapie in den Alltag.

Abgesehen von einer spontanen Remission in den ersten Monaten nach der Schädigung ist eine Restitution der Lern- und Gedächtnisleistungen in der Regel nicht möglich. Die Therapie strebt deshalb eine **Kompensation der Defizite**, vor allem durch externe Hilfsmittel, an.

Ziele

- Verbesserung der Gedächtnis- und Orientierungsleistungen
- Selbständigkeit des Patienten durch Anwenden externer Gedächtnishilfen

Hilfsmittel

- externe Gedächtnishilfen (s. unten)

Verhalten des Pflegepersonals

Der Umgang mit kognitiv gestörten Patienten fordert von einer Pflegekraft viel Geduld, Verständnis und fachliche Kompetenz. Um die richtigen Pflegemaßnahmen zu treffen, sind grundsätzliche Verhaltensregeln zu beachten:

- Patienten **beobachten,** sein Verhalten und Erscheinungsbild geben Auskunft über seine Defizite (z.B. das Ausmaß seiner Orientierungsstörung und seine Selbstfürsorgedefizite)
- Gesprächsinhalte genau verfolgen, um falsche bzw. mangelnde Orientierungen festzustellen
- autobiographische Daten immer durch Angehörige bestätigen lassen
- **Vorsicht** bei erhöhter Reizbarkeit des Patienten
- Überfürsorglichkeit vermeiden
- bei Weglaufgefährdung Sicherheitsmaßnahmen ergreifen

Situationen mit hohen Anforderungen meiden

Jeder Ortswechsel bedeutet für den Patienten zusätzlich Unsicherheit und Verwirrung. Der Patient soll einige Tage Zeit haben, sich an die neue Umgebung zu gewöhnen sowie Sicherheit und Vertrauen zu gewinnen. Die Pflegekraft muß erkennen, in welchen Situationen Hilfestellungen für den Patienten angebracht sind und wie verwirrende Situationen vermieden werden, z.B.:

- unnötigen **Zimmerwechsel** vermeiden, die Gewöhnung an die neue Umgebung erfolgt dadurch schneller
- **Bezugspflege** vermittelt dem Patienten Vertrautheit zu einer Person, zu viel wechselndes Personal verwirrt ihn
- **ruhige Atmosphäre** schaffen, zu viele Eindrücke verwirren und verlängern die Eingewöhnungszeit auf der Station
- **Anforderungen** an den Patienten langsam und schrittweise steigern

Gestaltung der Umwelt mit externen Gedächtnishilfen

Bei Patienten mit Gedächtnis- und Orientierungsstörungen ist es notwendig, ihre Umgebung so zu gestalten, daß sie sich in ihr zurechtfinden können. Externe Gedächtnishilfen dienen dem Patienten als **Informationsspeicher** und **Erinnerungshilfen**. Die Pflegekraft muß erkennen, in welchen Bereichen der Patient externe Gedächtnishilfen benötigt und welche sinnvoll sind.

- **Externe Gedächtnishilfen**
  - **Namensschilder** an die Zimmertür, Schrank, Bett, im Bad usw. anbringen
  - **Richtungspfeile** im Zimmer und auf Station sichtbar aufhängen
  - Hinweisschilder für wiederkehrende Termine, z.B. Essenszeiten, Medikamenteneinnahme
  - **persönliche Fotos** von privaten Bezugspersonen aufstellen (bei bettlägerigen Patienten können Bilder auch in der Frühphase an die Zimmerdecke geklebt werden, vgl. Kap. 4.2.7)
  - **Fotos mit Namen** von Bezugspflegekraft, Arzt und Therapeuten an der Wand sichtbar aufhängen
  - **autobiographische Daten** auf ein Blatt aufschreiben und für den Patienten zugänglich machen (in einen Ordner heften, an die Wand hängen)
  - **Gedächtnisbuch** (Terminkalender) einsetzen
  - Wanduhr
  - Kalender zum Umstecken (zeigt nur den **aktuellen** Tag an)
  - Kärtchen mit eigener Adresse und Klinikadresse

- **Umgang mit externen Gedächtnishilfen**

Vielen Patienten fällt der Umgang mit externen Hilfsmitteln anfangs schwer, oder sie lehnen sie ab. Akzeptiert der Patient keine externen Hilfsmittel, ist der Therapieerfolg in Frage gestellt. Pflegekräfte müssen sie daher vorsichtig und behutsam einsetzen:

- dem Patienten Sinn und Zweck der verwendeten Hilfsmittel erklären
- alle externen Gedächtnishilfen müssen für den Patienten sichtbar und leicht zugänglich sein
- Patienten täglich im richtigen Umgang mit externen Gedächtnishilfen beobachten und kontrollieren, bei falscher Benutzung oder Ablehnung den Patienten auf die Notwendigkeit verweisen und korrigieren
- wenn die Gedächtnisleistungen sich bessern, die externen Gedächtnishilfen langsam reduzieren (Ausnahme: Gedächtnisloch)

Das Gedächtnisbuch (Terminkalender)

Das Gedächtnisbuch ist ein wichtiges Instrument, um geplante Termine einzutragen oder Ereignisse aus der Vergangenheit nachzuschlagen. Nur der richtige Umgang mit dieser Gedächtnishilfe führt zu einem effektiven Nutzen. Durch konsequentes Training von Pflegekräften und Therapeuten erlernt der Patient, das Gedächtnisbuch in seinen Alltag zu integrieren und sinnvoll zu nutzen.

- **Aufgaben des Patienten:**
- das Gedächtnisbuch täglich und regelmäßig benutzen
- zu allen Terminen oder Aktivitäten mitnehmen
- alle Therapien, Untersuchungen und Aktivitäten mit Tag und Uhrzeit eintragen
- neue Termine bei Bedarf aktualisieren und stattgefundene Termine abhaken

- **Aufgaben der Pflegekraft:**
- zu Beginn alle Eintragungen zusammen mit dem Patienten vornehmen, damit das korrekte Führen des Gedächtnisbuchs gewährleistet ist
- das korrekte Führen des Gedächtnisbuchs mehrmals täglich kontrollieren (morgens, mittags, abends), bei Bedarf korrigieren und aktualisieren
- jeden Abend mit dem Patienten die Eintragungen und die Planung für den nächsten Tag durchsprechen
- bei korrektem Führen des Gedächtnisbuchs nur noch sporadisch kontrollieren

Die Reorientierung (Orientierungstraining)

Für den Erfolg des Orientierungstrainings sind folgende Aspekte wichtig:

- jedes Orientierungstraining ist individuell auf die Defizite des Patienten abgestimmt, d.h., ist der Patient örtlich und zeitlich desorientiert, werden ihm die aktuellen Informationen zur Zeit und zum Ort gegeben; dabei ist es wichtig, die richtigen Informationen zu geben, z.B. „Heute haben wir Freitag, den 13.", „Sie befinden sich auf der Station xy."
- am Morgen vor dem Aufstehen bereits die erste Orientierung geben, weitere Orientierungen erfolgen nach Bedarf
- alle Informationen geben und nicht erfragen, neue Informationen öfter wiederholen und zur Kontrolle anschließend abfragen
- Fragen, z.B. nach dem aktuellen Datum oder der Zimmernummer, vermeiden, da sie falsche Antworten provozieren und der Patient sich seine eigenen Fehler merkt
- alle neuen Informationen einfach und kurz halten und nach sinnvollen Gesichtspunkten gruppieren
- kurzes und häufigeres Orientieren ist empfehlenswert (3- bis 5mal täglich)
- nach dem Aufstehen soll der Patient seinen Kalender selbst aktualisieren und mit einer Pflegekraft seinen Selbsthilfe-, Therapie- bzw. Antriebsplan durchsprechen

- zeigt der Patient während der Reorientierung Desinteresse oder Aggressionen, so bietet sich an, die Reorientierung in ein Gespräch einzubinden
- Erfolge (zunehmender Grad der Orientiertheit) dem Patienten rückmelden (positive Verstärkung)

> Zeigt ein Patient akute Verwirrtheitszustände, so kann eine sofortige Reorientierung den Zustand verbessern.

Mögliche Schwierigkeiten oder Komplikationen

- **Aggressivität** durch mangelnde Krankheitseinsicht und Einsicht in die pflegerischen Maßnahmen (s. Kap. 10.2.11)
- **Weglaufgefährdung** durch akute Verwirrungszustände

Empfehlungen bei weglaufgefährdeten Patienten

- dem Patienten ein Kärtchen mit der Adresse der Klinik in den Geldbeutel stecken
- den Patienten „markieren“, d.h. Name, Station und Telefonnummer sichtbar an der Kleidung anbringen
- engmaschige Beobachtung und Kontrolle der Anwesenheit und des Aufenthaltsorts des Patienten
- Wegeorientierung vornehmen und Verkehrsverhalten überprüfen (vgl. Kap. 19.1.1), erst dann darf der Patient die Station alleine verlassen
- den Patient schrittweise an seine neue Umgebung orientieren: zuerst auf der Station, dann in der Klinik, anschließend in der nahen Klinikumgebung

10.2.9 Selbsthilfetraining Körperpflege und Kleiden bei kognitiven Störungen

Die Hauptproblematik einer adäquaten Selbsthilfe bei Patienten mit kognitiven Störungen liegt häufig im **Vergessen**, im **Antriebsmangel** und in der **Ideenarmut**. Die Folgen sind, daß die Körperpflege entweder gar nicht vorgenommen, nur unzureichend (10 Sekunden Zähneputzen), oder ständig wiederholt (perseveriert) wird.

Ziele

- Selbständigkeit bei der Körperpflege und beim Kleiden
- adäquates Erscheinungsbild

Hilfsmittel

- Wecker und Stundenuhr
- Selbsthilfeplan (Tab. 10-3)
- externe Gedächtnishilfen, z.B. Fotos mit abgebildeten Handlungen wie Zähneputzen, Rasieren

Tab. 10-3 Beispiel eines Selbsthilfeplans für eine ganze Woche

Zeit	Aktivitäten	Mo	Di	Mi	Do	Fr	Sa	So
7:30	Aufstehen							
	Unterwäsche in das Bad mitnehmen							
	Handtuch, Seife, Shampoo zum Duschen vorbereiten							
	Duschen							
	Abtrocknen Haut eincremen							
	Unterwäsche anziehen Zähne putzen							
	Rasieren Rasierbalsam auftragen							
	Kleidung anziehen							
	Bett machen							
8:15	zum Frühstücken gehen							
	Tee in der Patientenküche mit Pflegekraft kochen							
20:00	frische Wäsche für den nächsten Tag bereitlegen							
	das Gedächtnisbuch mit Pflegekraft durchsprechen							
	Wecker stellen							

Vorbereitung

- **Beobachtung** der Selbsthilfeleistungen in den ersten Tagen:
  - Denkt der Patient an seine tägliche Körperpflege?
  - Wie führt er seine Körperpflege aus?
  - Erkennt er die Notwendigkeit eines Wäschewechsels?
  - Kann er zwischen frischer und getragener Wäsche unterscheiden?
  - Vergißt er einzelne Handlungsschritte oder verwechselt er sie?
  - Kommt es zu Perseverationen oder Handlungsabbrüchen?
- **Gewohnheiten** des Patienten herausfinden bzw. **Routinehandlungen** von Angehörigen erfragen:
  - Wann duschte der Patient vorzugsweise?
  - Wie oft wechselte er seine Wäsche?
  - Rasierte er sich naß oder trocken?
  - Wie war die Einstellung zur Hygiene?
- Baseline erstellen, die die Selbsthilfedefizite detailliert darstellt
- **Selbsthilfeplan** erstellen, mit dem Patienten besprechen und gut sichtbar im Zimmer oder Bad aufhängen (s. Tab. 10-3)

> Der Selbsthilfeplan listet die aktuellen Defizite des Patienten auf und in welcher Reihenfolge die Handlungskette zu trainieren ist.

Vorgehen

- der Patient muß sich abends den Wecker stellen und morgens pünktlich aufstehen
- er muß die Handlungen der Reihe nach ausführen und abhaken
- Patienten mit *Perseverationen* stellen bei den einzelnen Handlungen eine Stundenuhr und beenden die Handlung, wenn die Zeit abgelaufen ist
- die Pflegekraft ist in den ersten Wochen ständig anwesend und kontrolliert die Handlungen
- bei Verwechslungen, Auslassungen oder Abbruch von Handlungen auf den Selbsthilfeplan verweisen
- dem Patienten sein inadäquates Erscheinungsbild (z.B. Körpergeruch, schmutzige Kleidung) dezent rückmelden
- den Selbsthilfeplan den Fortschritten des Patienten anpassen und aktualisieren

> Das tägliche Wiederholen der Handlungsschritte in gleicher Reihenfolge ist unbedingt erforderlich. Nur so kann der Patient diese Handlungen in sein Gedächtnis speichern.

Mögliche Schwierigkeiten oder Komplikationen

- Aggressivität durch Uneinsichtigkeit (Patienten erleben die pflegerischen Anweisungen oft als „Maßregelungen" und Eingriff in ihre persönliche Entscheidungsfreiheit)

Um Konflikte und Aggressionen zwischen Patienten und Pflegekraft zu vermeiden, sind evtl. die Ansprüche an Hygiene herunterzusetzen und Abweichungen vom Selbsthilfeplan zu tolerieren. Angehörige können das Vernachlässigen der Körperpflege rückmelden und dadurch zu einem entspannteren Umgang zwischen Pflegepersonal und Patient beitragen.

10.2.10 Pflegerische Maßnahmen bei Patienten mit Antriebsminderung

Eine Antriebsminderung wird sich ohne therapeutische Maßnahmen immer verschlechtern, das Erkennen der Störung sowie therapeutische und pflegerische Interventionen sind daher erforderlich.

Beobachtung und Dokumentation

Bei Antriebsminderung ist das gezielte Beobachten des **selbstinitiierten Verhaltens**, das der Patient selbständig ohne Aufforderung ausführt, erforderlich. Anhand einer **Checkliste** werden Handlungen, die zu einem „normalen" Tagesablauf gehören, beurteilt (Tab. 10-4), dabei ist folgendes zu beachten:

- die Liste wird von Pflegekräften ausgefüllt, die den Patienten kontinuierlich, über einen Zeitraum von zwei bis drei Wochen beobachten und betreuen; die einzelnen Aktivitäten werden nach **Auftrittshäufigkeit** beurteilt
- die Beobachtungen/Ergebnisse werden im therapeutischen Team diskutiert und tragen zur **Diagnosestellung** bei
- nach einer Therapiephase von ca. sechs bis acht Wochen ist die Checkliste erneut auszufüllen; Aktivitätssteigerung bedeutet Therapieerfolg, bei unverändertem Ergebnis ist das Therapiekonzept zu überdenken

Folgende Aspekte sind bei der Beobachtung und Bewertung des Verhaltens zu berücksichtigen:

- die Persönlichkeit des Patienten und seine Gewohnheiten vor der Erkrankung, z.B. die Bedeutung von Körperpflege und Hygiene, Interessen und Hobbies sowie Kommunikationsverhalten und Kontaktfreudigkeit
- die Liste darf keine Aktivitäten abfragen, die der Patient aufgrund motorischer oder kognitiver Defizite nicht ausführen kann

Verhaltenstherapeutische Maßnahmen

Die Antriebsminderung selbst kann durch die Therapie nicht beeinflußt werden. Die Therapie ändert nur das Verhalten des Patienten, so daß eine bessere Integration in sein soziales Umfeld möglich ist.

- **Handlungsinitiierung**

Die Patienten müssen insbesondere zu Beginn der Therapie gezielt und häufig auch wiederholt aufgefordert werden, einzelne Tätigkeiten auszuführen. Neben den verbalen Aufforderungen („Cueing", s. Kap.

Tab.10-4 Beispiel für eine Checkliste zur Beobachtung des selbstinitiierten Verhaltens

Name des Patienten :	
Aktivitäten	Beurteilung
Waschen/Duschen	( )
Zähne putzen	( )
Haare waschen	( )
Rasieren/Schminken	( )
Frische Kleidung anziehen	( )
Aufstehen aus dem Bett	( )
Persönlichen Bereich ordnen (im Zimmer)	( )
Licht ein-/ausschalten	( )
Radio ein-/ausschalten	( )
Kontakt zu Mitpatienten aufnehmen	( )
Telefonieren (mit Angehörigen/Freunden)	( )
Spazieren gehen	( )
Hobbies organisieren (die im Krankenhaus möglich sind)	( )
An Gemeinschaftsveranstaltungen teilnehmen	( )
Jemanden um Erledigungen bitten	( )
Selbständig Erledigungen machen	( )
Therapiestunden/Termine einhalten	( )
Fragen an Ärzte, Pflegepersonal, Therapeuten richten	( )
Bewertung: 0 = trifft nie zu 1 = trifft selten zu 2 = trifft häufig zu 3 = trifft immer zu	

7.3.3.1) können auch andere deutliche Signale eingesetzt werden, z.B. Stellen eines Weckers.

- **Verhaltensmodifikation**

Durch den Einsatz von **Verstärkern** (Belohnungen) oder durch das Aufsetzen eines **Therapievertrages** können Patienten zur „Mitarbeit" motiviert werden (s. Kap. 7.3.3.3).

- **Einsatz von externen Hilfen**

Durch das Üben, externe Hilfsmitteln einzusetzen, die die Funktion der Handlungsidee und der Handlungsinitiierung übernehmen, können die Patienten lernen, Tätigkeiten eigenverantwortlich auszuführen (s. Kap. 10.2.10.1)

- **Aufbau von sozialkompetentem Verhalten**

Dieser erfolgt primär durch ein spezielles Training, in dem die Betroffenen vor allem Möglichkeiten der **Kontaktaufnahme** zu anderen Personen und das **Signalisieren** von **emotionaler Anteilnahme** üben (s. Kap. 10.2.12.1).

Da die Antriebsminderung häufig mit mangelnder Krankheitseinsicht und fehlendem Leidensdruck verbunden ist, sind die Patienten nur **sehr schwer zur Kooperation zu motivieren.**

Der hypobule Patient ist vorwiegend mit seinen Bedürfnissen und Interessen beschäftigt. Er wird primär dann Anstrengungsbereitschaft zeigen, wenn es zu seinem eigenen Nutzen ist.

10.2.10.1 Das Antriebstraining

Ziele

- selbständiges und selbstverantwortliches Verhalten
- Ausführen von Selbsthilfeleistungen (Körperpflege, Ankleiden etc.), und anderen alltagsrelevanten Tätigkeiten
- Planung der Freizeit (Ideenentwicklung, Aufbau von Interessen etc.)

Hilfsmittel und Vorbereitung

Besonders wichtig sind strukturierte Pläne, die mit dem Patienten erarbeitet werden und mit dessen Hilfe er weitgehend selbständig einzelne Aktivitäten ausführen kann:

- **Tagesstrukturplan** (Tab. 10-5): fester Rahmen, um den Tag sinnvoll zu gestalten, vor allem für Patienten mit stark ausgeprägter Hypobulie und zusätzlichen kognitiven Defiziten (z.B. Gedächtnisstörung)
- **Aktivitätenkalender** (Tab. 10-6): trägt dazu bei, Aktivitäten wie Freizeitgestaltung, Kommunikation gezielt zu initiieren; vor allem bei Patienten mit leichten Antriebsstörungen und dem Problemschwerpunkt: Entwickeln, Planen und Ausführen von Ideen

Beim Erstellen der Strukturpläne sind folgende Aspekte wichtig:

- eine feste Struktur, die sich jeden Tag wiederholt, z.B. Aufstehen, Mahlzeiten, Mittagsruhe, damit sich der Patient an bestimmte Abläufe gewöhnt und sie „automatisch“ übernimmt
- gezieltes Planen von einzelnen Tätigkeiten, um die Patienten beim Entwickeln von Ideen zur Freizeitgestaltung zu unterstützen

Eine Liste mit möglichen Aktivitäten erstellen, aus denen sich der Patient einige heraussuchen kann.

- mit wenigen, leichten Tätigkeiten beginnen und genügend Ruhepausen einplanen, in denen der Patient ungestört „faulenzen“ darf

Bei zu hohen Anforderungen stellt der Patient seine Bemühungen ein.

Tab. 10-5 Beispiel für einen Tagesstrukturplan für antriebsgeminderte Patienten

Patientenname:	**Datum, Wochentag:**	
Uhrzeit	Tätigkeit	durchgeführt
7.30 Uhr	aufstehen, waschen, ankleiden	✓
8.00 Uhr	Frühstück	✓
9.00 Uhr	Therapie (Krankengymnastik)	✓
10.00 Uhr	Therapie (Sprachtherapie)	
11.00 Uhr	Freizeit (Zeitung lesen)	✓
11.30 Uhr	Mittagessen	✓
12.00 Uhr	Mittagspause	✓
14.00 Uhr	Therapie (Antriebsgruppe)	✓
15.00 Uhr	Therapie (Antriebsgruppe)	✓
16.00 Uhr	Freizeit (Ehemann anrufen)	
17.30 Uhr	Abendessen	✓
18.30 Uhr	Wäsche für den nächsten Tag herrichten Wecker für den nächsten Morgen stellen Plan für den nächsten Tag bereitlegen	
19.00 Uhr	Zeit zur freien Verfügung	

Vorgehen

- den Plan gut sichtbar an dem Ort aushängen, an dem sich der Betroffene meistens aufhält; den Plan ggf. ins Gedächtnisbuch integrieren (s. Kap. 10.2.8)
- der Patient muß die einzelnen Tätigkeiten nach Plan ausführen und danach abhaken, Ziel ist es, bis zum Abend möglichst viele Aufgaben zu erledigen
- die Bezugsperson kontrolliert die Tätigkeiten
- erfüllte Aufgaben werden positiv verstärkt, z.B. durch Lob und Anerkennung; anfangs ist es weniger von Bedeutung, wie die Aufgabe erledigt wird, sondern, daß sie überhaupt ausgeführt wird und der Patient ein Erfolgserlebnis hat

Tab. 10-6 Beispiel für einen Aktivitätenkalender (Wochenplanung)

Tag :	Aktivitäten	vormittags	mittags	abends
Montag	1. Tageszeitung im Kiosk kaufen	(✓)		
	2. Tageszeitung lesen		(✓)	
	3. mit Herrn Z. Schach spielen			(✓)
Dienstag	1. Getränke im Kiosk kaufen	( )		
	2. mit Ehefrau ins Café gehen		(✓)	
	3. Selbsttherapie: Sprachübungen			(✓)
Mittwoch	1. eine Postkarte kaufen mit Briefmarke	(✓)		
	2. einem Bekannten die Postkarte schreiben und in den Briefkasten einwerfen		(✓)	
	3. Tochter zu Hause anrufen			(✓)
Donnerstag	1. für Ehefrau Blumen kaufen	( )		
	2. mit Ehefrau einen Spaziergang machen		(✓)	
	3. Selbsttherapie: Sprachübungen			( )
Freitag	1. auf der Schreibmaschine üben (30 min)	(✓)		
	2. fünf Aktivitäten für das Wochenende planen und aufschreiben		(✓)	
	3. Tasche für den Wochenendurlaub packen (schmutzige Wäsche etc.)			(✓)
Am Wochenende: Planung der nächsten Woche (gemeinsam mit dem Partner)				

10

- sind die Aufgaben nicht erledigt, so fordert die Pflegekraft den Patienten mit gezielten Fragen und gestuften Hinweisen „Cues“ dazu auf, ggf. sind die Tätigkeiten gemeinsam mit dem Patienten auszuführen
- der Patient schreibt den Plan möglichst selbst, z.B. am Abend für den nächsten Tag, diese Tätigkeit erscheint als eigener Punkt in der Planung
- akzeptiert der Patient den Plan und führt er ihn sicher und selbständig aus, so ist das Überwachen zu reduzieren und die Anforderung zu steigern, z.B. durch:
  - komplexere Aufgaben
  - größere Eigenverantwortlichkeit

- Reduzieren der Verstärker (Belohnungen)
- Übernahme von Tätigkeiten, die nach der Entlassung relevant sind, z.B. Haushaltstätigkeiten, Kontaktaufnahme zu anderen Personen

Die kontinuierliche Zusammenarbeit mit dem Patienten ist sehr wichtig, sie vermittelt dem Betroffenen, daß seine Bemühungen ernstgenommen werden.

Mögliche Schwierigkeiten oder Komplikationen

Anfangs erfordert das Training intensivste therapeutische und cotherapeutische Unterstützung und ist sehr zeitaufwendig.

10.2.11 Pflegerische Maßnahmen bei Patienten mit gereizt-aggressivem Verhalten

Um die Rehabilitation, insbesondere die Reintegration der Betroffenen in die Familie zu ermöglichen, sind bei Patienten mit gereizt-aggressivem Verhalten pflegerische und therapeutische Interventionen erforderlich.

Beobachtung und Dokumentation

Das Verhalten wird in einem **Fremdbeobachtungsprotokoll** (Tab. 10-7) dokumentiert. Folgende Informationen sind wichtig:
- Häufigkeit und Intensität des aggressiven Verhaltens
- genaue Situationsbeschreibung, in der die Beobachtung gewonnen wurde
- die Konsequenzen, die auf das aggressive Verhalten folgten

Das Protokoll unterstützt als Baseline die Verhaltensanalyse und wird außerdem zur Evaluation therapeutischer Interventionen genutzt.
Eine weitere Aufgabe von Pflegekräften besteht darin, die Patienten zur **Selbstbeobachtung** anzuleiten, damit die Betroffenen ihr Verhalten verstehen und reflektieren lernen. Der Betroffene wird dazu angeleitet, Situationen, in denen aggressives Verhalten auftritt, zu dokumentieren (Tab. 10-8). Dies fördert die Einsichtsfähigkeit des Patienten sowie seine Bereitschaft, bei therapeutischen Maßnahmen mitzuarbeiten. Voraussetzungen hierfür sind Motivation und Kooperationsbereitschaft des Patienten sowie ausreichende kognitive Leistungen.

Vermeiden von situativen Auslösern

Sind auslösende Faktoren bekannt, sollten diese nicht unnötig provoziert werden. Häufige situative Auslöser für gereizt-aggressives Verhalten sind:
- Frustration (z.B. bei Konfrontation mit eigenen Defiziten)
- Überforderung, Ermüdung (Gelegenheit zu Erholungspausen geben)
- Gefühle der Unterlegenheit, Unsicherheit, Orientierungslosigkeit
- ständiges Korrigieren und Verbessern

- Diskussionen über die „Uneinsichtigkeit" des Patienten (z.B. bei Selbstüberschätzung und fehlender Krankheitseinsicht)
- verletzende Äußerungen und diskriminierendes Verhalten von Außenstehenden

Tab. 10-7 Beispiel für ein Fremdbeobachtungsprotokoll bei gereizt-aggressivem Verhalten

Datum Uhrzeit	Situation	Verhalten des Patienten	Therapeutischer Einsatz „Time out"	Verhalten des Patienten danach
6.09. 9.00 Uhr	Patient liegt noch im Bett. Er wird aufgefordert, aufzustehen, da er um 10.00 Uhr Therapie hat.	Patient schimpft wütend, man solle ihn in Ruhe lassen. Er stehe auf, wann er will. Zieht sich Decke über den Kopf.	Schwester verläßt den Raum	Patient bleibt liegen
10.30 Uhr	Pat. erscheint zu spät in der Therapie. Therapeutin erklärt, sie habe nun einen anderen Patienten vorgezogen.	Patient ist sehr wütend. Er erklärt, er würde sich beim Chefarzt beschweren und sie sei sowieso unfähig.	Therapeutin läßt ihn stehen und geht davon.	Patient geht wortlos in sein Zimmer. Geht um 11.00 Uhr pünktlich zur nächsten Therapie.

Tab. 10-8 Beispiel für ein Selbstbeobachtungsprotokoll bei gereizt-aggressivem Verhalten

Datum Uhrzeit	Wo war ich? Was führte zum aggressiven Verhalten?	Wie sah das aggressive Verhalten aus?	Was habe ich dabei gedacht/gefühlt?	Wie haben meine Mitmenschen reagiert?	Was habe ich anschließend getan?
20.07. 8 Uhr	in der Dusche, Seife fiel auf den Boden, ich kam nicht mehr dran	habe geschrien und mit der Faust gegen die Wand geschlagen	ich bin hilflos, wie ein kleines Kind	Schwester ging aus dem Bad	erst war ich wütend, dann habe ich mich geschämt. Schwester kam, gab mir die Seife und ich habe mich fertiggewaschen

Es ist jedoch nicht immer möglich und auch nicht ratsam, alles was den Betroffenen reizen könnte, zu vermeiden. Hier besteht die **Gefahr**, eine **unrealistische Situation** für den Patienten zu schaffen. Auch nach dem Klinikaufenthalt wird er mit **Streßsituationen** konfrontiert sein.

Verhalten in einer Akutsituation

Aggressive Ausbrüche dürfen nicht persönlich genommen werden.

- möglichst gelassen reagieren, auch wenn es schwerfällt
- den Wutausbruch abwarten und dem Patienten die Möglichkeit geben, zur Ruhe zu kommen
- keine Diskussionen beginnen oder aufrechterhalten, da dies die Emotionen meist noch steigert
- aus der Situation herausgehen: läßt der Patient sich auch durch klare Signale nicht stoppen und besteht keine Gefährdung für ihn oder andere Personen, sollte die Pflegekraft Distanz suchen, z.B. den Raum verlassen (Time out) und dies dem Patienten mitteilen, Beispiel: „Ich gehe jetzt. Wenn Sie nicht mehr so aufgeregt sind, können wir gerne nochmal darüber reden."
- zu einem späteren Zeitpunkt die Situation mit dem Betroffenen besprechen (klärendes Gespräch), Beispiel: „Sie sind eben sehr wütend geworden. Ich habe überhaupt nicht verstanden, was los war. Was genau hat sie denn so provoziert?"

Das Fehlverhalten darf nicht durch Aufmerksamkeitszuwendung belohnt werden (s. Kap. 7.3.3.2).

10.2.11.1 Verhaltenstraining bei gereizt-aggressivem Verhalten

Ziele

- Fördern der Selbstwahrnehmung
- Reduktion des aggressiven Verhaltens

Richtlinien

- dem Patienten ein **„verläßlicher Partner"** sein: seine Gefühle (Enttäuschung, Unbehagen, Ärger) ernst nehmen und gemeinsam mit ihm nach Lösungen suchen
- dem Patienten vermitteln, daß Ärger und Wut „normale" Empfindungen sind und ihn dazu auffordern, sie in **angemessener Form** zu äußern
- deutlich zum Ausdruck bringen, daß **Wutausbrüche** oder physische Angriffe auf andere Personen **nicht geduldet** werden und Konsequenzen nach sich ziehen werden (z.B. „Time out")

Ein Patient, der sich verstanden und respektiert fühlt, wird sein „Fehlverhalten" eher einsehen und Bereitschaft zeigen, etwas daran zu ändern.

Vorgehen: Anwenden verhaltenstherapeutischer Techniken

- **Rückmelden des Fehlverhaltens**
  - den Patienten gezielt mit seinem Verhalten konfrontieren; es wird angestrebt, ihm die Konsequenzen seiner Ausbrüche bewußt zu machen;
    Beispiele: „Herr P., ich finde es nicht in Ordnung, wenn Sie mich hier jetzt anschreien." „Stopp Frau S., ich fühle mich jetzt durch ihr Verhalten verletzt/bedroht. Wir können über alles reden, aber bitte in einem vernünftigen Ton."

- **Grenzen setzen**

Wenn der Patient Aggressionen einsetzt, um unangenehmen Aufgaben (z.B. bei der Selbsthilfe) auszuweichen, ist mit ihm zu vereinbaren, welche Aufgaben momentan von ihm erwartet werden. Kommt es weiterhin zu Wutausbrüchen, so reagiert die Pflegekraft mit „Time out" und besteht anschließend darauf, daß er die Aufgabe ausführt.

- **Verhalten löschen** („Time out")
  - den Patienten bei aggressivem Verhalten weder belohnen durch Zuwendung und Aufmerksamkeit, noch bestrafen durch negative Konsequenzen (vgl. Kap. 7.3.3.2)

- **Entzug von Verstärkern („response cost", Kap. 7.3.3.3)**

- **Verhaltensvertrag (Therapievertrag, Kap. 7.3.3.3)**

- **Aufbau alternativer Verhaltensweisen:**
  - Bei Anwenden dieser Verhaltenstechniken dem Patienten gleichzeitig ermöglichen, alternative Verhaltensweisen zu erlernen, z.B. ihm die Möglichkeit geben, beim Wahrnehmen aggressiver Stimmungen die Situation selbständig zu verlassen.
    Das Einüben von **Entspannungstechniken** kann ebenfalls hilfreich sein.

10.2.12 Pflegerische Maßnahmen bei Patienten mit Störungen des Sozialverhaltens

Gezielte therapeutische Interventionen sind erforderlich, um die Reintegration der Patienten in die Gesellschaft zu ermöglichen.

Beobachtung und Dokumentation

Das beobachtete Verhalten wird in einem **Fremdbeobachtungsprotokoll** oder in einer **Baseline** dokumentiert (s. Kap. 7.3.1).
Bei ausreichenden kognitiven Fähigkeiten ist der Patient dazu anzuleiten, ein **Selbstbeobachtungsprotokoll** zu führen.

Anwenden verhaltenstherapeutischer Techniken

- eindeutiges, verbales Rückmelden des Problemverhaltens durch Therapeuten, Pflegekräfte und Angehörige, damit die Betroffenen ihr Fehlverhalten erkennen können; indirekte Rückmeldungen mit freundlicher, sanfter Stimme oder nonverbale Signale sind zu vermeiden, da sie vom Patienten meist nicht verstanden werden (soziale Wahrnehmung ist beeinträchtigt)
- empathische Zuwendung bei Problemverhalten vermeiden, die unangenehme Situation nicht durch (unsicheres) Lächeln, Dulden überspielen!

> Aufmerksamkeitszuwendung verstärkt meist das Problemverhalten („attention-seeking behavior“).

- **Techniken zur Verhaltensmodifikation:** Response cost, Time out, Verstärken positiver Verhaltensweisen, klare Verhaltensregeln für bestimmte Situationen (Verhaltensvertrag, Kap. 7.3.3.3)

10.2.12.1 Das Training der sozialen Kompetenz

Dieses Training findet in der Regel in **Gruppentherapie** statt und wird von einem Therapeuten (Psychologen) geleitet.

Ziele

Erlernen sozial komponenten Verhaltens, z.B.
- Forderungen stellen
- Neinsagen und Kritik üben
- Kontakte herstellen, aufrechterhalten und beenden
- sich öffentlicher Beachtung aussetzen

Schwerpunkte sind alltagsrelevante Aspekte des Sozialverhaltens (Höflichkeit und Distanz gegenüber fremden Menschen, Verständnis für andere aufbringen, die eigene Meinung in einem Gespräch bilden und sie vertreten etc.)

Vorgehen

Beim Training der sozialen Kompetenz werden verschiedene verhaltenstherapeutische Techniken angewandt, z.B. Lernen am Modell, operanter Verhaltensaufbau im Rollenspiel und in In-vivo-Übungen, kognitive Umstrukturierung.
Basale Fertigkeiten im Kontakt zu anderen Menschen werden auf der Handlungsebene geübt und in der Gruppe diskutiert.
Durch Rückmeldungen aus der Gruppe oder durch Videoaufzeichnun-

gen haben die Betroffenen die Möglichkeit, ihr eigenes Fehlverhalten besser zu erkennen und die sozialen Signale ihrer Mitmenschen besser zu verstehen.

Mögliche Schwierigkeiten oder Komplikationen

Das Training der sozialen Kompetenz setzt beim Patienten Motivation sowie kognitive Fähigkeiten wie Aufmerksamkeit, Gedächtnis, Reproduktion voraus.

11 Patienten mit Multipler Sklerose (MS)

Heinrich Sening

Die Multiple Sklerose (Encephalomyelitis disseminata) ist eine entzündliche Erkrankung des zentralen Nervensystems. Die Entzündungsherde, die an den Markscheiden der Nervenfasern auftreten, führen zu Vernarbungen und Verhärtungen der Nervenbahnen und verursachen dadurch zahlreiche neurologische Störungen.

Ursachen

Bisher gibt es noch keine zufriedenstellende Erklärung zur Entstehung der Krankheit. Man geht davon aus, daß die MS eine **Autoimmunerkrankung** ist, bei der körpereigenes Gewebe als fremdes verkannt und von Abwehrzellen angegriffen wird. Als mögliche Auslöser werden **Virusinfektionen** diskutiert.

Krankheitsverlauf

- **schubförmiger Verlauf**
  - neurologische Symptome treten in Abständen von mindestens vier Wochen auf und dauern mindestens 24 Stunden
  - die Symptome bilden sich vollständig zurück (komplett remittierend) oder es bleibt eine Restsymptomatik bestehen (inkomplett remittierend)

- **chronisch-progredienter Verlauf**
  - die Erkrankung beginnt langsam und schleichend, klar zu definierende Schübe sind nicht erkennbar (primär-chronisch)
  - die Erkrankung beginnt schubförmig und geht später in einen chronisch-progredienten Verlauf über (sekundär-chronisch)

Viele Patienten leben Jahrzehnte mit der Erkrankung und haben nur geringe Beeinträchtigungen; bei ca. fünf bis zehn Prozent der Betroffenen ist mit einem schweren Verlauf zu rechnen, der innerhalb weniger Jahre zu ausgeprägten Behinderungen führen kann.

Symptome

Je nach Lokalisation der Entmarkungsherde im zentralen Nervensystem treten sehr unterschiedliche Symptome, einzeln oder kombiniert, auf:

- Spastiken
- Sensibilitätsstörungen (Parästhesien, Hyperästhesien)

- Blasen- und Darmstörungen (vgl. Kap. 8.1.4 u. 8.1.5)
- Paresen (vgl. Kap. 9.1.1)
- Muskelschwäche
- Ataxie und Gleichgewichtsstörungen (s. Kap. 10.1.1)
- Schluckstörungen (s. Kap. 10.1.3)
- Seh- und Okulomotorikstörungen (Doppelbilder, Nystagmus, s. Kap. 9.1.7)
- kognitive Störungen (s. Kap. 10.1.4)
- Verhaltensstörungen (s. Kap. 10.1.5)
- Leistungsminderung und Müdigkeit
- Depressionen und emotionale Instabilität
- Sprechstörungen (häufig), Sprachstörungen (selten)

Therapeutische Strategien

- **Medikamentöse Behandlung**
- Cortison bei akuten Krankheitsschüben
- Immunsuppressiva oder immunmodulierende Therapie zur Vorbeugung bzw. bei rascher Progression zur Stabilisierung des Krankheitsverlaufs
- Spasmolytika zur Senkung des Muskeltonus

- **Symptomorientierte Behandlung**
- Physikalische Therapie, Krankengymnastik, Ergotherapie
- Regulation des Muskeltonus
- Selbsthilfetraining
- Psychosoziale Betreuung, Beratung der Patienten und Angehörigen
- Vermeiden von Folgeschäden: Dekubitus-, Pneumonie-, Kontrakturen-, Thrombose-, Osteoporoseprophylaxe (vgl. Kap. 8.2.1)

11.1 Beeinträchtigungen des Patienten

Unter den vielfältigen Symptomen der MS sind die motorischen Störungen, Spastiken und Lähmungen, sowie die Sensibilitätsstörung von großer Bedeutung.

11.1.1 Spastik

Die Spastik ist eine unwillkürliche und unkontrollierte **Tonuserhöhung** einer Gruppe von Muskeln, die mit einer mehr oder weniger stark ausgeprägten **Muskelschwäche** einhergeht.
Je nach Lokalisation der Markscheidenschädigung können Spastiken bei der MS vereinzelt in Armen und Beinen, in beiden Beinen **(Paraspastik),** in allen Gliedmaßen **(Tetraspastik)** oder einer Körperhälfte **(Hemispastik)** auftreten. Die Spastik ist häufig einschießend und tritt bevorzugt in den unteren Gliedmaßen auf.

Bei der Spastik unterscheidet man:
- **Streckspastik:** Tonuserhöhung der Streckmuskulatur (Extensoren)
- **Beugespastik:** Tonuserhöhung der Beugemuskulatur (Flexoren)
- **Adduktorenspastik:** Tonuserhöhung der anziehenden Beinmuskulatur (Adduktoren)

Problematik der Spastik
- Beeinträchtigung der Mobilität und Selbstfürsorge
- Bewegungseinschränkung und Immobilität begünstigen Kontrakturen, Dekubiti und Osteoporose
- Patienten leiden häufig unter Muskel- und Skelettschmerzen und an durch Schmerzen bedingten Schlafstörungen

Pflege- und Therapieschwerpunkte
- Spastikerzeugende Faktoren vermeiden (vgl. Kap. 2.1)
- Regulation des Muskeltonus
- Anbahnung spastikhemmender Bewegungsmuster im Alltag
- Lagerung, um Schmerzfreiheit und ungestörten Schlaf zu ermöglichen

11.1.2 Sensibilitätsstörungen

Bei der Sensibilität unterscheidet man zwischen:
- **Oberflächensensibilität:** Empfindungen, die von außen auf die Haut treffen
- **Tiefensensibilität:** Empfindungen, die die Bewegung, Vibration und die Lage der Extremitäten betreffen
- **Viszerale Sensibilität:** Empfindungen, die von den Organen ausgehen (z.B. eine volle Blase)

Unter einer Sensibilitätsstörung versteht man die veränderte Wahrnehmung des Körpergefühls und des Schmerzempfindens, sie tritt als gesteigertes Empfinden **(Hyperästhesie),** vermindertes Empfinden **(Hypästhesie)** oder Mißempfinden **(Parästhesie)** auf.

Beoachtungen
- Brennen der Beine
- chronische Schmerzen (z.B. Trigeminusneuralgie)
- unsicherer Gang (veränderte Körperwahrnehmung)

Problematik der Sensibilitätsstörung
- das reduzierte Schmerzempfinden begünstigt das Entstehen von Dekubiti sowie Verletzungen (z.B. Verbrennungen, Quetschungen)
- gestörte Nachtruhe durch Parästhesien (z.B. Brennen der Beine)
- Depressionen durch chronische Schmerzzustände
- gestörte Sexualität, da Berührungsreize nicht wahrgenommen werden

Pflege- und Therapieschwerpunkte

- Medikamentöse Therapie (Antidepressiva, Antikonvulsiva, um die Mißempfindungen zu verringern)
- Dekubitusprophylaxe (s. Kap. 8.2.1)
- Physikalische Maßnahmen, Ergotherapie
- Selbsthilfetraining für den Umgang mit Gefahrenquellen
- Unterstützung bei der Krankheitsverarbeitung

11.2 Pflegerische und therapeutische Maßnahmen

11.2.1 Spastikhemmende Lagerungen

Ziele

- Tonusreduktion der spastischen Muskelgruppen und (selbständiges) Lösen von Spastiken
- Kontrakturenprophylaxe

Vorbereitung

- Information des Patienten über Maßnahmen zum Hemmen und Lösen von Spastiken

Hilfsmittel

- Lagerungshilfsmittel (Kissen, Decken, Lagerungswürfel)
- Gummiball (ca. 20 cm Durchmesser)
- Stufenbett

Richtlinien

- Streck- und Beugespastiken durch Dehnen der spastischen Muskelgruppen lösen
- einschießende Spastiken, die außerhalb des Bettes auftreten, durch Ausstreichen sowie durch Strecken bzw. Beugen der Extremität lösen (vgl. Kap. 9.2.5 und 2.1)

> Die Lagerung ist die wirkungsvollste Methode, um Spastiken zu lösen.

Vorgehen

- **Reduktion der Streckspastik**

Dehnen der Hüftstrecker in Rückenlage (Abb. 11-1)

- Kopfteil des Bettes flachstellen
- Kopf und Schultern mit einem Kissen unterlagern
- Beine in 90°-Hüft- und -Kniebeugung lagern (z.B. mit dem Stufenbett oder Lagerungswürfel)
- bei massiver Streckspastik kann durch Hochstellen des Kopfteils eine zusätzliche Beugung in der Hüfte erreicht werden (Sandwichlagerung)

11

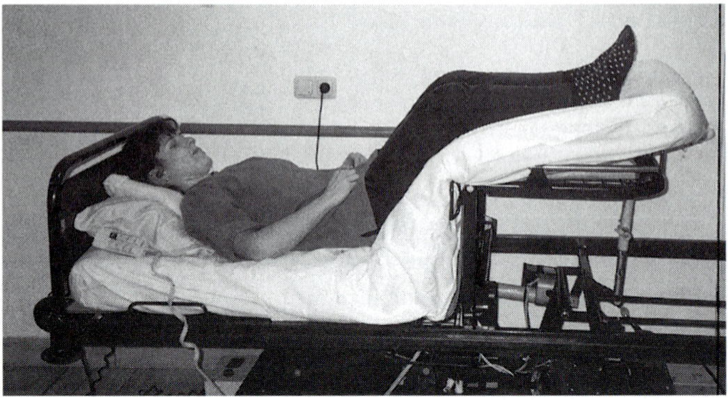

Abb. 11-1 Rückenlage bei Streckspastik: Dehnung der Hüftstrecker im Stufenbett

- **bei Tetraspastik:** Knie beugen und mit Kissen oder einer Decke unterlagern, Arme nach vorne unterlagern (Abb. 11-2)

Dehnen der Hüftstrecker in Seitenlage (Abb. 11-3):

- Kopfteil des Bettes flachstellen
- Patient dreht sich auf die Seite (aktiv oder passiv)
- Kopf mit einem Kissen unterlagern, die Schulter bleibt frei
- die untenliegende Schulter hervorziehen
- beide Beine übereinander in eine 90°-Beugung bringen und achsengerecht lagern
- ein oder mehrere Kissen zwischen die Beine legen

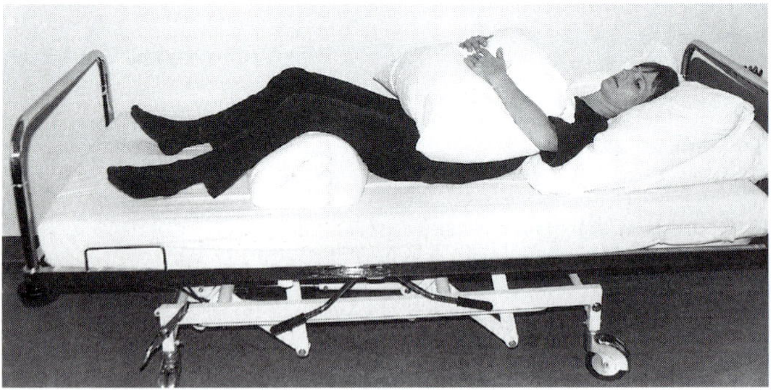

Abb. 11-2 Rückenlage bei Tetraspastik: Dehnung der Hüftstrecker durch Unterlagerung in den Kniekehlen

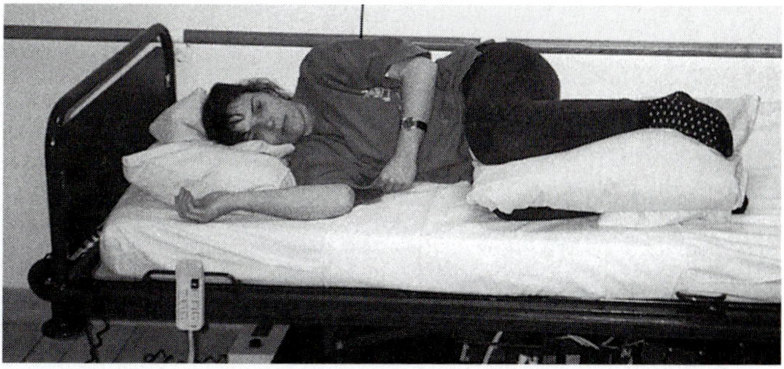

Abb. 11-3 Seitenlage bei Streckspastik: Dehnung der Hüftstrecker

Patienten mit **Hemistreckspastik** können – nach Bobath – nur auf die nicht betroffene Seite gelagert werden.

- **Reduktion der Beugespastik**

Dehnung der Bauchmuskeln und Hüftflexoren in Bauchlage (Abb. 11-4):
- das Streckdefizit im Becken- und Kniebereich durch Unterlagerung mit einem Kissen ausgleichen
- Mund und Nase müssen freiliegen
- Lagerung ca. 15 bis 30 Minuten vor dem Aufstehen anwenden
- den Patienten langsam an diese Lagerung gewöhnen, anfangs nur kurz in dieser Position lagern

- **Reduktion der Adduktorenspastik**

Dehnen der Adduktoren:
- im Bett Kissen oder weiche Rolle zwischen die Beine legen (vgl. Abb. 11-3)

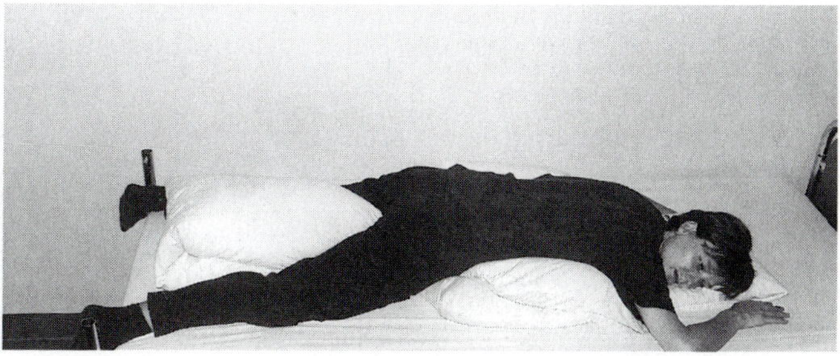

Abb. 11-4 Bauchlage bei Beugespastik: Dehnung der Bauchmuskeln, Hüftflexoren und Knieflexoren

– beim Waschen im Rollstuhl oder Bett Gummiball zwischen die Knie klemmen

Mögliche Schwierigkeiten oder Komplikationen

– Lagerungen werden vom Patienten nicht toleriert oder eingehalten, besonders bei gleichzeitig bestehenden kognitiven Störungen
– Gefahr von Kontrakturen, wenn die Spastiken nur unzureichend gelöst werden
– Auslösen von Spastiken, wenn die spastikerhöhenden Faktoren (s. Kap. 2.1) nicht konsequent genug vermieden werden

11.2.2 Transfertechniken

Die Wahl der Transfertechnik richtet sich nach der Art der Spastik, die verhindert werden soll, und nach den Fähigkeiten des Patienten.

Ziele

– Vermeiden von Spastiken bei den Transfers

Vorbereitung

– vor dem Aufstehen für einige Minuten die Beine beugen und mit einer Hüftbeugung von 90° oder mehr durch seitliche Schaukelbewegungen die Hüftmuskulatur dehnen und lockern, bei immobilen Patienten passives Dehnen durch die Pflegekraft
– anschließend auf die Bettkante setzen (s. Kap. 8.2.4)

Vorgehen

• **Transfer über den Stand** (s. Kap. 9.2.3 und 10.2.3)
– bei Patienten, die sicher stehen können
– Drehscheibe einsetzen falls der Patient keine sicheren Schritte machen kann (um Verdrehen der Fußgelenke zu vermeiden)

• **Transfer durch Schwenken** (vgl. Kap. 9.2.3)
– bei Patienten, die beim Stehen in eine massive Streckspastik kommen
– Drehscheibe einsetzen, falls der Patient keine sicheren Schritte machen kann

• **Transfer mit dem Rutschbrett** (s. Kap. 8.2.4)
– bei Patienten mit starken einschießenden Streckspastiken oder Paresen der unteren Extremitäten
– nur bei ausreichender Rumpfstabilität, Armkraft und Handfunktion möglich

• **Transfer mit Lifter**
– Gurte im Liegen oder Sitzen anlegen
– den Patienten unbedingt in einer bequemen Position transferieren
– auch für den Transfer in die Badewanne zum Duschen geeignet

11.2.3 Pflegerische Maßnahmen bei Sensibilitätsstörungen

Um die Sensibilitätsstörung besser einschätzen zu können, soll der Patient einen „**Schmerzkalender**" führen, in dem Intensität, Dauer und Uhrzeit der Schmerzen bzw. anderer Störungen dokumentiert werden. Verbesserungen durch die physikalischen und pflegerischen Maßnahmen sind damit überprüfbar.
Bei **Störungen der viszeralen Sensibilität** nimmt der Patient z.B. Erkrankungen der Blase oder des Darms nicht wahr, eine Blasenentzündung wird möglicherweise nicht erkannt. Eine **sorgfältige (Selbst)-Beobachtung** des Patienten ist daher erforderlich:
- bei Blasen- und Darmfunktionsstörungen auf regelmäßige Ausscheidungen achten (vgl. Kap. 8.2.5)
- regelmäßig Entzündungsparameter kontrollieren (Temperatur, Labor)
- auf Rötungen und Schwellungen achten, die z.B. auf eine Thrombose hinweisen

11.2.3.1 Stimulationen

Die im folgenden beschriebenen Maßnahmen entsprechen zum Teil denen der Basalen Stimulation® (vgl. Kap. 2), bei Patienten mit MS steht aber meist nicht das Fördern der Wahrnehmung, sondern das Reduzieren von Schmerzen und Mißempfindungen im Vordergrund.

Ziele
- Verbesserung der Sensibilität
- Reduktion von Schmerzen und Mißempfindungen
- Vermeidung von Komplikationen und Spätfolgen

Hilfsmittel
- Frotteehandtücher und Waschlappen, Schwamm
- Massagebürsten
- in Beutel verpacktes Eis
- Blaulichtlampe

Stimulation der Hautoberfläche
• **bei Hypästhesien**
- beim Waschen und Abtrocknen verschiedene Materialien verwenden, um die entsprechenden Hautbezirke mit unterschiedlichen Reizen zu stimulieren
- regelmäßige Bürstenmassagen an den betroffenen Hautpartien (die der Patient auch selbst ausführen kann)

• **bei Hyp- und Hyperästhesien**
- lokale Eisabreibungen (höchstens fünf Minuten)
- Extremitäten in Eisbäder eintauchen (einige Sekunden, höchstens eine Minute)
- Wechselbäder der Extremitäten

- **bei Hyperästhesien**
  - Blaulichtbestrahlung bei Trigeminusneuralgie
  - andere physikalische Maßnahmen, z.B. Elektrobehandlung

Stimulation der Tiefensensibilität (kinästhetische Wahrnehmung)

- häufiger Lagewechsel im Liegen und Sitzen reizt die Muskel-, Sehnen- und Gelenkrezeptoren
- körperliche Bewegung (Gehen, Gymnastik) unter visueller Selbstkontrolle fördert die Wahrnehmung der Extremitäten

Mögliche Schwierigkeiten oder Komplikationen

- zu starke Stimulation der Haut kann Spastiken auslösen
- Unterkühlungen oder Verbrennungen durch falsche und zu lange Anwendung

> ! Hyperämisierende Salben und ätherische Öle können Hautschäden hervorrufen, da die erwärmende Wirkung nicht richtig wahrgenommen wird.

12 Patienten mit zerebralen Anfallsleiden

Heinrich Sening

Zerebrale Anfälle sind plötzlich auftretende elektrische Entladungen von Nervenzellen im Gehirn, die zu Veränderungen in der Bewußtseinslage und zu unkontrollierten motorischen, vegetativen und sensiblen Sensationen führen können. Treten zerebrale Anfälle gehäuft oder in gewissen Abständen immer wieder auf, so spricht man von einer Epilepsie als Erkrankung.

Ursachen

- **bei der symptomatischen Epilepsie:**
  - Schädel-Hirn-Trauma
  - Schlaganfälle
  - intrakranielle Raumforderungen (Tumoren, Zysten, Abszesse)
  - Enzephalitiden
  - Schädigung durch Alkohol
- **bei der idiopathischen Epilepsie:**
  - Fehlbildungen des Gehirns
  - genetische Veranlagung

Einteilung (Tab. 12-1)

Bei den zerebralen Anfällen ist die Anfallsursache sowie der Anfallstyp von zentraler Bedeutung:

- **Generalisierte Anfälle** gehen vom gesamten Gehirn aus und sind immer mit dem Verlust des Bewußtseins verbunden. Die Anfälle können für Minuten bis Stunden auftreten und in den Status epilepticus übergehen.
- **Fokale Anfälle** sind von lokalen Herden im Gehirn ausgehende vegetative, sensible und motorische Sensationen. Die Anfälle treten plötzlich auf, dauern Bruchteile von Sekunden und können mit einer veränderten Bewußtseinslage einhergehen.

Symptome (vgl. Tab. 12-1)

- Veränderungen in der Bewußtseinslage
- tonische und klonische Krämpfe
- vegetative, sensible und motorische Sensationen

Problematik der Krampfanfälle

- Gefahr des **Status epilepticus** (Serie von generalisierten Anfällen, die länger als fünf Minuten bzw. unbehandelt bis zu Stunden dauern können)

Tab. 12-1 Häufig auftretende Anfallstypen (Degen, 1988)

Anfallstyp	Symptome	Auftreten
Generalisierte Anfälle		
– Absencen	– Bewußtseinsverlust mit offenen Augen – Blick ins Leere gerichtet – Augen nach oben verdreht – leichtes Zucken der Gesichtsmuskeln (Kinn, Lippen, Augenbrauen) – in der Regel keine Stürze, können im Stehen auftreten	– Dauer 3–30 Sek. – mehrmals täglich – häufig kurz nach dem Erwachen
– Juvenil-myoklonische Epilepsie	– Bewußtsein bleibt erhalten – beidseitig starke Zuckungen am Kopf, an den Schultern und an den Armen	– Dauer in Bruchteilen von Sekunden – täglich oft in kurzen Serien – meist zw. dem 10. u. 28. Lebensjahr
– Grand mal (Aufwach-Grand-mal)	– Bewußtseinseintrübung mit Sturz – Streckkrampf (Rückwärtsbewegung des ganzen Körpers (tonische Phase) – Verdrehen der Augen – Speichelfluß, Schaumbildung am Mund – grobe Zuckungen des ganzen Körpers (klonische Phase) – weite Pupillen, keine Reaktion auf Licht – Abgang von Urin – Müdigkeit und Erschöpfung nach dem Anfall	– Dauer bis zu 60 Sek. und länger – häufig 2 Std. nach dem Aufwachen – beginnt mit einer Aura oder einem Initialschrei
Lokalisierte Anfälle		
– einfache fokale Anfälle mit motorischer Symptomatik z.B. Jackson	– Bewußtsein erhalten – Zuckungen in einem bestimmten Körperteil (Finger, Hand, Gesicht, Bein, Rumpf) – Zuckungen am Mund mit Speichelfluß, evtl. Sprachstörung – Zuckungen von körperfernen zu körpernahen Regionen	– Dauer von Sekunden bis Minuten – mehrmals täglich – oft in kleinen Serien – in jedem Lebensalter
– komplexe fokale Anfälle ohne motorische Symptomatik	– Bewußtseinslage ist gestört, Eintrübung unterschiedlicher Tiefe – Verwirrtheit oder Desorientierung – Schwindelgefühl – Kälte- oder Wärmegefühl kaltschweißig – Kribbeln oder Taubheitsgefühl – Sehstörungen (Lichtblitze) – Ohrengeräusche (sausen, brummen, pfeifen) – Automatismen (schlucken, schmatzen, lecken)	– wie die einfachen fokalen Anfälle

- Verletzungen durch Stürze (Schutzreflexe fehlen)
- Verletzungen während der Arbeit (Verbrühungen, Schnittwunden etc.)
- Einschränkungen in der Berufstätigkeit
- psychische Belastung des Betroffenen und der Angehörigen (Schamgefühl, Peinlichkeit, Angst vor weiteren Anfällen)

Therapeutische Strategien
- angepaßte Lebensführung, Vermeiden oder Reduzieren anfallsauslösender Faktoren
- medikamentöse Behandlung mit Antiepileptika, um die Anfallsbereitschaft zu unterdrücken
- chirurgische Intervention (Anfallsherde entfernen oder ausschalten)

12.1 Pflegerische und therapeutische Maßnahmen

Grundsätzlich sind zerebrale Anfälle nicht lebensbedrohlich, und eine ärztliche Intervention ist nicht zwingend notwendig (außer im Status epilepticus). Richtiges pflegerisches Verhalten ist jedoch Voraussetzung, um den Betroffenen vor Verletzungen zu schützen und ihm eine fachgerechte Behandlung zukommen zu lassen.

12.1.1 Pflegerische Maßnahmen bei akuten Anfällen

In jeder Anfallssituation gilt: ruhiges und besonnenes Verhalten, den Betroffenen vor Verletzungen schützen, die Anfallssymptome beobachten und dem Arzt mitteilen.

Hilfsmittel
- abgepolsterte Bettgitter nur bei bettlägerigen Patienten mit hohem Anfallsrisiko
- Mundkeil (nur sinnvoll wenn dieser vor dem Anfall eingeschoben wird)
- Kissen zum Lagern
- Sauerstoff (im Status epilepticus)

Beobachtung (vgl. dazu Tab. 12-1)
Bei der Beobachtung eines Anfalls sind folgende Aspekte wichtig:
- Wie ist die Bewußtseinslage?
- Welche motorischen Symptome können beobachtet werden?
- Sind Anfallsgeräusche vernehmbar (tiefes Atmen, Gurgeln, Grunzen)?
- Wie lange dauern die Krämpfe und die Bewußtlosigkeit?
- Welche Faktoren sind als Anfallsauslöser zu werten?
- Kann der Patient sich an das Geschehen erinnern? (Gibt Auskunft über die Bewußtseinslage während des Anfalls)
- Hat der Patient eingenäßt?

Vorgehen während eines generalisierten Anfalls

- nicht fixieren, auch nicht bei starken konvulsiven Anfällen
- den Betroffenen nicht alleine lassen (evtl. nach Hilfe rufen)
- den Patienten flach aufs Bett oder auf den Boden legen, um ihn vor Verletzungen zu schützen
- evtl. beengende Kleidungsstücke öffnen
- warten bis der Anfall abgeklungen ist, dabei Symptome beobachten
- beim Eintritt in den Status epilepticus (nach 5 Minuten Anfallsdauer) unbedingt den Arzt verständigen

> ! Im akuten Anfall keinen Mundkeil verwenden. Das Ausbrechen von Zähnen bzw. eigene Verletzungen können die Folgen sein.

Vorgehen beim Status epilepticus

- eine zweite Hilfsperson rufen
- Dienstarzt verständigen (lassen)
- Vorbereitungen treffen und Material bereitlegen für einen intravenösen Zugang und das Verabreichen von Antikonvulsiva (z.B. Diazepam)
- Gabe von Sauerstoff vorbereiten, das Verabreichen von Sauerstoff bedarf der ärztlichen Anordnung
- Absauggerät bereithalten

Vorgehen während und nach einem fokalen Anfall

- Bewußtseinslage und Symptome beobachten
- bei Bewußtseinsänderungen den Patienten vor einem Sturz schützen
- Vitalzeichenkontrolle
- nach dem Anfall auf Folgeanfälle achten
- eine Entspannungsphase ist in der Regel nicht notwendig
- Gespräch anbieten, falls dies vom Patienten erwünscht wird

Nachsorge (generalisierter Anfall)

- Entspannungsphase, den Patienten ins Bett bringen und ausschlafen lassen
- Seitenlagerung, damit Erbrochenes oder Blut abfließen kann
- Kontrolle der Bewußtseinslage und der Vitalzeichen im Abstand von 30 bis 60 Minuten; ggf. zur Bewußtseinskontrolle wecken
- Dokumentation der Beobachtungen
- Gespräch anbieten, wenn dies vom Patienten gewünscht wird

12.1.2 Beratung von Patienten mit Anfallsleiden und deren Angehörigen

Die Aufklärung der Patienten und ihrer Angehörigen verfolgt das Ziel, die **Angst vor der Krankheit zu nehmen**. Die Beratung sollte folgende Inhalte haben:
- richtiges Verhalten in Anfallssituationen
- Möglichkeiten, Anfälle zu vermeiden
- Information über Selbsthilfegruppen

Die Betroffenen sind in ihrer Selbständigkeit zu unterstützen, Überprotektionismus der Angehörigen ist zu vermeiden.

Allgemeine Hinweise für Patienten
- regelmäßige Einnahme der Anfallsmedikamente
- regelmäßige Kontrollen der Blutwerte (Medikamentenspiegel)
- geregelten Tages- und Nachtrhythmus einhalten, ausreichend Schlaf
- Streßsituationen und Überforderung vermeiden (der Besuch von Bars oder Diskotheken ist möglich)
- Arbeiten am Computer und Fernsehen ist möglich
- keine Schichtarbeit leisten
- keine gefährlichen Maschinen bedienen
- nach zwei Jahren Anfallsfreiheit darf erst wieder ein Auto gefahren werden
- kein Hochleistungssport und nicht alleine schwimmen gehen
- Alkoholkonsum reduzieren bzw. vermeiden
- eine Schwangerschaft ist möglich (regelmäßige ärztliche Kontrollen)

13 Patienten mit Morbus Alzheimer und anderen Demenzen

Annette Steffek

Unter dem Krankheitsbild der Demenz versteht man erworbene Störungen im kognitiven und emotionalen Bereich und damit in der Gesamtpersönlichkeit. Die Störungen sind so schwerwiegend, daß sie die Arbeit, die sozialen Alltagsaktivitäten sowie die Beziehungen zu anderen Menschen deutlich beeinträchtigen (Modellprogramm stationäre Dementenbetreuung in Hamburg).

Einteilung/Ursachen

- **Primäre Demenzen durch direkte Hirnschädigung**
  - **Morbus Alzheimer:** degenerativer Prozeß im Gehirn mit noch unklarer Genese und progredientem Verlauf, ca. 60% aller Demenzen
  - Demenz bei Parkinson
  - **Multi-Infarkt-Syndrom (MID):** Demenz nach Hirninfarkt bzw. durch Arteriosklerose der Hirngefäße, schubförmiger Verlauf

- **Sekundäre Demenzen infolge anderer Erkrankungen**
  - z.B. bei Schilddrüsenerkrankungen, Tumoren, Diabetes mellitus (Hypoglykämie)
  - Leber- und Nierenversagen
  - Alkoholabhängigkeit (Intoxikation)
  - Sauerstoffmangel, z.B. nach Herz-Kreislauf-Stillstand

- **Pseudodemenz**
  - Depression mit Bild der Demenz, betrifft bis zu 10% der an Demenz Erkrankten (Tab. 13-1)

Verlauf

Die **präsenile Demenz** tritt vor dem 65. Lebensjahr auf und entwickelt sich rasch, neuropsychologische Defizite stehen im Vordergrund.
Die **senile Demenz** tritt nach dem 65. Lebensjahr auf, Gedächtnisstörungen und emotionale Indifferenz sind die wichtigsten Symptome.

Tab. 13-1 Unterscheidung von Demenz und Pseudodemenz

Demenz	Pseudodemenz
– Orientierungsstörung	– keine Orientierungsstörung
– Abbau der intellektuellen Leistung	– Konzentrationschwäche, aber kein Intelligenzabbau
– Affektlabilität	– Niedergeschlagenheit, Interesse- und Antriebslosigkeit
– Konfabulationen	– Patienten äußern vor allem Ablehnung („kann/will nicht")
– Patienten halten ihre „Fassade" aufrecht, die Defizite werden verborgen – Sprachstörungen – apraktische Störungen	– Patienten stellen ihre Defizite heraus

Symptome und Stadien nach Progredienz (vgl. Kap. 6.3.2)

- **leichte Demenz**
- Merkfähigkeitsstörung (Kurzzeitgedächtnis)
- verlangsamter Denkprozeß
- Aufmerksamkeits- und Konzentrationsstörungen
- Verlust erworbener Fähigkeiten (Rechnen, Lesen, Schreiben), das zuletzt Gelernte geht als erstes verloren

- **mittlere Demenz**
- Fehlleistungen und Unsicherheiten im Alltag
- Ängstlichkeit, Depression
- *Konfabulation* (Zusammenhänge werden neu konstruiert)
- Störung des Langzeitgedächtnisses

- **schwere Demenz**
- motorische Unruhe oder Apathie
- gestörter Tag-Nacht-Rhythmus
- Steuerungsstörung im affektiven Bereich (Affektlabilität)
- Sprachstörungen (Gebrauch von Floskeln)
- Harn- und Stuhlinkontinenz
- Mangelernährung
- Orientierungsstörung zur Person, stereotype Bewegungen und Handlungen
- gestörtes Sprachverständnis
- apraktische Störungen

Die Symptome der Demenzen können bei jedem Patienten **unterschiedlich ausgeprägt** sein, die Übergänge zwischen den Stadien sind fließend. Die soziale Intelligenz (Realitätserfassung von Lebensumständen starker emotioneller Erlebnisse) bleibt oft am längsten erhalten.

Problematik der Demenzen

- Fehlleistungen im Alltag mit zunehmender Pflegebedürftigkeit
- Vernachlässigung der Selbstfürsorge (Körperpflege, Kleidung, Ernährung)
- Weglaufgefährdung
- Belastung für pflegende Angehörige und Umgebung bei fortschreitendem Intelligenzabbau
- Verlust der sozialen Kontakte, Isolation und Vereinsamung

Therapeutische Strategien

- Therapie der zugrundeliegenden Erkrankungen, wenn möglich (z.B. bei Parkinson und MID)
- Erhaltung und Förderung der Selbstfürsorge, Ressourcen fördern
- Orientierungen geben (vgl. auch Kap. 10.2.8)
- Zuwendung durch Beschäftigung und soziale Anbindung
- Validation (Kap. 6) und Realitätsorientierungstraining (ROT)
- Basale Stimulation® bei schweren Demenzen (Kap. 4)
- Angehörigenbetreuung

13.1 Pflegerische und therapeutische Maßnahmen

13.1.1 Umgang mit dementen Patienten

Die Gefühlswelt von dementen Menschen bleibt lange erhalten. Voraussetzung für die Betreuung dieser Patienten ist, ihre Würde zu achten, ihre schwerwiegenden Persönlichkeitsveränderungen zu akzeptieren und sie ihre Abhängigkeit nicht spüren zu lassen. Nur so kann sich ein **konstruktives Vertrauensverhältnis** entwickeln.

Richtlinien

- Über- und Unterforderungen vermeiden, jede sinnvolle Aktivität des Betroffenen fördern
- feste Tages- bzw. Wochenstruktur geben, jede Abweichung davon führt zur Verwirrung
- Kontinuität geben: Gewohnheiten erhalten, gleiche Abläufe, feste Bezugsperson
- Ruhe vermitteln

Kommunikation mit Dementen (s. Kap. 6.3.3)

- im Gesprächen keine „Warum-Fragen“ stellen, diese bringen den Patienten in Bedrängnis, da ihm die Logik zur Beantwortung fehlt
- Informationen häufiger wiederholen, dadurch bleiben sie im Gedächtnis länger haften
- kurze und einfache Sätze verwenden
- verwirrte Menschen nicht unbedingt aus ihrer Phantasiewelt holen
- sinnlose Diskussionen vermeiden
- nonverbale Zuwendung, z.B. durch Berührung, wenn das Sprachverständnis nachläßt, und wenn der Betroffene sie toleriert

Orientierung geben durch Gestaltung der Umgebung

Die Umgebung des dementen Patienten ist **freundlich** und **übersichtlich** zu gestalten, mit viel Licht, Pflanzen und Bildern.

- **Hilfsmittel**, die den Realitätsbezug herstellen: große Uhr mit Ziffern, Tageskalender, Hinweisschilder, Bilder, farbliche Kennzeichnung von Räumen (s. Kap. 10.2.8)
- Tagesablauf strukturieren und zuverlässig einhalten, evtl. **Tages-** oder **Wochenübersichtsplan** erstellen und für den Patienten sichtbar aufhängen
- bei motorischer Unruhe für sichere „Wandermöglichkeit“ sorgen (Rundlauf, Spaziergänge in Begleitung, Bewegungsübungen)

Ressourcen erhalten und fördern

- **Gedächtnis und Aufmerksamkeit**
  - zu einfachen und kurzen Spielen motivieren (z.B. Memory, Ratespiele)
  - Gespräche über vergangenheitsrelevante Themen (z.B. Beruf, Hobby, Reisen), die der Betroffene gut erinnert
  - Entscheidungen weitgehend selbst treffen lassen, z.B. nur zwei Möglichkeiten zur Auswahl geben, damit der Patient sich selbst als entscheidungsfähig und selbständig erlebt

- **Selbsthilfeleistungen**
  - regelmäßige Körperpflege und Kleidungswechsel einhalten
  - Besorgungen und notwendige Einkäufe so lange wie möglich selbständig tätigen lassen
  - kleine, sinnvolle Aufgaben geben (z.B. Zimmer aufräumen, Schuhe putzen etc.)
  - auf ausreichene Flüssigkeitszufuhr und adäquaten Ernährungszustand achten
  - früheren Eßgewohnheiten berücksichtigen
  - regelmäßige Essenszeiten einhalten
  - bei bestehender Schluckstörung ist eine Essensbegleitung mit Schlucktraining notwendig (s. Kap. 10.2.7)
  - bei Inkontinenz Toilettentraining (in den Tagesstrukturplan integrieren)

- **Aktivitäten**
- Bewegungsübungen, Spaziergänge
- soziale Kontakte aufrechthalten (Angehörige, Freunde)
- Gruppenaktivitäten anbieten und dazu ermuntern (mit Patienten, Freunden, sozialen Einrichtungen)

Mögliche Schwierigkeiten oder Komplikationen

- **Aggressivität**

Demente Personen erleben ihre Verwirrtheit als existentielle Bedrohung und reagieren oft mit Aggressionen. Für alle betreuenden Personen gilt:
- auf Aggressionen nicht eingehen: Zuwendung verstärkt das Verhalten (s. Umgang mit aggressiven Patienten in Kap. 10.2.11)
- freundlich reagieren, evtl. Gefühle des Patienten ansprechen und Konflikte bzw. Mißverständnisse klären
- Wut in Aktivität oder Bewegung umleiten
- Aggressionen nicht persönlich nehmen

- **Wahnvorstellungen**
- im Gespräch auf die Wahnvorstellungen eingehen und den Patienten behutsam ablenken
- den Patient vorsichtig orientieren, evtl. Hintergrundgeräusche ausschalten (Radio, TV etc.)
- Kontrolle der Medikamente (Überdosierung, Nebenwirkungen?)

13.1.2 Realitätsorientierungstraining (ROT)

Unter dem Realitätsorientierungstraining (ROT) versteht man ein „24-Stunden-Programm“ zur Rehabilitation von Personen, die an Orientierungsstörungen leiden und verwirrt sind. Alle Personen des therapeutischen Teams sind an dem Training beteiligt. Die Orientierung der Betroffenen erfolgt bei jedem Umgang mit den Betroffenen (Begegnungen, Routinetätigkeiten) und kann durch gezielte Therapie-/Gruppensitzungen unterstützt werden.

Ziele
- Orientierungsfähigkeit und Gedächtnisleistungen fördern
- soziale Kontakte stärken
- positive Erfahrungen vermitteln, Wohlbefinden fördern

ROT-Gruppensitzung

- **Rahmenbedingungen**
- nicht mehr als 7 Teilnehmer in einer Gruppe
- entspannte Atmosphäre, Störungen und Ablenkung vermeiden
- Dauer: ca. 45 Minuten, sie richtet sich nach der Belastungsfähigkeit der Teilnehmer

- **gleichbleibender Ablauf**
  - Begrüßung, Vorstellung der einzelnen Personen
  - Gespräch bzw. Diskussion über ein konkretes Thema
  - Abschluß/Ausklang, Verabschieden

Richtlinien

- den Patienten durch Orientierungshinweise „in die Realität holen", z.B. bei allen Routinetätigkeiten
- den Betroffenen mit Namen ansprechen (persönliche Identität)
- richtige Antworten positiv verstärken, falsche korrigieren
- den Patienten weder unter- noch überfordern
- die Orientierungen abwechslungsreich gestalten (keine Frage-Antwort-Spiele, „Schulatmosphäre" vermeiden)
- durch gezielte Fragen neue Impulse setzen, dabei flexibel auf Anregungen von seiten des Betroffenen eingehen

> Der Therapieerfolg hängt wesentlich von der Regelmäßigkeit der einzelnen Orientierungen ab.

Realitätsorientierungstraining und/oder Validation?

Das Realitätsorientierungstraining versucht, den Patienten den Bezug zur Realität zu geben und zu erhalten, die Methode der Validation beläßt dagegen den Patienten in **seiner Realität.** Dieser scheinbare Widerspruch hebt sich in der Praxis, im Umgang mit den Dementen, auf. Je nach Grad der Verwirrtheit und Befinden des Patienten kommen beide Methoden zur Anwendung: die Orientierung in der Realität ist bei leichteren Fällen der Verwirrheit sinnvoll und erfolgreich, Validation ist auch bei sehr stark verwirrten Personen möglich, da die Gefühlswelt des Betroffenen stärker angesprochen wird.

14 Patienten mit Morbus Parkinson

Annette Steffek

Die Parkinson-Krankheit ist eine langsam fortschreitende, meist im mittleren bis höheren Lebensalter einsetzende degenerative Erkrankung des Gehirns. Sie ist die häufigste neurologische Erkrankung im höheren Lebensalter.
In bestimmten Nervenzellstrukturen, den Basalganglien, liegt eine Störung vor. Für die Übertragung von Informationen von einer Nervenzelle zur anderen sind sogenannte **Transmitter** erforderlich. Beim Parkinson-Syndrom weisen die erkrankten Zellen einen Mangel des Transmitterstoffes **Dopamin** auf.

Ursachen

- **Primärer Morbus Parkinson** (ca. 80% der Fälle)
  - Dopaminmangel aufgrund verminderter Produktion

- **Sekundärer Morbus Parkinson**
  - Folge von Enzephalitiden, Intoxikationen, Stoffwechselerkrankungen

- **bei älteren Menschen oft durch Medikamente (Neuroleptika) ausgelöst**

Symptome (Abb. 14-1)

Das Leitsymptom des Morbus Parkinson ist die **Bewegungsverarmung:**
- Hypokinese, **Akinese** (verlangsamte Motorik)
- **Rigor** (Muskelsteifheit)
- **Tremor** (Muskelzittern)
- verlangsamtes Denken und Sprechen
- Isolation, Vereinsamung (Depression)

Da es sich bei Morbus Parkinson um eine degenerative Erkrankung handelt, **verschlechtern sich die Symptome** häufig im Lauf der Erkrankung.

Therapeutische Strategien

Heilung ist nicht möglich,
- medikamentöse Behandlung, um die Symptome zu lindern (Tab. 14-1)

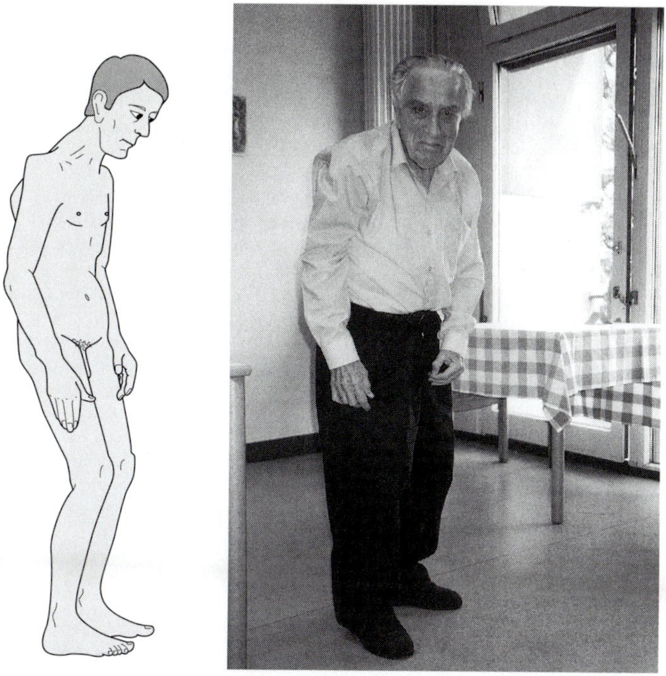

Abb. 14-1 Typische Körperhaltung beim Parkinson-Syndrom

- Bewegungsübungen, Gehtraining, Atemtherapie
- Prophylaxen (vgl. Kap. 8.2.1)
- Unterstützung und Förderung der Selbsthilfeleistungen
- psychosoziale Betreuung, auch der Angehörigen

14.1 Beeinträchtigungen des Patienten

14.1.1 Motorische Beeinträchtigung

Das zentrale Problem des Morbus Parkinson ist die Bewegungsverarmung, die den Betroffenen in seiner gesamten Mobilität und körperlichen Ausdrucksweise beeinträchtigt.

Beobachtungen

- **Hypokinese**
  - Schritte sind klein, schlurfend, Arme schwingen beim Gehen nicht mit, vor Hindernissen kleben die Füße am Boden fest

Tab. 14-1 Medikamentöse Behandlung bei Mobus Parkinson

Wirkstoff/ Medikament	Wirkung auf:	Nebenwirkungen	Besonderheiten
L-Dopa Madopar® Nacom®	Hypokinese Rigor Tremor	– Verwirrtheit, psychotische Syndrome, Schlafstörungen, Alpträume, Übelkeit, Erbrechen, trockener Mund, Sehstörungen, Miktionsstörungen, Obstipation – nur bei Langzeitgabe von L-Dopa: Dyskinesien, Wirkungsverlust („on-off"-Phänomen)	– Gabe ca. 30 min vor oder 2 Stunden nach dem Essen (bei gleichzeitiger Aufnahme verminderte Resorption) – auf regelmäßige und pünktliche Einnahme achten, Einzeldosis wirkt nur ca. 3 Stunden – Achtung: nicht plötzlich absetzen (z.B. vor OP), akute Verschlechterung der Symptomatik (L-Dopa-Entzugssyndrom) – nicht bei Glaukom anwenden
Amantadin PK-Merz®	Akinese Rigor (in akinetischen Krisen parenterale Gabe)	– wie bei L-Dopa	– bei dementen Patienten kann sich die Verwirrtheit verstärken
Anticholinergika Tremarit® Akineton®	Tremor	– wie bei L-Dopa – fördert die Demenz – Harnverhalt	– nicht bei Glaukom
Dopaminagonisten Pravidel® Lisurid® Dopergin®	Hypokinese Rigor (geringere Wirkung als bei L-Dopa)	– wie bei L-Dopa	
Monoaminooxidasehemmer (MAO-hemmer) Movergan®	Akinese – verlangsamt die Progression der Krankheit	– wie bei L-Dopa	– bei dementen Patienten kann sich die Verwirrtheit verstärken

- Bewegungen sind plötzlich blockiert und werden nur langsam in Gang gebracht
- Mimik wird starr
- Sprache wird leise und monoton

- **Rigor**
- steife Nackenmuskulatur
- Widerstand der Muskulatur gegen passive Dehnung (Zahnradphänomen)
- nach vorne gebeugte Haltung
- Beugung der Arme, Hüften, Knie, Finger, eingeschränkte Beweglichkeit von Schultern und Rücken

- **Tremor**
- tritt nicht immer auf, jedoch häufig
- Ruhetremor, wird bei Aufregung stärker, bei gezielter Bewegung schwächer

Problematik der motorischen Beeinträchtigung

- Gangunsicherheit und Sturzgefahr
- Beeinträchtigung der Atemmuskulatur, hohe Infektionsbereitschaft
- reduzierte Selbständigkeit in den Alltagsaktivitäten bis zum Verlust der Unabhängigkeit (z.B. bei sozialen und Freizeitaktivitäten)
- Schlafstörungen durch verminderte Bewegungsmöglichkeit, im Schlaf schmerzhafte Krämpfe und Verspannungen

Pflege- und Therapieschwerpunkte

- Mobilisation zur Verbesserung der Beweglichkeit
- Übungen zur Verbesserung der Feinmotorik
- Training zur Verbesserung der Aussprache
- Unterstützung und Förderung der Selbsthilfeleistungen

14.1.2 Vegetative und psychische Beeinträchtigungen

Diese zählen zu den sogenannten **autonomen Störungen** des Morbus Parkinson und beeinträchtigen neben den Leitsymptomen stark das Befinden der Patienten.

Beobachtungen

- erhöhte Talgproduktion: Seborrhö bzw. „Salbengesicht"
- verstärkter Speichelfluß durch verzögerten Schluckreflex
- Miktionsstörungen (v.a. Dranginkontinenz)
- Intoleranz gegen hohe Temperaturen (z.B. Fieber, Schweißausbrüche)
- Verlangsamung des Denkablaufes
- Depression
- Verwirrtheit, Halluzinationen (bei Entwicklung einer Demenz als Nebenwirkung der Medikation)

Problematik der vegetativen und psychischen Beeinträchtigungen

Der Betroffene wirkt auf sein Umfeld dement, er erscheint durch den Speichelfluß und unappetitliches Essen manchmal ungepflegt. Dies führt zu sozialer Ablehnung, Zurückweisung und Vereinsamung.

Pflege- und Therapieschwerpunkte

- Aufklärung und Information der Angehörigen bzw. des sozialen Umfeldes
- Unterstützung bei der Nahrungsaufnahme
- soziale Kontakte aufrechterhalten

14.2 Pflegerische und therapeutische Maßnahmen

14.2.1 Mobilisation

Ziele

- Mobilität erhalten und Beweglichkeit fördern

Hilfsmittel

- feste, genügend hohe Sitzflächen (keine weichen Polster)
- festes Schuhwerk (keine Pantoffeln)
- Rollator

Richtlinien

- Mobilisation nach kinästhetischen Prinzipien, um die Kraftanstrengung für Patienten und Pflegepersonal zu reduzieren

Vorgehen

• **Aufstehen vom Liegen**

- über die Seitenlage zum Sitzen an der Bettkante kommen
- dabei mit dem unteren Ellenbogen abstützen und mit dem anderen Arm bzw. der anderen Hand den Oberkörper hochdrücken
- die heraushängenden Beine unterstützen den Patienten dabei, seinen Oberkörper aufzurichten und in Sitzposition zu gelangen
- Unterstützung durch die Pflegekraft: an das obere Schulterblatt greifen und durch eine spiralförmige Bewegung die Bewegungsrichtung initiieren (vgl. Kap. 3.1.3 und 9.2.3)

• **Aufstehen vom Sitzen**

- Füße in Schrittstellung bringen
- durch Gewichtsverlagerung auf der Sitzfläche das Gesäß nach vorne rutschen
- Oberkörper nach vorn beugen und mit den Händen auf die Knie drücken
- mit Schwung aufstehen (der Schwung muß dosiert eingesetzt werden)

- Unterstützung durch die Pflegekraft: mit beiden Händen auf die Schulterblätter greifen und den Oberkörper leicht nach vorn drücken

> ! Die Patienten tendieren dazu, sich von der Sitzfläche senkrecht nach oben hochzudrücken, dabei brauchen sie sehr viel mehr Kraft.

- **Gehen**
- Patienten kommen am besten mit **Rhythmik** in Gang (z.B. rhythmisches Sprechen von 1, 2, 1, 2 usw.)
- Patienten anhalten, größere Schritte zu machen und bewußt Schritt an Schritt zu setzen
- wenn die Füße am Boden „kleben" bleiben, den Gehvorgang erneut bewußt starten
- Rollator nur verwenden, wenn der Patient damit zurechtkommt

14.2.2 Unterstützung bei der Körperpflege und beim Kleiden

Ziele

- Selbständigkeit fördern und erhalten
- kontrollierte Ausscheidung

Hilfsmittel

- Haltegriffe in Bad und Toilette
- Toilettensitzerhöhung
- Greifzange
- langer Schuhlöffel
- Griffverstärker
- einfach zu handhabende, bequeme Kleidung

Richtlinien

- dem Patienten ausreichend Zeit lassen

Vorgehen

- **Waschen**
- zu gezielten Handlungen anleiten (Ruhetremor läßt dann nach)
- teilkompensatorische Unterstützung beim Zähne putzen, Waschen, Anziehen und Rasieren
- vollkompensatorische Hilfe bei allen feinmotorischen Aktionen (z.B. Zahncremetube aufdrehen, Hemden zuknöpfen etc.) sowie beim Waschen von Rücken, Beinen und Gesäß
- Duschen im Sitzen bevorzugen (größerer Schutz vor Stürzen, größere Selbständigkeit beim Waschen), Duschen im Stehen nur mit Haltegriff und bei vollkompensatorischer Körperpflege
- nach dem Waschen Hautpflege mit O/W-Lotionen (besonders bei hoher Talgproduktion)

- **Kleiden**
  - **weite** Oberbekleidungen wählen (selbständiges Ankleiden möglich), Hemden **vermeiden,** durch die Bewegungseinschränkung der Schulter ist es sehr schwierig, mit den Armen nach hinten zu greifen
  - Kleidung der Umgebungstemperatur anpassen
  - Socken oder Strümpfe mit der Greifzange anziehen
  - feste, bequeme und rutschfeste Schuhe, keine Badeschlappen oder offene Hausschuhe verwenden
  - Klettverschlüsse sind Schnürsenkeln oder Reißverschlüssen vorzuziehen

- **bei Inkontinenz** (vgl. Kap. 9.2.8)
  - Toilettentraining, regelmäßige Miktionszeiten vereinbaren, die der Patient einhalten muß
  - Versorgung mit passenden Vorlagen, auf regelmäßigen Wechsel achten
  - evtl. Windeln bzw. Urinalkondome zur Nacht bei schwerer Inkontinenz

Ein Hausbesuch ist sinnvoll, um die Patienten und seine Angehörigen in der Hilfsmittelversorgung zu unterstützen (z.B. Haltegriffe in Bad/Toilette, Toilettensitzerhöhung, Stolperfallen etc., s. Kap. 17.2.1)

Das Befinden der Patienten unterliegt starken Schwankungen, sie benötigen an „schlechten Tagen" vermehrte Unterstützung. Der Wechsel zwischen versorgender und aktivierender Pflege ist deshalb flexibel zu gestalten.

14.2.3 Unterstützung beim Essen und Trinken

Ziele
- ausreichende Nahrungs- und Flüssigkeitszufuhr
- Selbständigkeit bei der Nahrungsaufnahme

Hilfsmittel
- Trinkbecher mit Nasenausschnitt, der Kopf muß dabei nicht nach hinten gebeugt und der Becher nicht so hoch gehoben werden
- griffsicheres Besteck (evtl. Griffverstärker)
- abgewinkelte Löffel/Gabeln bei starken Bewegungseinschränkungen
- rutschfeste Unterlage
- evtl. Warmhaltevorrichtung für Teller

Richtlinien
- für die Mahlzeiten viel Zeit lassen, warme Speisen ggf. zwischendurch aufwärmen oder eine Wärmeplatte verwenden
- entspannte Atmosphäre, um Unruhe und Tremor zu reduzieren

Vorgehen
- Patienten zum selbständigen Schneiden und Streichen anhalten
- bei Schluckstörungen wird durch eine leicht gesenkte Kopfhaltung Aspiration vermieden (s. Kap. 10.2.7)
- kleine Portionen auf Gabel oder Löffel nehmen lassen

Mögliche Schwierigkeiten oder Komplikationen
- die Nahrungsaufnahme ist durch den Tremor behindert
- durch den verringerten Schluckreflex kann Flüssigkeit bzw. Speichel aus dem Mund fließen
- durch die „Ungeschicklichkeit" beim Essen leidet der Patient besonders in Gesellschaft und schränkt daher oft seine Nahrungsaufnahme ein

> Wegen der erschwerten und verlangsamten Nahrungs- und Flüssigkeitsaufnahme ist auf eine ausreichende Menge und auf die Zusammenstellung der Nahrung zu achten, um einer Mangelernährung vorzubeugen. Zu berücksichtigen sind auch Motilitätsstörungen des Magen-Darm-Traktes, deshalb sollte die Ernährung ballaststoffreich sein.

14.2.4 Psychosoziale Betreuung

Ziele
- Verbesserung der Kommunikation
- Förderung der Motivation
- Unterstützung der Krankheitsverarbeitung

Förderung der Kommunikation
- dem Erkrankten bei Gesprächen Zeit lassen zum Nachdenken und Reden, er soll seine Gedanken ohne Drängen formulieren können
- keine Stichworte vorgeben
- nicht die Wörter vorwegnehmen („aus dem Mund nehmen")
- bei unverständlicher Sprache an entsprechende Lautstärke und deutliche Aussprache erinnern
- hilfreich sind auch Artikulations- und Sprechübungen: die Betonung und korrekte Artikulation z.B. mit Lautmalereien üben
- Übungen der Mimik (Grimassen schneiden) zur Verbesserung der Mundmotorik

Unterstützung in der Krankheitsverarbeitung
- Patienten durch Gespräche Zuwendung, Mut und Hoffnung geben
- die Angehörigen des Kranken mit in die Pflege und Betreuung einbeziehen
- Aufklärung der Angehörigen und des Patienten über die Auswirkungen der Krankheit und Anleitung für den richtigen Umgang mit den einzelnen Symptomen und Problemen

- Isolationsgefühlen durch Gruppenaktivitäten vorbeugen (z.B. Gesprächsrunde, Gymnastik)
- soziale Kontakte herstellen (z.B. Adressen von Selbsthilfegruppen, sozialen Hilfsdiensten, Vereine usw.)

15 Patienten mit rheumatischen Erkrankungen

Peter Grünwald

Der Begriff Rheuma wird als Sammelbegriff für über 400 verschiedene Erkrankungen des Stütz- und Bewegungsapparates verwendet. Grundsätzlich sind zu unterscheiden:
- **degeneratives Krankheitsgeschehen**: Abnützungserscheinungen, Arthrose
- **entzündliches Krankheitsgeschehen**: primär oder sekundär entzündlich, Arthritis

Die Tabelle 15-1 stellt eine Übersicht über wichtige rheumatische Erkrankungen dar.
Erkrankungen des rheumatischen Formenkreises führen zu Funktionseinbußen, die die Bewegungsfähigkeit beeinträchtigen, mit zum Teil starken Schmerzen einhergehen und somit die Lebensqualität erheblich einschränken können. Auch die Arbeitsfähigkeit und Selbstversorgung sind gefährdet.
Bei systemischen, häufig immunvermittelten Krankheitsbildern mit Organbeteiligung ist die **Lebenserwartung reduziert**.

Ursachen

- **anlagebedingte Ursachen**
  - Minderwertigkeit von Knorpel, Knochen, Bindegewebe
  - Fehlbildung von Muskeln, Knochen und Gelenken, Fehlstellungen

- **erworbene Ursachen**

Fehlstellung, Überlastung und Instabilität von Gelenken durch:
- Traumen
- Entzündungen
- metabolische Erkrankungen (Gicht)
- endokrine Erkrankungen
- trophische Störungen
- Gefäßentzündungen

Symptome
- Allgemeinsymptome wie Abgeschlagenheit, Schwäche, Fieber, Anämiezeichen, treten auf bei Neumanifestationen oder beim akuten Schub einer entzündlichen Gelenkserkrankung, z.B. rheumatoide Arthritis, Kollagenosen, Vaskulitis

Tab. 15-1 Übersicht über die rheumatischen Erkrankungen

Krankheitsbild Gelenkserkrankungen	Verläufe und Beispiele Akuter Verlauf	Subakut-Chronischer Verlauf	Rezidivierender Verlauf
– Monoartikuläre Erkrankungen (ein Gelenk betroffen, am häufigsten Knie- und Hüftgelenk)	– septische Arthritis – Gichtarthritis – atypische rheumatoide Arthritis – beginnender Morbus Bechterew – Arthritis nach Trauma	– tuberkulöse Arthritis – aktivierte Arthrose	– Harnsäuregicht

– Oligoartikuläre Erkrankung (zwei bis vier Gelenke)	– septische Arthritis
	– rheumatisches Fieber
	– reaktive Arthritiden
	  – nach Durchfallerkrankung
	  – nach Virusinfekt
	– Lyme-Erkrankung
		– Morbus Bechterew
		– Arthritis psoriatica
		– enterogene Arthritis (M. Crohn)
		– Arthritis bei AIDS	

– Polyartikuläre Erkrankung	– septische Arthritis
	– rheumatoide Arthritis
		– rheumatoide Arthritis
		  – Altersform
		  – juvenile
		– Polyarthritis bei Vaskulitiden
			– Fingergelenkspolyarthrose (Heberden und Bouchard)

Wirbelsäulenerkrankung – lokalisierte Erkrankung	– infektiöse Ursache	– Tumoren	– Osteochondrose – Spondylose – Osteoporose
– die ganze Wirbelsäule betreffend	– Spondylitis ankylosans (M. Bechterew) – andere Spondylarthritiden	– M. Bechterew	– Skoliose – juvenile Kyphose (Morbus Scheuermann)
Extraartikulärer Rheumatismus	Krankheiten des Unterhautbindegewebes Krankheiten der Sehnen, Faszien und Bursen Periarthropathien (PHS) Myalgien Myositiden Algodystrophie-Syndrom (M. Sudeck)		

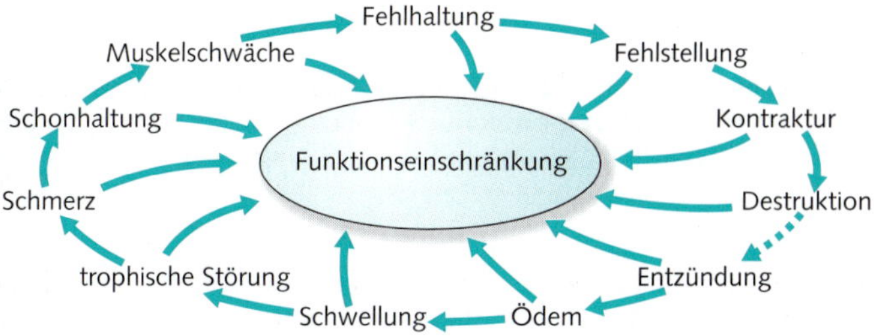

Abb. 15-1 Problematik bei rheumatischen Erkrankungen

- Schmerz
- Schwellung der betroffenen Gelenke
- Bewegungseinschränkung

Die einzelnen Symptome beeinflussen sich gegenseitig und führen zu Funktionseinschränkung bzw. -ausfall (Abb. 15-1).

Therapeutische Strategien

je nach Art der Erkrankung:
- medikamentöse Therapie
- physikalische Therapie
- Ergotherapie
- Krankengymnastik
- Selbsthilfetraining, aktivierende Pflege, Schulung des Patienten und seiner Angehörigen
- operative Therapie (Beheben von Gelenkfehlstellungen, Gelenkversteifungen, Stabilisierung der Wirbelsäulengelenke, künstlicher Gelenkersatz)

15.1 Beeinträchtigungen des Patienten

15.1.1 Schmerz

Der Schmerz ist das **Hauptsymptom** bei Erkrankungen des Bewegungsapparates, er kann von fast allen anatomischen Strukturen ausgehen. Die **Wahrnehmung des Schmerzes** ist nach folgenden Punkten zu differenzieren:
- Schmerzcharakter
- Schmerzauslösung
- Schmerzminderung
- Schmerzauftreten im Tagesverlauf
- Schmerzfortleitung

Das psychische Schmerzerleben ist individuell verschieden. Schmerzen müssen immer ernst genommen werden.

Je nach Art der rheumatischen Erkrankung unterscheidet sich der Schmerz (Tab. 15-2).
Das Schmerzerleben läßt sich durch schriftliche Dokumentation objektivieren (**Schmerzprotokoll,** Schmerztagebuch). Die Patienten schätzen ihre Schmerzen anhand einer Schmerzskala von null bis zehn ein.

Problematik der Schmerzen

Patienten mit rheumatischen Erkrankungen leiden häufig unter **chronischen Schmerzen,** die zu Angst und Depression führen und die Lebensqualität der Patienten sehr einschränken können.
Zweiterkrankungen, z.B. Nierenabszeß, Aortenaneurysma, Psoasblutung, werden häufig nicht erkannt, da die Patienten den neu hinzutretenden Schmerz nicht immer von den rheumatischen Dauerschmerzen unterscheiden können.

Pflege- und Therapieschwerpunkte

- Lagerung (vgl. Kap. 15.2.2)
- Kälte- und Wärmeanwendung
- Massagen
- Medikamente
- psychische Betreuung: Zuwendung, Ängste nehmen

15.1.2 Schwellung

Die Schwellung der Gelenke kann durch verschiedene Faktoren hervorgerufen werden:
- Entzündung, Ödem, Flüssigkeitsansammlung
- deformierende Veränderungen (Sehnen, Muskeln, Gelenkkapseln und Knochen)
- Gewebewucherung

Tab. 15-2 Schmerz bei rheumatischen Erkrankungen

	bei entzündlichen Erkrankungen (Arthritis)	bei degenerativen Erkrankungen (Arthrose)
Schmerzcharakter	hell, stechend, brennend	dumpf, drückend
Schmerzauslösung	Ruheschmerz Bewegungsschmerz	Belastungsschmerz Bewegungsschmerz
Schmerzauftreten im Tagesverlauf	nächtlicher Schmerz	bei Belastung, tagsüber
Schmerzbesserung	meist bei Kühlung	meist bei Wärme

Die Gelenkschwellungen teilt man nach dem Tastbefund ein:

- **derbe Kapselschwellung**
- bei Arthrose nach wiederkehrenden entzündlichen Prozessen
- bei chronischer Arthritis

- **weiche Kapselschwellung**
- primär entzündlich, bei Schüben
- nach Verletzungen

- **Erguß**
- die Schwellung ist weich und verschieblich
- kann serös, fibrinös, blutig, eitrig sein

Septische Prozesse führen rasch zur Zerstörung der Gelenke und müssen ausgeschlossen werden. Daher auf Veränderung der Schwellung (Größe, Rötung) achten und den Patienten zur Selbstbeobachtung anleiten.

Bei Schwellungen im Bereich der unteren Extremität ist immer auch an eine **Thrombose und Thrombophlebitis** zu denken.

Problematik der Schwellungen

- Schwellung und Schmerz führen zur Bewegungseinschränkung
- vermindertes Selbstwertgefühl durch Deformation der Gelenke (Abb. 15-2)

Pflege- und Therapieschwerpunkte

- Lagerung, z.B. Hochlagerung
- Kälteanwendung
- Bewegungstherapie
- Lymphdrainage

Bei akuten Prozessen Rücksprache mit dem Arzt.

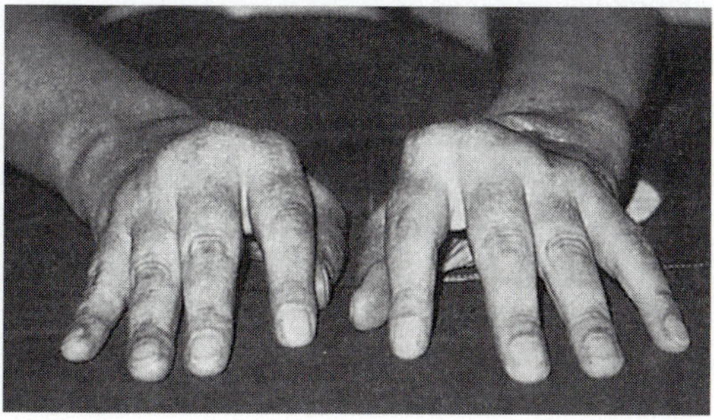

Abb. 15-2 Schwellung der Fingergrundgelenke

15.1.3 Bewegungseinschränkung

Die Bewegungseinschränkung unterscheidet man nach ihrer Entstehung:

- **funktionelle Bewegungsstörung**
  - schmerzbedingter Muskelhartspann (Blockierung)
- **strukturelle Bewegungsstörung**
  - basiert auf Gelenksdeformation, Kapsel-, Sehnen-, Muskelschrumpfung
  - Ursachen: Trauma, Infektion, Entzündung, Verschleiß, Immobilisation, Lähmung

Schmerzen führen bewußt und unbewußt zu **Schonhaltungen,** die über längere Zeit Gewebeveränderungen zur Folge haben. Vor allem bei entzündlichen Prozessen schreiten Gewebeveränderungen schnell voran bis zur Destruktion der Gelenke. Folgen sind Kontrakturen und Deformitäten, die physiologische Bewegungsabläufe verhindern.

Problematik der Bewegungseinschränkung

- funktionelle Bewegungsstörungen können in strukturelle übergehen, Einschränkung der Mobilität und Selbstfürsorge
- Verminderung der Lebensqualität

Pflege- und Therapieschwerpunkte

- Lagerung in Funktionsstellung
- Mobilisation unter Schmerztherapie, benachbarte Gelenke miteinbeziehen
- Anleitung zur Selbsthilfe und Selbstbehandlung
- Schulung der Angehörigen

15.2 Pflegerische und therapeutische Maßnahmen

15.2.1 Medikamentöse Therapie

Ziele (Tab. 15-3)

- Entzündung reduzieren
- Immunreaktionen des Körpers hemmen
- Remission der Krankheit erreichen
- Schmerzen reduzieren

Voraussetzungen

- Aufklärung über die Art und den Sinn der Behandlung sowie über Wirkung und Nebenwirkungen, da die Behandlung mit Antirheumatika, Glukokortikosteroiden und Basistherapeutika vielfach über Jahre oder sogar lebenslang erforderlich ist
- Akzeptanz durch den Patienten

Tab. 15-3 Medikamentöse Therapie bei rheumatischen Erkrankungen

Wirkstoffgruppen	Indikation	Wirkung	mögliche Nebenwirkungen	Besonderheiten
Nichtsteroidale Antirheumatika (NSAR) z.B. Voltaren®, Amuno®, Felden®	– akute u. chron. Gelenkentz. – aktivierte Arthrosen – Gichtanfall – Wirbelsäulenerkrankungen	– analgetisch – entzündungshemmend – fiebersenkend	– Magenulkus – gastrointestinale Blutung – Blutdruckerhöhung – Schwindel, Benommenheit	– mit viel Wasser einnehmen bzw. zu den Mahlzeiten – auf gastrointestinale Blutungen achten (Teerstuhl)
Glukokortikosteroide	– bei allen entzündlichen Erkrankungen mit Gelenkbeteiligung	– stark entzündungshemmend – immunsuppressiv	– Magenulkus, vor allem bei Kombination mit NSAR – Blutzuckeranstieg – Euphorie, Depression – Osteoporose	– nach dem Essen verabreichen – auf Blutungen im Magen-Darm-Trakt achten – Blutzuckerkontrolle
Basistherapeutika (langwirksame Antirheumatika)	– bei niedrig entzündlicher Aktivität (Stufe I)	– langfristige Minderung der Entzündungsaktivität rheumatischer Erkr.	je nach Präparat	– Wirkung ist erst nach Monaten zu beurteilen
Chloroquin (ein Antimalariamittel), Stufe I			Augenveränderungen	augenärztliche Kontrollen
Goldpräparate (Stufe I)			Leber- und Nierenschäden	– zu den Mahlzeiten mit viel Wasser – während der Behandlung keine Sonnenbäder
Sulfasalazin (Stufe I)			Allergie, Blutbildveränderungen	
Immunsuppressiva Methotrexat® (Stufe II)	– bei höherer entzündlicher Aktivität		Blutbildveränderungen, gastrointestinale Beschwerden, Übelkeit	– Anwendung: 1x/Woche
Cyclophosphamid (Stufe III)				

15.2.1.1 Medikamentöse Schmerztherapie (Tab. 15-4)

Um medikamentös gezielt behandeln zu können, muß die Ursache des Schmerzes bekannt sein. Die Schmerzmedikation ist ärztlich angeordnet als:
- Dauermedikation
- Bedarfsmedikation

Tab. 15-4 Medikamentöse Schmerztherapie bei rheumatischen Erkrankungen

Medikament/ Wirkstoff	mögliche Nebenwirkungen	Besonderheiten
Peripher wirksam		
Paracetamol	Bronchospasmus, Blutbildveränderungen	auf Blutdruckabfälle achten
Acetylsalicylsäure (ASS)	Magenulkus, gastrointestinale Blutung	auf gastrointestinale Blutungen achten
Novalgin®	Agranulozytose, Allergie, Blutdruckabfall	
Zentral wirksam		
MST® (Morphinsulfat)	Übelkeit, Sedierung, Atemdepression, Obstipation bis zum Ileus	auf regelmäßigen Stuhlgang achten, bei Obstipation kontraindiziert!
Temgesic®	blockiert andere Opiate am Rezeptor (bis zu 72 Stunden)	
Valoron®	Miktionsbeschwerden, Gallenkoliken	
Tramal®	s. MST®	
Adjuvanzien		
Neuroleptika	neurologische Störungen, Herzrhythmusstörungen, Miktionsstörungen	
Antidepressiva	Mundtrockenheit, Miktionsstörung, Glaukom, Herzrhythmusstörungen	
Tranquilizer (z.B. Benzodiazepine)	Sucht, Muskelrelaxierung (erwünscht)	nicht länger als 2 Wochen (Suchtgefahr)

Richtlinien

- Information des Patienten über:
  - Wirkung und mögliche Nebenwirkungen
  - Wirkungseintritt
  - Einnahmehäufigkeit
  - Bedarfsmedikation
- regelmäßige Einnahme der Dauermedikation zu festen Zeiten, nicht erst bei Bedarf

> Das Suchtpotential bei zentral wirksamen Analgetika wird häufig überschätzt. Eine regelmäßige Einnahme ist wichtig, um den Tagesbedarf zu mindern. Auf diese Weise kann auch die Suchtgefahr verringert werden.

- Einnahmehäufigkeit je nach Wirkungsdauer des Medikaments ein- bis sechsmal täglich
- die orale Einnahme ist der parenteralen Medikation vorzuziehen
- die Schmerzmedikation wird nach Schmerzintensität schrittweise dem Bedarf angepaßt: zuerst peripher wirksame Medikamente, dann zentral wirksame. Beide Gruppen sind kombinierbar und auch zusammen mit Adjuvanzien anzuwenden.

> ! Vorsicht bei Benzodiazepinen: hohes Suchtpotential! und bei Temgesic, das die Rezeptorwirkung blockiert: andere Opiate wirken für 72 Stunden nicht mehr.

> Die medikamentöse Schmerztherapie ersetzt nicht die psychische Betreuung. Zuwendung und Mitgefühl sind wichtige Faktoren, um Ängste und Depressionen abzubauen, die ihrerseits schmerzverstärkend wirken.

15.2.2 Lagerung

Ziele

- Reduzieren von Schmerzen und Schwellungen
- Kontrakturenprophylaxe, Erhalten der Funktionsstellung

> Bei entzündlich-rheumatischen Erkrankungen ist die Kontrakturenprophylaxe entscheidend für die Fähigkeit des Patienten, selbständig zu bleiben und die Lebensqualität zu erhalten.

Hilfsmittel

- Kissen
- Sandsäcke
- Schienen, z.B. Nachtschiene für das Handgelenk
- Fingerringe bei der Schwanenhalsdeformität

Richtlinien

- Lagerung in schmerzarmer Position
- Muskeln müssen entspannt sein
- Schwellungen sind durch Hochlagerung der Extremität zu reduzieren
- Kontrakturen und Deviationen durch Schienen vorbeugen
- Lagerung in Funktionsstellung
- Lagerungswechsel zur Dekubitusprophylaxe

Vorgehen

- **Rückenlagerung in Funktionsstellung** (Abb. 15-3)
- Gelenke in Funktionsstellung lagern:
  - Kniegelenk gestreckt
  - Hüfte gestreckt
  - Füße in 90°-Neutralstellung
  - Schulter leicht abduziert
  - Ellenbogen in ca. 45°-Ruhestellung
  - Handgelenke in leichter Dorsalflexion
  - Finger leicht gebeugt
- Kopf und Arme durch Kissen unterlagern

Bauch- und Seitenlagerung sind ebenfalls möglich, dabei auf Funktionsstellung achten. Die Art der Lagerung ist vom Befinden des Patienten abhängig.

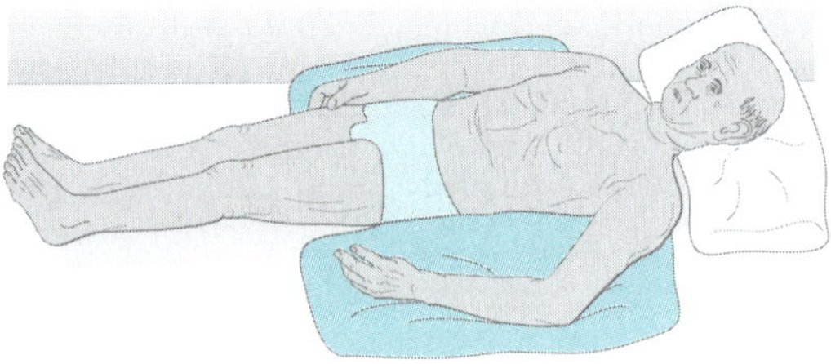

Abb. 15-3 Lagerung in Funktionsstellung

15.2.3 Wärmeanwendung

Das Anwenden von Wärme ist grundsätzlich bei allen chronischen rheumatischen Krankheiten möglich.

Ziele
- Vasodilatation und Durchblutungssteigerung
- Detonisierung der Muskulatur
- Dehnbarkeit des Bindegewebes steigern
- Sedierung
- Schmerzlinderung

Die Wirkung der Wärmetherapie ist **individuell verschieden** und kann sich auch bei demselben Patienten jederzeit verändern (innerhalb von Stunden).

Kontraindikationen
- floride Infektion
- Thrombose, Thrombophlebitis
- Ganzkörpererwärmung bei Herz-, Koronarinsuffizienz, bei instabiler Hypertonie

Richtlinien
- Temperatur richtet sich nach dem Befinden des Patienten
- Auskühlen vermeiden

Vorgehen (Tab. 15-5)

Mögliche Schwierigkeiten oder Komplikationen
- Verbrühung bei Patienten mit Sensibilitätsstörungen (z.B. bei Multipler Sklerose, Schlaganfall, Diabetiker mit Neuropathie)
- Aktivierung eines entzündlichen Krankheitsprozesses

> Der Einsatz erforderlicher Hilfsmittel, z.B. zum Transfer (Badewannenlifter, Aquatec, Rutschbrett), muß den Patienten demonstriert und das Anwenden mit ihnen geübt werden.

15.2.4 Kälteanwendung

Senkung der Gewebetemperatur zu therapeutischen Zwecken.

Ziele
- Schmerzminderung: eher kurzzeitige Anwendung
- Entzündungshemmung: eher längerdauernde Anwendung (um den überwärmten Gelenken Wärme zu entziehen)

Eine Tiefenwirkung wird erst nach 20 Minuten erreicht.

Tab. 15-5 Möglichkeiten der Wärmeanwendung bei rheumatischen Erkrankungen

Art der Anwendung	Zusätze	Temperatur	Dauer	Besonderheiten
Packungen	Fango, Moor	42 bis 45 °C	30 min	anschließend Ruhezeit
Auflagen	– Voltarensalbe – Heublumensack	38 bis 42 °C	20 min	anschließend Ruhezeit
Bäder	– Vollbad – Teilbad – Schwefel – Rheumabad – Rosmarin	38 bis 42 °C	15 bis 30 min	anschließend Ruhezeit
– aufsteigendes Vollbad		33 bis 42 °C, innerhalb von 15 min steigern	nicht länger als 30 min	anschließend Ruhezeit
– Tauchbad für die Hände	Paraffin	40 °C	bis zum Abklingen des (erwünschten) Wärmestaus	anschließend Baumwollhandschuhe anziehen
Bewegungstherapie im Wasser: – Verbesserung der Schmerzen und der Bewegungsfähigkeit (Schwerkraft aufgehoben)		32 bis 33 °C	ca. 30 min	

Kontraindikationen

- Durchblutungsstörungen, manifeste Herzschwäche und instabile KHK
- Sensibilitätsstörungen

Vorgehen

- **Auflagen**
- Kältekissen oder Eisgranulat (in Plastikhülle) auf die Haut auflegen; Stofftuch zwischen Kissen und Haut
- Eiskompressen: in Wasser getränkte, bei –15 °C gefrorene Frottee-tücher oder Waschlappen)
- kalt-feuchte Umschläge, ca. 10 °C
- Dauer: je nach Temperatur der Auflage und nach individuellem Empfinden

- **Teilbäder** (ca. 1 °C)
- Arme, Beine in Wasser eintauchen, Dauer: einige Sekunden

- **Kaltgas**
- flüssigen Stickstoff oder kalte Luft als Gasstrom mit Hilfe von Geräten fächerförmig auf die Haut applizieren
- Abstand ca. 40 cm
- Dauer: Sekunden bis Minuten

- **Massagen mit Eisgranulat (0 °C)**
- Dauer: 1 Minute

Diese Anwendungen sind nach Demonstration auch zur Selbstbehandlung möglich.

Mögliche Schwierigkeiten oder Komplikationen

- Erfrierungen bei Kaltgas und Kältesprays

15.2.5 Gelenkschutz

Entzündete, deformierte Gelenke sind sehr empfindlich auf kurzzeitige Überanspruchung. Vor allem Hand- und Fingergelenke werden im Alltag ständig belastet. Die Folgen sind Reizung, Entzündung und weitere Deformierung. Dies gilt es zu verhindern.

Prinzip des Gelenkschutzes: Überlastung vermeiden.

Richtlinien

- einseitige Belastung einzelner Gelenke vermeiden
- Gewicht auf beide Hände verteilen, z.B. Töpfe, Tassen mit beiden Händen anfassen
- keine schweren Lasten tragen, die Lasten möglichst fahren oder rollen, z.B. mit einem Einkaufswagen
- körpernahe Gelenke, z.B. Schultern und Ellenbogen, bewegen anstatt die Bewegung mit den Fingern und Handgelenken auszuführen

- Gelenke achsengerade halten
- Hebelwirkung nutzen und Hebel verlängern, z.B. bei Türklinken, Wasserhähnen, Küchengeräten
- Auflageflächen vergrößern, z.B. bei Besteckgriffen
- Versorgung mit Orthesen zur Stützung, Stabilisierung und Fixation

15.2.6 Massagen

Massagen beeinflussen den Zustand des Gewebes durch mechanische Einwirkung wie Druck, Zug und Dehnung.

Ziele
- Schwellungen reduzieren
- Schmerzen vermindern
- Muskeltonus senken
- Sehnen und Faszien dehnen
- Gewebedurchblutung verbessern
- Lymphabfluß steigern
- Beruhigung (durch Körperkontakt und Wärme)

Kontraindikationen
- floride Entzündung, vor allem bakterieller Ursache
- akut entzündete Gelenke
- Thrombosen
- frische Traumen und Operationen
- Blutungsneigung
- fortgeschrittene Osteoporose

Richtlinien
- entspannte, schmerzarme Lagerung
- zu behandelndes Körperteil muß frei zugänglich sein
- angenehme Raumtemperatur
- kein Zeitdruck

Vorgehen

- **Bürstungen**
- beidhändiges Bürsten, sowohl vom Therapeuten als auch vom Patienten selbst durchzuführen
- von der Peripherie herzwärts, um Stauungen zu verringern
- vom Herzen zur Peripherie, um die Durchblutung zu fördern

- **Streichungen, Knetungen, Vibrationen**
- einzelne Muskelgruppen durch S-förmige Knetungen herzwärts bewegen, ausstreichen und durch Vibrationen lockern

Weitere Massagetechniken, wie klassische Massage, Reflexzonenmassage, Bindegewebsmassage, Lymphdrainage, sollten nur von erfahrenen Therapeuten angewendet werden.

Mögliche Schwierigkeiten oder Komplikationen

- Hautreizungen, besonders bei Patienten, die mit Glukokortikosteroiden behandelt werden

15.2.7 Bewegungstherapie/Mobilisation

Die Bewegungstherapie ist der Grundpfeiler der Rehabilitation rheumatischer Erkrankungen.

Möglichst viel Bewegung bei möglichst wenig Belastung.

Im akuten Stadium einer entzündlichen Erkrankung ist die Indikation einer Mobilisation durch den Arzt abzuklären.

Ziele

- Gelenkspiel verbessern
- Gelenke stabilisieren, Muskeln stärken, Koordination verbessern

Richtlinien

- Wirkung von Schmerzmitteln abwarten
- Wärme- oder Kälteanwendung, schmerzarme Lagerung **vor** der Mobilisation
- Unterstützung und Beratung durch Ergotherapeuten und Krankengymnasten
- den Patienten motivieren, z.B. durch Lob
- nicht überlasten, lieber kürzer und häufiger bewegen
- erreichbare Ziele setzen
- bei allen Maßnahmen, vor allem bei aktiver Mobilisation, auf **Gelenkschutz** achten

Reaktionen des Patienten ernst nehmen, der Zustand des Patienten kann sich innerhalb von Stunden ändern.

Vorgehen

- den Patienten informieren, daß möglicherweise Schmerzen ausgelöst werden, daß die Behandlung aber nur erfolgt, wenn er den Schmerz tolerieren kann
- Behandlung im nicht betroffenen Bereich beginnen, zuerst benachbarte Gelenke bewegen
- dann passive Bewegung betroffener Gelenke
- auf achsengerechte Stellung und Bewegung achten

- langsame rhythmische, federnde Bewegungen ausführen
- günstig ist die Bewegungstherapie im warmen Wasser
- bei der Polyarthritis für das Durchbewegen der Hände viel Zeit nehmen
- überleiten zur Selbsthilfe

Mögliche Schwierigkeiten oder Komplikationen

- Schmerzen
- Belastung der Gelenke bei falschen Bewegungen

15.2.8 Selbsthilfetrainings

Betrifft die Bereiche Lagern, Körperpflege, Nahrungsaufnahme, Ausscheiden.

Ziele

- Selbständigkeit fördern
- Gebrauch von Hilfsmitteln erlernen

Hilfsmittel

- **Körperpflege**
  - Waschhilfen, Badewannenlifter, Duschstuhl, Hebelverlängerung an Wasserhähnen

- **Kleidung**
  - Kammverlängerung, Griffverstärkungen, Knopfschließhilfe, Klettverschlüsse an Kleidung und Schuhen, Reißverschlüsse mit verlängerten Griffen, Stützkorsett, individuell angepaßte orthopädische Schuhe

- **Essen und Trinken**
  - vor allem bei der rheumatoiden Arthritis mit Deformierung der Hände: Besteck mit Griffverbreiterung, Nagelbrett, Gläser und Tassen mit zwei Henkeln

- **Ausscheiden**
  - Toilettensitzerhöhung, bei Kniegelenkschäden und Wirbelsäulenerkrankungen
  - seitliche Haltegriffe

Richtlinien

- Patient soll möglichst alle Handlungen selbständig ausführen
- genügend Zeit lassen
- Gelenkschutz beachten

Vorgehen

- **bei der Körperpflege**
- je nach Art und Stadium der Erkrankung im Bett liegend, am Bettrand, am Waschbecken oder in der Badewanne
- der Patient führt alle Handlungen selbständig aus
- günstige Wirkung des warmen Wassers ausnützen
- Auskühlung vermeiden
- den Patienten anleiten, Hilfsmittel zu verwenden (s. oben)

- **Ankleiden**
- auf warme, praktische Kleidung achten (s. oben)

- **Ausscheiden**
- die Verwendung der Hilfmittel (s. oben) demonstrieren
- auf Stabilisierung des Rumpfes achten
- Training der Transfertechniken

15.2.9 Ernährung

Gesicherte Erkenntnisse über die Zusammenhänge zwischen Ernährung und rheumatischen Erkrankungen gibt es bis heute nur für die stoffwechselbedingten rheumatischen Erkrankungen, z.B. die Gicht. Unbestritten ist aber der **indirekte Einfluß der Ernährung** auf alle Erkrankungen des rheumatischen Formenkreises.

Richtlinien

- **Gewichtsreduktion**
- um die hohe mechanische Belastung der Gelenke zu verringern

- **Diätformen**
- es gibt keine „Rheumadiät“, individuelle Diätformen, die dem Patienten subjektiv „guttun“, sind zu akzeptieren
- bewußte Ernährung: beobachten, ob einzelne Nahrungsmittel die Beschwerden verstärken
- bei **Gicht:** Noxen wie Alkohol vermeiden, konsequent purinarme Diät (Fleisch, Wurst, fetten Fisch einschränken)
- Fasten zur Gewichtsreduktion
- Calciummangel vermeiden, Vitamin-D-reiche Nahrungsmittel, Sonnenexposition (nicht bei florider Entzündung)

16 Patienten mit Herz-Kreislauf-Erkrankungen

Wolfgang Otter

Die Herzkranzgefäße (Koronararterien) versorgen den Herzmuskel mit Blut. Bei der koronaren Herzerkrankung sind diese Arterien verengt, es fließt zuwenig Blut durch sie hindurch, der Herzmuskel wird nur ungenügend mit Nährstoffen und Sauerstoff versorgt. Bei einem kompletten Verschluß, z.B. durch einen Thrombus, kann es zu einer Nekrose des betroffenen Herzmuskelanteils, zu einem Herzinfarkt kommen. Dieser endet in 30 Prozent der Fälle tödlich. Die koronare Herzerkrankung ist in den Industrieländern die häufigste Todesursache.
Eine mögliche Folge der koronaren Herzerkrankung und anderer Erkrankungen ist die Herzinsuffizienz. Dabei ist das Herz nicht in der Lage, seine Funktion, Blut in den Körper zu pumpen, ausreichend zu erfüllen.

Ursachen

- **der koronaren Herzerkrankung**

Durch Fetteinlagerungen in die Arterienwand wird das Lumen verengt (Arteriosklerose).
Risikofaktoren der Arteriosklerose bzw. der koronaren Herzerkrankung:
- Rauchen
- Fettstoffwechselstörungen (z.B. erhöhtes Cholesterin)
- Übergewicht
- Bluthochdruck
- Diabetes mellitus

- **der Herzinsuffizienz**

- koronare Herzerkrankung und Herzinfarkt
- Herzklappenerkrankungen (z.B. Mitralstenose)
- arterieller Hypertonus
- pulmonaler Hypertonus
- Kardiomyopathie
- Herzrhythmusstörungen (z.B. Bradykardie)
- Myokarditis/Perikarditis
- Herzbeuteltamponade

Symptome

- **Koronare Herzerkrankung**
- Angina pectoris („Herzenge"): Engegefühl in der Brust, Atemnot, Druck oder Brennen hinter dem Brustbein, manchmal auch im linken Brustkorb, Ausstrahlung in den linken Arm, aber auch in den Unterkiefer, in den Oberbauch oder in den rechten Arm
- Beschwerden bei körperlicher oder psychischer Belastung, bei fortschreitender Krankheit schon bei Ruhebedingungen
- Herzinfarkt: „Vernichtungsschmerz" (stärkste und anhaltende Angina pectoris), Schwitzen, Übelkeit, Erbrechen, Kaltschweißigkeit, Schwäche bis zur Bewußtlosigkeit, Herzstolpern, Atemnot, der Puls kann langsam, aber auch schnell oder unregelmäßig sein; Blutdruck sinkt häufig
- Patienten mit Diabetes mellitus haben ein gestörtes Schmerzempfinden, im Extremfall selbst bei einem Herzinfarkt keine Beschwerden

- **Herzinsuffizienz**
- eingeschränkte Leistungsfähigkeit mit Atemnot (Dyspnoe) bei Belastung und später bereits in Ruhe, Orthopnoe (Atemnot beim flachen Liegen), Zyanose
- Nykturie (nächtliches vermehrtes Wasserlassen), Beinödeme, Lungenödem, Pleuraerguß, Jugularvenenstauung, Stauungsleber (evtl. mit Aszites)

Therapeutische Strategien

- **Koronare Herzerkrankung**
- Beseitigen der Risikofaktoren: Nikotinkarenz, Gewichtsreduktion, fettarme Diät
- Bewegungstherapie: beim akuten Infarkt Bettruhe, sonst kontrollierte Mobilisation
- Medikamente: Acetylsalicylsäure, Nitrate, β-Blocker, Heparin, Blutdruck- und Cholesterinsenker
- Revaskularisierungsmaßnahmen: PTCA, Lysetherapie, Bypass-OP

- **Herzinsuffizienz**
- Beseitigen der Grunderkrankung: z.B. OP einer Herzklappenerkrankung
- Lagerung: Herzbettlagerung (Oberkörper hoch)
- Mobilisation: körperliche Schonung (nur im stabilen Stadium kontrollierter Sport)
- Sauerstoffgabe, Trinkmengenbeschränkung, salzarme Kost
- Medikamente: Diuretika, Digitalis, ACE-Hemmer, Heparin (evtl. β-Blocker)
- Herztransplantation oder Kunstherz

16.1 Beeinträchtigungen des Patienten

16.1.1 Beeinträchtigte Atemfunktion

Das Engegefühl in der Brust (Angina pectoris) bei der koronaren Herzerkrankung führt zu einer **subjektiven Atemnot**. Zusätzlich steigt bei der Angina pectoris der **Druck im Lungenkreislauf** kurzfristig an, wodurch die Atemnot verstärkt wird.
Mit beginnender Herzinsuffizienz kann das Herzminutenvolumen bei körperlicher Belastung nicht mehr ausreichend gesteigert werden, die Folge ist eine Belastungsdyspnoe. Mit fortschreitender Erkrankung tritt die Dyspnoe bereits bei geringer körperlicher Belastung oder sogar in Ruhe auf. Gemäß den Richtlinien der „New York Heart Association" (NYHA) teilt man diese Dyspnoe in **vier verschiedene klinische Schweregrade** ein:
- NYHA I: Keine Beschwerden
- NYHA II: Beschwerden bei starker körperlicher Belastung (z.B. Treppensteigen über mehr als zwei Etagen)
- NYHA III: Beschwerden bei leichter körperlicher Belastung
- NYHA IV: Beschwerden bereits in Ruhe

Die Stauung vor dem Herzen und der hydrostatische Druck im Stehen oder Sitzen führt bei Patienten mit Herzinsuffizienz tagsüber zu Beinödemen. Während dem flachen Liegen fließt nachts vermehrt Blut zum Herzen zurück. Ein Teil dieses Blutvolumens wird weitergepumpt und die nachfolgenden Organe, z.B. die Nieren, vermehrt durchblutet. Die Folge ist eine **Nykturie** (vermehrter nächtlicher Harndrang).
Ein Teil staut sich im Lungenkreislauf und führt zur **Orthopnoe** (Atemnot im Liegen). Bereits eine geringe Lungenstauung kann eine reflektorische Verengung der Bronchien auslösen **(Asthma cardiale)**, nicht zu verwechseln mit dem Asthma bronchiale. Im Extremfall entsteht so das **Lungenödem** mit schwerster Atemnot.
Auch im Pleuraspalt kann sich Flüssigkeit stauen (Pleuraerguß). Durch eine Verdrängung von Lungengewebe entsteht ebenfalls Atemnot.
Die verminderte Versorgung des Körpers mit sauerstoffgesättigtem Blut und die vermehrte Sauerstoffausschöpfung im Körper führt zur **Zyanose** mit weiterer Atemnot.

Beobachtungen

- Wegen der Orthopnoe können die Patienten nicht flach liegen und benutzen mehrere Kopfkissen. Nachts haben sie oft Atemnot und müssen aufstehen, dabei öffnen sie das Fenster. Die Atemnot bessert sich aber nicht durch die frische Luft, sondern durch den geringeren hydrostatischen Druck im Stehen.
- Bei der Lungenstauung haben die Patienten einen weißen wäßrigen Auswurf, beim Lungenödem hört man zusätzlich bereits aus der Distanz ein Rasselgeräusch.
- Blaufärbung der Lippen und der Fingernägel (Zyanose)
- erhöhte und vertiefte Atemtätigkeit (normal 12 bis 16/Minute)

- Die Patienten sitzen im Bett und haben die Arme aufgestützt, um die Atemhilfsmuskulatur einzusetzen. Durch Thoraxröntgen, Sonographie und Blutgasanalyse können Ausmaß und Ursache der Atemnot untersucht werden.

Problematik der eingeschränkten Atemfunktion

- sehr beängstigend für den Patienten
- Einschränkung der Lebensqualität, Arbeitsunfähigkeit
- Nährboden für Pneumonie und Pleuritis (Sekretstau, Schonatmung)

Pflege- und Therapieschwerpunkte

- Lagerung
- Pneumonieprophylaxe, s. Kapitel 8.2.1
- Medikamente (Diuretika)

16.1.2 Eingeschränkte körperliche Belastbarkeit

Durch die Angina pectoris bei Anstrengung ist die körperliche Belastbarkeit bei koronarer Herzerkrankung eingeschränkt. Mit fortschreitender Erkrankung treten diese Beschwerden bereits bei geringer Belastung oder sogar in Ruhe auf.
Beim akuten Herzinfarkt stirbt ein Teil des Herzmuskels ab. In dieser Phase ist das Herz extrem anfällig für Herzrhythmusstörungen (z.B. tödliches Kammerflimmern) oder für ein Pumpversagen. Die körperliche Belastung ist dadurch in der akuten Phase zusätzlich eingeschränkt.
Die abgestorbenen Herzmuskelzellen können sich nicht regenerieren und sind damit für die Pumpfunktion des Herzens verloren, dies ist eine Ursache der Herzinsuffizienz.
Die Herzinsuffizienz führt nicht nur wegen der beschriebenen **Störung der Atemfunktion** zu einer eingeschränkten körperlichen Belastbarkeit, sondern auch wegen einer **Minderdurchblutung der Organe,** z.B. der Muskulatur.
Durch die Stauung bei der Herzinsuffizienz entstehen Lungen- und Beinödeme („Rückwärtsversagen"). Gleichzeitig werden die Organe, z.B. Nieren, vermindert durchblutet („Vorwärtsversagen"), wodurch weniger Urin ausgeschieden wird. Zusammen führt dies zu einer **Flüssigkeitseinlagerung**. Dieses zusätzliche Gewicht, z.T. über 10 kg, vermindert die körperliche Belastbarkeit ebenfalls.

Beurteilung der körperliche Leistungsfähigkeit

- **Ergometrie** (Fahrrad- oder Laufbandbelastung): Belastung auf einem Fahrrad in bestimmten Leistungsstufen, die langsam gesteigert werden. Gleichzeitig kann ein EKG abgeleitet werden.
- Eine vereinfachte Belastungsuntersuchung ist das Treppensteigen unter Kontrolle von Blutdruck und Puls.

> **!** Die Kenntnis um die Risiken (z.B. Kollaps oder Kammerflimmern) dieser Methode, gerade nach Herzinfarkt, ist unbedingte Voraussetzung. Eine enge Absprache aller beteiligten Berufsgruppen ist erforderlich.

Problematik der eingeschränkten körperlichen Belastung

- s. Abbildung 16-1

Pflege- und Therapieschwerpunkte

- Lagerung
- Mobilisation
- Prophylaxen
- Diät
- Medikamente (Diuretika, ACE-Hemmer, Digoxin)

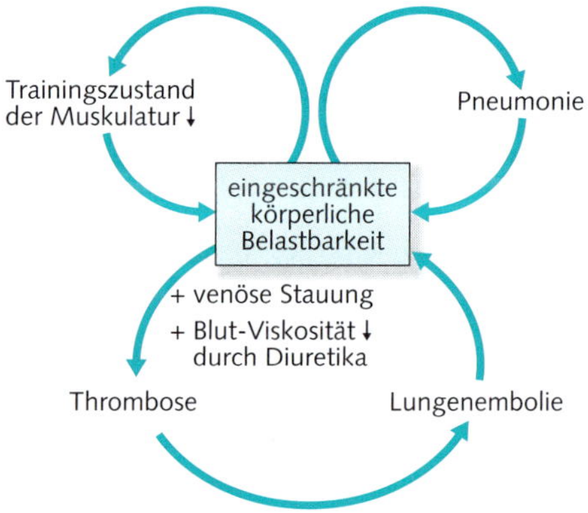

Abb. 16-1 Problematik der eingeschränkten körperlichen Belastbarkeit

16.2 Pflegerische und therapeutische Maßnahmen

16.2.1 Lagerung

Ziele

- Verbesserung der beeinträchtigten Atemfunktion: Oberkörperhoch- und Beintieflagerung, bzw. eine sitzende Lagerung vermindert eine Orthopnoe; Aufstützen der Arme unterstützt die Atemhilfsmuskulatur
- Entlastung der Herztätigkeit: dieselbe Lagerung verbessert über eine verminderte Vorlast die Herztätigkeit
- Vermeiden von Beinödemen: Beinhochlagerung entlastet Beinödeme über einen vermehrten Blutrückstrom zum Herzen

- Dekubitusprophylaxe: erhöhte Dekubitusgefahr durch die Bettruhe und die Gabe von Analgetika/Sedativa beim akuten Herzinfarkt, verstärkten Druck auf die Steißbeinregion bei Oberkörperhochlagerung und durch die gestörte Mikrozirkulation bei Ödemen

Hilfsmittel

- Herzbett
- Kissen
- Bettkasten
- Knierolle
- Schaumstoffquader
- Schaumstoffmatratzen
- Wechseldruckmatratzen

Richtlinien

- **Umlagerung**
  - jedes Umlagern erhöht den Sauerstoffbedarf, bei akuter Atemnot daher möglichst wenig umlagern
  - alle Maßnahmen vorsichtig und einfühlsam vornehmen, da die Patienten in einer lebensbedrohlichen Situation sehr verängstigt sind

- **Rückenlage**
  - bei Atemnot wichtig, um die ventrale Thoraxexkursion (Vorwölbung der Rippen) während der Inspiration nicht zu behindern

- **Oberkörperhochlagerung**
  - in Rückenlage das Kopfteil des Bettes um etwa 30 bis 45 Grad hochstellen, eine geringere Hochlagerung vermindert den erwünschten hämodynamischen Effekt, ein weitere Hochlagerung ist unbequem; bei extremer Hochlagerung würde das Abdomen eingeengt, die Bauchorgane nach oben gedrückt und die Zwerchfellatmung eingeschränkt
  - ein Bettkasten am Fußende und eine Knierolle verhindern ein Abrutschen und damit ein weiteres Einknicken im Abdomenbereich sowie Wirbelsäulenbeschwerden
  - zusätzlich wird die Lagerung mit einer Knierolle durch die Entlastung der dorsalen Oberschenkelmuskulatur bequemer; moderne Pflegebetten haben dafür ein verstellbares Fußbrett und können im Kniebereich hochgestellt werden

> Der wache Patient sagt meist selbst, welche Lagerung für ihn am bequemsten ist und ihm die Atmung am besten erleichtert.

- **Herzbettlagerung**
  - Kombination aus Oberkörperhoch- und Beintieflagerung; im Extremfall sitzt der Patient dabei im Bett wie in einem Lehnstuhl (Abb. 16-2)
  - Anwendung vor allem beim Lungenödem

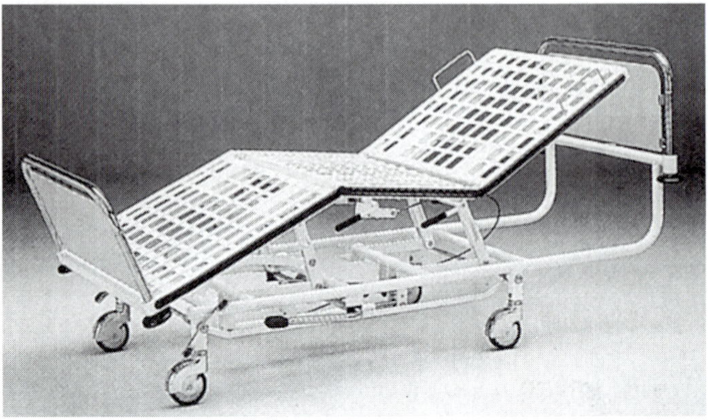

Abb. 16-2 Herzbett

- **Unterstützung der Atemhilfsmuskulatur**
- durch Aufstützen der Arme in sitzender Lagerung hebt sich während der Inspiration der Schultergürtel und die Atmung wird erleichtert
- die angewinkelten Unterarme dazu auf Kissen oder Schaumstoffquadern lagern

- **Beinhochlagerung**
- durch eine Hochlagerung der Unterschenkel durch Kissen oder Hochstellung des Fußteils wird der venöse Blutrückstrom vermehrt und Beinödeme entlastet
- die Beine dabei in der Leiste nicht zu sehr abwinkeln, da sonst der venöse und lymphatische Rückstrom behindert wird

- **Weichlagerung zur Dekubitusprophylaxe**
- bei der Oberkörperhochlagerung den Steißbereich mit Lagerungsfell oder Schaumstoffmatratzen weich lagern, da hier der Auflagedruck extrem erhöht ist

> Gummi- oder Luftringe sind ungeeignet, da sie an den Rändern den Druck sogar erhöhen und zudem die Luftzirkulation behindern. Auf einem Wasser-, zum Teil auch auf Gelkissen, sitzen die Patienten „wackelig" und werden verunsichert.

Mögliche Schwierigkeiten oder Komplikationen

- **Kardiogener Schock:** bei der Oberkörperhochlagerung oder der Herzbettlagerung kann der Blutdruck abfallen, Puls und Blutdruck müssen daher besonders am Anfang engmaschig kontrolliert werden.

Manche Pflegebetten haben einen rot gekennzeichneten Nothebel, durch den eine Oberkörperhoch- oder auch Herzbettlagerung sofort aufgehoben und eine waagrechte Bettposition eingestellt wird.

- **Bewußtlosigkeit:** Herzbettlagerung, eingeschränkte Herzfunktion und niedrige Sauerstoffsättigung des Blutes führen zu einer relativen Minderdurchblutung des Gehirns mit der Gefahr einer Bewußtlosigkeit.

Besonders bei Patienten, die wegen Atemnot auf die Bettkante gesetzt werden, ist eine sorgfältige Beobachtung notwendig, Patienten in dieser Situation nicht alleine lassen!

- **Ödeme** durch länger dauernde Herzbettlagerung, bei akuter Atemnot muß dies aber als kleineres Übel in Kauf genommen werden
- **Pneumonie:** basale Lungenanteile werden schlecht belüftet, die Folge ist ein Sekretstau mit erhöhter Pneumoniegefahr; bei akuter Atemnot steht aber die Verbesserung der Atmung durch die Rückenlagerung im Vordergrund

Beinhochlagerung zur Ödemausschwemmung verbietet sich bei der Linksherzinsuffizienz wegen der Orthopnoe.

16.2.2 Mobilisation

Die Mobilisation wird in drei Phasen eingeteilt:
- Frühmobilisation in den ersten Tagen und Wochen der Erkrankung im Krankenhaus
- Rehabilitation in den ersten Wochen und Monaten in der Rehaklinik
- Training zu Hause oder in einer Koronarsportgruppe

Aufgrund der hohen Gefahr, z.B. Kammerflimmern nach Myokardinfarkt, darf die Mobilisation nur von entsprechend ausgebildetem Personal vorgenommen werden. Beginn und Ausmaß der Mobilisation müssen mit dem behandelnden Arzt abgesprochen werden (Tab. 16-1).

Keine Überanstrengung. Gerade in der Frühphase einer Herzerkrankung dürfen die Patienten nicht überfordert werden!

Ziele
- Erhalten der basalen körperlichen Leistungsfähigkeit
- Steigerung der eingeschränkten körperlichen Belastbarkeit
- Prävention von Zweiterkrankungen
- Wiedereingliederung in den Alltag und Steigerung der Lebensqualität
- psychische Stabilisierung

Tab. 16-1 Beispiel für einen Rehabilitationsplan nach Myokardinfarkt

Stufe I	Strenge Bettruhe. Teil- oder vollkompensatorische Übernahme der Körperpflege durch das Pflegepersonal. Atemübungen, Entspannungsübungen, Fußkreisen.
Stufe II	Sitzen an der Bettkante. Selbständige Körperpflege. Bewegungsübungen am Bettrand. Spannungsübungen bzw. isometrische Übungen im Liegen. Eventuell Benützung des Nachtstuhls.
Stufe III	Aufstehen und Gehen im Zimmer.
Stufe IV	Gehen auf einer ebenen Strecke (Gang der Station). Benutzung der Dusche. Erstes Treppensteigen unter Kontrolle.
Stufe V	Eigenständiges Treppensteigen.

Hilfsmittel

- Blutdruckmeßgerät und Pulsuhr
- Fahrradergometer
- verschiedene Sportgeräte (Bälle etc.)

Vorgehen

- **Passives Durchbewegen und isometrische Übungen**
  - bei Patienten mit Bettruhe nach einem Myokardinfarkt zweimal täglich die Gelenke durchbewegen, keine aktive Teilnahme des Patienten, um Überanstrengung zu vermeiden
  - vorsichtige, isometrische Muskelkontraktionen an den Beinen als Thromboseprophylaxe durch einen beschleunigten Blutrückstrom (gegen einen tatsächlichen oder nur gedachten Widerstand drücken, die Extremitäten dabei aber nicht bewegen)
  - Beginn nach ärztlicher Anordnung
  - Blutdruck und Puls überwachen, evtl. Monitor

> ! Die Herzfrequenz sollte maximal um 20/Minute, der systolische Blutdruck maximal um 20 mmHg ansteigen. Bei Herzbeschwerden oder Atemnot Übungen sofort einstellen.

- **Atemgymnastik und Pneumonieprophylaxe**
  - Patienten werden mehrmals täglich aufgefordert, tief ein- und auszuatmen
  - zusätzlich Giebelrohr oder Triflo-Atemtrainer einsetzen
  - diese Maßnahmen bei Herzinsuffizienz und vor allem nach einem Myokardinfarkt nur mit äußerster Vorsicht anwenden

Rückeneinreibungen mit alkoholhaltigen Flüssigkeiten, die einen Kältereiz ausüben, sowie das Abklopfen des Rückens sind beim akuten Myokardinfarkt kontraindiziert. Dadurch könnte der Blutdruck kurzfristig ansteigen oder es könnten sich Thromben lösen.

- **Sitzen an der Bettkante**
  - nach einem Myokardinfarkt darf sich der Patient je nach Beschwerden, Ausmaß der Erkrankung und Höhe der Herzenzyme (Troponin, CK) etwa am 2. Tag mit AT-Strümpfen an die Bettkante setzen
  - bei Herzschwäche und durch gefäßerweiternde und blutdrucksenkende Medikamente (Nitro, β-Blocker, ACE-Hemmer) steigt das Risiko für einen orthostatischen Kollaps: Puls und Blutdruck überwachen, Patient in dieser Phase nicht unbeaufsichtigt lassen

Bei Herzbeschwerden, Atemnot, starkem Blutdruck- oder Pulsanstieg Mobilisation sofort abbrechen.

- **Nachtstuhl**
  - dem Patienten möglichst früh die Benutzung eines Nachtstuhls erlauben, der Gebrauch einer Bettschüssel für den Stuhlgang ist sehr anstrengend
  - auf leichten Stuhlgang achten
- **Gehen und Treppensteigen**
  - etwa am 4. Tag nach einem Myokardinfarkt darf der Patient im Zimmer und etwa am 6. Tag auf dem Flur in der Ebene gehen
  - jede Steigerung der Mobilisationsstufe erfolgt nur nach Rücksprache mit dem behandelnden Arzt und muß überwacht werden
  - die Herzfrequenz sollte maximal um 20/Minute, der systolische Blutdruck maximal um 20 mmHg ansteigen
  - bei Herzbeschwerden, Blutdruckabfall oder Atemnot Übungen sofort einstellen
  - besonders beim ersten Treppensteigen Puls und Blutdruck engmaschig kontrollieren
- **Bewegungstherapie nach Myokardinfarkt**
  - Beginn: etwa zwei bis vier Wochen nach dem Myokardinfarkt mit einer langsam steigernden Bewegungstherapie
  - Voraussetzung ist ein Belastungs-EKG, mit dem die körperliche Belastbarkeit getestet und festgestellt wird, ab welcher Belastungsstufe eventuell Ischämiezeichen (ST-Streckensenkungen im EKG), Angina pectoris oder belastungsabhängige Herzrhythmusstörungen auftreten

Keine Bewegungstherapie bei instabiler Angina pectoris (Beschwerden bereits in Ruhe oder an Intensität deutlich zunehmend), Blutdruck größer 220/120 mmHg, höhergradige Herzrhythmusstörungen oder Herzwandaneurysma.

Beispiel für ein Bewegungstraining:
Beginn mit einer täglichen Belastung von 25 Watt auf dem Fahrradergometer über 15 Minuten und einem lockeren Spaziergang oder leichten gymnastischen Übungen zur Entspannung. Die Herzfrequenz sollte etwa bei 100/Min. liegen.
In den nächsten Wochen steigern der Belastung bis zu einer Frequenz von 120/Minute. Ist eine Belastung von 1 Watt/kg Körpergewicht möglich, kann mit einem täglich 15minütigen Schwimmtraining begonnen werden.
Etwa nach zwei Monaten wird mittels Belastungs-EKG die weitere Trainingsherzfrequenz festgelegt. Sie liegt in der Mitte zwischen Ruhefrequenz und maximaler Belastungsfrequenz (Beispiel: Ruhepuls 70/Min., maximaler Belastungspuls 170/Min., ergibt einen optimalen Trainingspuls von 120/Min.).

Faustregel für die oberste Grenze der Belastung: Herzfrequenz etwa 10 Prozent unter der submaximalen Auslastungsfrequenz (200 minus Alter). Die Frequenz sollte aber höchstens knapp unter der Angina-pectoris-Schwelle oder der Ischämieschwelle liegen.

- **Koronarsportgruppe**
  - nach dem Aufenthalt in der Rehaklinik sollten sich Koronarpatienten einer Koronarsportgruppe anschließen (Adressen bei den Krankenkassen)
  - Voraussetzungen: Belastbarkeit von mindestens 1 Watt/kg Körpergewicht, Ausschluß eines Herzwandaneurysmas
  - Training ein- bis zweimal pro Woche für 60 bis 90 Minuten
  - zum Aufwärmen gymnastische Übungen, danach Intervalltraining auf dem Fahrradergometer oder Schwimmen, dabei regelmäßige Pulsselbstmessung
  - überwacht wird das Training von einem Therapeuten (Krankengymnastin oder Krankenschwester) und einem Arzt
  - Ziele: verbesserte körperliche Belastbarkeit und Mindern der Risikofaktoren (Gewichtsreduktion, Anstieg des „guten“ Cholesterins, HDL)
  - zusätzlich können die Patienten ihre Ängste und Sorgen mit anderen Betroffenen teilen, unter Aufsicht ihre körperlichen Möglichkeiten testen und somit Selbstvertrauen zurückgewinnen

- **Bewegungstherapie bei Herzinsuffizienz**
  - ein Training bei kompensierter Herzinsuffizienz (keine Ruhedyspnoe, keine ausgeprägten Ödeme) steigert die körperliche Lei-

stungsfähigkeit; am effektivsten scheint ein Intervalltraining mit Wechsel zwischen höherer und leichter Belastung zu sein
– es gelten dieselben Belastungsgrenzen wie bei der koronaren Herzerkrankung: verschlechtert sich die Herzinsuffizienz, muß das Training abgebrochen werden
– liegt der Herzinsuffizienz eine Herzklappenerkrankung zugrunde, ist im Einzelfall zu entscheiden, ob ein Training zulässig ist

- **Bewegungstherapie bei Bluthochdruck**

– führt zu einem Rückgang des Belastungshochdrucks und des Ruheblutdrucks
– Herzfrequenz sollte zwischen 110 und 140/Min. liegen
– isometrische Spannungsübungen oder Krafttraining vermeiden, besser sind Jogging, Wandern oder Radfahren für etwa 30 Minuten 2- bis 3mal pro Woche

- **Bewegungstherapie nach Herztransplantation**

– verbessert die körperliche Leistungsfähigkeit erheblich, vor allem der schlechte Trainingszustand der Beinmuskulatur, durch die extrem eingeschränkte Leistungsfähigkeit vor der Transplantation, wird verbessert
– zur Kontrolle der Belastung Atemnot beachten, da das transplantierte Herz denerviert ist und nicht mit einem adäquaten Pulsanstieg auf die Belastung reagiert
– bei einer drohenden Abstoßungsreaktion muß das Training eingestellt werden

- **Freizeitsport**

– Schwimmen ist ein geeigneter Sport für Herzpatienten, es ist allerdings zu beachten, daß durch das Eintauchen in Wasser unter der Thermoneutralität von 33 °C der periphere Widerstand und der Blutdruck ansteigen, zusätzlich führt der erhöhte hydrostatische Druck im Wasser zu einer Volumenbelastung des Herzens, Voraussetzung: Belastbarkeit von 1,2 Watt/kg Körpergewicht
– ideal ist Radfahren in der Ebene mit einer Durchschnittsgeschwindigkeit von etwa 15 bis 18 km/h
– beim Bergwandern sollten nicht mehr als 250 Höhenmeter pro Stunde bewältigt werden, bei einer maximalen Steigung von 10 Prozent, Voraussetzung: Belastbarkeit von 1,5 Watt/kg Körpergewicht

Vor allem bei Sportbegeisterten sollte die Erlaubnis zum Freizeitsport großzügig gestellt werden.

Mögliche Schwierigkeiten oder Komplikationen

- **Angina pectoris**
- **Herzrhythmusstörungen**: in den ersten Tagen nach einem Myokardinfarkt ist das kardiale Reizleitungssystem gestört und anfällig für Herzrhythmusstörungen, Kammerflimmern ist die häufigste Todesursache nach einem Myokardinfarkt

> ! Eine zu frühe Mobilisation kann Herzrhythmusstörungen auslösen!

- **Herzwandaneurysma, Herzwandruptur und Papillarmuskelabriß:** in der ersten Phase nach einem Myokardinfarkt vernarbt das abgestorbene Herzgewebe, in dieser Zeit ist der betroffene Herzmuskel besonders verletzungsanfällig
- **Überforderung:** besonders bei Patienten mit Herzinfarkt, manche sind durch das dramatische Ereignis verängstigt und in der Folge übervorsichtig, andere können nicht einsehen, warum sie sich körperlich einschränken sollten und müssen gebremst werden

> Bei der Mobilisation steigt das **Risiko einer Lungenembolie.** Die zusätzliche Belastung durch den erhöhten Widerstand im Lungenkreislauf ist für das geschwächte Herz noch gefährlicher als bei Gesunden, es besteht die Gefahr eines Pumpversagens mit plötzlichem Herztod. Eine Thromboseprophylaxe ist deshalb bei diesen Patienten besonders wichtig.

16.2.3 Ernährung

Ziele

- Cholesterinsenkung und Gewichtsreduktion bei der koronaren Herzerkrankung
- Stuhlregulierung bei Patienten mit koronarer Herzerkrankung und Herzinsuffizienz
- Verminderung von Ödemen bei Herzinsuffizienz
- Blutdrucksenkung bei arterieller Hypertonie

Richtlinien

- **Fettarme Kost**

Blutfette bestehen aus verschiedenen Bestandteilen und sind ein bedeutender Risikofaktor für die koronare Herzerkrankung. Die wesentlichen Anteile der Blutfette sind die Triglyzeride und das Cholesterin, welches sich wiederum aufteilt in das „gute“ gefäßschützende HDL und das „böse“ gefäßschädigende LDL. Man unterscheidet zwischen **Primärprävention,** also der Vermeidung einer koronaren Herzerkrankung bei gesunden Personen und der **Sekundärprävention,** also der Vermeidung eines erneuten Myokardinfarkts oder dem Fortschreiten einer bekannten koronaren Herzerkrankung.

- Zur Primärprophylaxe sollte der Gesamtcholesterinspiegel unter 230 mg/dl, bei erhöhtem KHK-Risiko (weitere Risikofaktoren) unter 195 mg/dl liegen.
- Zur Sekundärprophylaxe sollte der Gesamtcholesterinspiegel unter 175 mg/dl, eventuell sogar unter 150 mg/dl, und das LDL unter 100 mg/dl liegen.

Eine fettarme Diät mit einer Reduktion eines normalen Fettanteils von 40 Prozent auf unter 25 Prozent eignet sich daher zur Prävention einer koronaren Herzerkrankung. Gleichzeitig sollte der Anteil der ungesättigten Fettsäuren erhöht werden, z.B. durch Oliven- oder Sonnenblumenöl. Einen günstigen Effekt haben die Omega-3-Fette im Fischöl. Empfehlenswert ist die sogenannte Mittelmeerdiät mit Olivenöl und etwa zwei Fischmahlzeiten pro Woche.

Nicht bei allen Patienten gelingt alleine durch die Diät eine ausreichende Cholesterinreduktion. In diesen Fällen ist eine medikamentöse Cholesterinsenkung, beispielsweise durch HMG-CoA-Reduktasehemmer (z.B. Simvastatin), erforderlich.

- **Kalorienreduktion**

Die Adipositas ist ein weiterer Risikofaktor für die koronare Herzerkrankung. Ein Body-Mass-Index (Gewicht in kg, geteilt durch Körpergröße, umgerechnet in m^2) von 27 wird als Adipositas definiert und sollte deutlich gesenkt werden.

- **Kochsalzreduktion**

Reduktion der täglichen Kochsalzzufuhr auf maximal 3 g reduziert das Risiko für eine koronare Herzerkrankung und senkt einen erhöhten Blutdruck. Dieser Effekt zeigt sich allerdings nicht bei allen Menschen. Bei der Herzinsuffizienz führt Kochsalz zu einer weiteren Ödembildung und sollte daher eingeschränkt werden.

- **Vitamine**

Der positive Effekt einer medikamentösen Vitaminsubstitution ist für die koronare Herzerkrankung bisher nicht belegt. Im Gegensatz dazu ist aber eine Verbesserung der Gesundheit durch eine natürliche Vitaminzufuhr mittels ausgewogener Ernährung mit vielen Salaten und Gemüsen, unumstritten.

- **Alkohol**

Eine geringe Menge Alkohol (etwa ein alkoholisches Getränk täglich) scheint die Lebenserwartung zu verlängern und den Cholesterinspiegel zu senken. Ein arterieller Hypertonus wird allerdings durch Alkohol noch zusätzlich verstärkt.

- **Ballaststoffreiche Kost**

Manche Blutdrucksenker (Kalziumantagonisten), Diuretika und Flüssigkeitsreduktion wirken obstipierend. Gerade Patienten mit koronarer Herzerkrankung oder nach Myokardinfarkt sollten auf einen leichten Stuhlgang achten und sich deshalb ballaststoffreich ernähren.

- **Flüssigkeitsmenge**

Koronarpatienten sollten deshalb viel trinken. Im Gegensatz dazu müssen Patienten mit Herzinsuffizienz ihre Trinkmenge evtl. auf 1,5 Liter/Tag beschränken (Ödemprophylaxe). Durch tägliche Gewichtskontrolle erkennt man rechtzeitig eine Flüssigkeitseinlagerung und kann gegensteuern (Diuretika steigern).

Erfahrungsgemäß halten sich Patienten nur ungenügend an Diätmaßnahmen. Wesentlich ist deshalb ein Kompromiß zwischen den Diätanforderungen und einem guten Geschmack des Essens, um die Akzeptanz der Diätmaßnahmen nicht zu gefährden.

17 Der ältere Patient – Geriatrische Rehabilitation

Annette Steffek

Altern ist nicht gleichzusetzen mit Kranksein. Älteren Menschen werden in unserer Gesellschaft oft Kompetenzen und Fähigkeiten allein aufgrund ihres Alters abgesprochen. Die Mehrzahl der alten Menschen bleibt bis kurz vor ihrem Tod relativ gesund. Nur ca. 20% der über 80jährigen werden pflegebedürftig.

Das geriatrische Assessment (Bewertung der Fähigkeiten)

Das geriatrische Assessment bildet die **Grundlage für eine systematische Behandlungsplanung** (inklusive Entlassungsplanung und Rehabilitationsmaßnahmen) eines geriatrischen Patienten unter Einbeziehung seiner eigenen Lebensplanung. Dabei wird das Ausmaß der Behinderungen abgeklärt und das Vermögen, die Selbständigkeit zu bewahren. Es werden körperliche, psychische, soziale und materielle Bereiche erfaßt und beurteilt. Das geriatrische Assessment wird in drei Stufen unterteilt:

- **1. Stufe: das geriatrische Screening** (Tab. 17-1)
  - Überprüfung des körperlichen, kognitiven und sozialen Zustandes anhand der Eigen- und Fremdanamnese
  - bei funktionellen Einschränkungen, die der speziellen geriatrischen Hilfe bedürfen, erfolgt dann das Basisassessment

- **2. Stufe: das Basisassessment**
  Arzt, Pflegekräfte und Sozialdienst prüfen in der Regel:
  - **Selbsthilfefähigkeit** mit Hilfe des **Barthel-Indexes** zur Bewertung der Alltagsaktivitäten, die der Patient tatsächlich ausführt, nicht wie er sie ausführt (Tab. 17-2)
  - **Kognitive Fähigkeiten** durch die **Mini-mental-State-Examination** (gibt erste Hinweise auf Gedächtnisstörungen, Demenz im Frühstadium)
  - **Soziale Situation** mit Hilfe eines **Sozialfragebogens** (z.B. nach Nikolaus), der Angaben über soziale Kontakte, Unterstützung, Aktivitäten und Wohnsituation enthält
  - Vorliegen einer **Depression**

- **3. Stufe: das erweiterte Assessment**

Je nach aufgedeckter Störung sind weitere spezifische Untersuchungen durch Neuropsychologen, Psychiater, Logopäden, Ergotherapeuten etc. notwendig (z.B. bei Gehstörungen der „Time Up & Go Test", bei

Tab. 17-1 Erhebungsbogen geriatrisches Screening

Problem	Untersuchung	Pathologisches Resultat
1. Sehen	1. Fingerzahl mit Brille in 2 m Entfernung erkennen 2. Nahvisus oder Lesen einer Überschrift 3. Frage: Hat sich ihre Sehfähigkeit in letzter Zeit verschlechtert?	Kein korrektes Erkennen bzw. Lesen möglich oder die Frage wird mit JA beantwortet
2. Hören	Flüstern oder folgende Zahlen in ca. 50 cm Entfernung nach Ausatmung in das angegebene Ohr, während das andere zugehalten wird 6 – 1 – 9 in das linke Ohr 2 – 7 – 3 in das rechte Ohr	Mehr als eine Zahl wird falsch erkannt
3. Arme	Bitten Sie den Patienten, 1. beide Hände hinter den Kopf zu legen 2. einen Kugelschreiber vom Tisch/Bettdecke aufzuheben	Mindestens eine Aufgabe wird nicht gelöst
4. Beine	Bitten Sie den Patienten, aufzustehen, einige Schritte zu gehen und sich wieder zu setzen	Patient ist nicht in der Lage, eine dieser Tätigkeiten selbständig auszuführen
5. Blasenkontinenz	Frage: Konnten Sie in letzter Zeit den Urin versehentlich nicht halten?	Patient antwortet mit JA
6. Stuhlkontinenz	Frage: Konnten Sie in letzter Zeit den Stuhl versehentlich nicht halten?	Patient antwortet mit JA
7. Ernährung	Schätzen Sie das Patientengewicht	Nicht normalgewichtig (untergewichtig)

Problem	Untersuchung	Pathologisches Resultat
8a. Kognitiver Status	Nennen Sie dem Patienten die folgenden Begriffe, und bitten Sie ihn, sich diese zu merken: *Apfel – Pfennig – Tisch* Bitten Sie den Patienten, die Begriffe zu wiederholen	
8b. Kognitiver Status	Fragen Sie die Begriffe aus 8a ab: *Apfel – Pfennig – Tisch*	Einen oder mehrere Begriffe vergessen
9. Aktivitäten	Fragen Sie den Patienten: – Können Sie sich selbst anziehen? – Können Sie mindestens eine Treppe steigen? – Können Sie selbst einkaufen gehen?	Eine oder mehrere Frage(n) mit NEIN beantwortet
10. Depression	Fragen Sie den Patienten: Fühlen Sie sich oft traurig oder niedergeschlagen?	Bei Antwort JA oder ggf. Eindruck des Untersuchers
11. Soziale Unterstützung	Frage: Haben Sie Personen, auf die Sie sich verlassen und die Ihnen zu Hause regelmäßig helfen können?	Bei Antwort des Patienten mit NEIN
12. Allg. Risikofaktoren	Frage: Wann waren Sie zum letzten Mal im Krankenhaus?	vor weniger als drei Monaten (ungeplant)
13. Allg. Risikofaktoren	Sind Sie in den letzten drei Monaten gestürzt?	Antwort: JA
14. Allg. Risikofaktoren	Nehmen Sie regelmäßig mehr als 5 verschiedene Medikamente	Antwort: JA
15. Allg. Risikofaktoren	Leiden Sie häufig unter Schmerzen	

Tab. 17.2 Funktionstest (Barthel-Index)

Essen:	
selbständig	= 10
benötigt Hilfe	= 5
nicht selbständig	= 0
Körperpflege:	
selbständig	= 10
selbständig ohne Rücken Intimbereich, Beine	= 5
nicht selbständig	= 0
Ankleiden:	
selbständig	= 10
benötigt Hilfe	= 5
nicht selbständig	= 0
Stuhlkontinenz:	
unter Kontrolle	= 10
gelegentlich inkontinent	= 5
nicht selbständig	= 0
Harnkontinenz:	
unter Kontrolle	= 10
gelegentlich inkontinent	= 5
DK/ständig inkontinent	= 0
Gang zur Toilette:	
selbständig	= 10
mit Hilfe	= 5
nicht selbständig	= 0
Transfer:	
selbständig	= 15
geringfügige Hilfe nötig	= 10
benötigt maximale Hilfe	= 5
nicht selbständig	= 0
Gehen:	
selbständig über 45 m	= 15
mit Hilfe über 45 m	= 10
selbständig im Rollstuhl über 45 m	= 5
nicht selbständig	= 0
Treppensteigen:	
selbständig	= 10
benötigt Hilfe	= 5
nicht selbständig	= 0
Summe: = 100	=

dem der Patient innerhalb von 20 Sekunden von einem Stuhl aufstehen, drei Meter gehen, sich umdrehen und wieder hinsetzen muß, Hilfsmittel sind dabei erlaubt).

Symptomatik des älteren Patienten

- Blasen- und Darminkontinenz, Obstipation
- Schlafstörungen
- Schwindel und Stürze
- Schwäche und Gewichtsverlust (durch organische Erkrankungen, Depression, Mangelernährung)
- Verwirrtheit, Demenz
- Schmerzen (Bauch, Beine, Rücken)

Die Symptome sind meist **nicht** auf eine verursachende Krankheit zurückzuführen, sondern auf eine Reihe von Faktoren (auch psychosoziale). Auch können sich Symptome überlagern, z.B. tritt infolge von Sauerstoffmangel bei Myokardinfarkt Verwirrtheit auf, die Schmerz und Atemnot überdeckt.

Peinliche Symptome werden oft verschwiegen (Inkontinenz).

Häufige chronische Erkrankungen des älteren Patienten

- Stoffwechselerkrankungen: Diabetes mellitus, Störungen im Salz-Wasser-Haushalt
- neurologische Erkrankungen: zerebrale Ischämien, M. Parkinson
- Muskel- und Skeletterkrankungen: Osteoporose, Arthrose, chronische Polyarthritis
- kardiovaskuläre Erkrankungen: koronare Herzerkrankung, Hypertonie, Herzinsuffizienz
- psychiatrische Erkrankungen: Depression, Demenz
- Erkrankungen der Sinnesorgane: Augenkatarakt, Glaukom, Schwerhörigkeit

Problematik des älteren Patienten

- **Multimorbidität:** Zu den physiologischen Alterungsprozessen kommen chronische und akute Erkrankungen, die sich wechselseitig beeinflussen können; zusätzlich belastend ist die Polypharmazie (Einnehmen vieler verschiedener Medikamente), die zu Nebenwirkungen, Wechselwirkungen und Kumulation führen können.
- **Auswirkungen der Erkrankungen auf den Alltag:** Viele Erkrankungen sind degenerative Prozesse und führen zu bleibenden funktionellen Einschränkungen, zu Veränderungen im labilen körperlichen Gleichgewicht mit der Gefahr, die Selbständigkeit zu verlieren.
- **Psychosoziale Situation:** Wie alte Menschen ihre Situation empfinden, hängt auch vom gesellschaftlichen Altersbild ab, das durch viele Vorurteile alten Menschen gegenüber (Versagen, Schwäche, geistige Einschränkung) geprägt ist; vor allem das nähere Umfeld (Angehörige, Freunde, Nachbarn) hat großen Einfluß auf ihr Verhalten („Überpflegen“, Vernachlässigung)
- **Ängste:** die Selbständigkeit einzubüßen, die gewohnte Umgebung zu verlassen, pflegebedürftig zu werden, Angst vor langem schmerzhaftem Sterben, weniger vor dem Tod selbst
- **Bagatellisierung:** Verschweigen der Beschwerden und Behinderungen, die die Selbständigkeit bedrohen, um gegenüber den Angehörigen keine Schwäche (körperlicher oder geistiger Art) einzugestehen, die diese wiederum zum Anlaß nehmen könnten, die Selbständigkeit weiter einzuschränken (z.B. durch Altenheim, Betreuung usw.).
- **Isolation:** durch Immobilität, Krankheit, Behinderung
- **Depression:** Häufige Erscheinung im Alter, die sich oft hinter körperlichen Beschwerden versteckt und vielfältige Ursachen haben kann, z.B.:
  - Tod von Angehörigen, Freunden, dadurch Vereinsamung
  - schmerzhafte chronische Erkrankungen, Behinderungen, dadurch Verlust an Selbständigkeit bis zur Entwurzelung bei Umzug ins Alten- bzw. Pflegeheim
  - finanzielle Sorgen
  - Fehlen von Aufgaben, Interessen, Verlust an Ansehen

Therapeutische Strategien
- Erhalten der Selbständigkeit
- Behandlung akuter Störungen in der Akutgeriatrie
- Rehabilitationsmaßnahmen in der geriatrischen Rehabilitation (geriatrische Tagesklinik)

17.1 Beeinträchtigungen des älteren Patienten

17.1.1 Bewegungseinschränkung/Stürze im Alter

Stürze sind ein einschneidendes Ereignis für ältere Menschen. Sie nehmen mit höherem Lebensalter deutlich zu, bei über 65jährigen gehören Stürze und ihre Folgen zu den häufigsten Todesursachen (Ruge/Rehfeld). Die **Ursachen für Stürze** sind sehr vielfältig:
- **äußere Umstände:** Glatteis, schlechtes Schuhwerk, holprige Gehwege, Stolpern über Teppiche und Kabel, Rutschen auf nassen Fliesen, Übersehen von Stufen und Hindernissen bei schlechten Lichtverhältnissen usw.
- **Gehstörungen:** z.B. bei Morbus Parkinson, Osteoporose, degenerativen Arthrosen, Demenz
- **Erkrankungen:**
  - Synkopen: dem Sturz geht eine kurze Bewußtlosigkeit voraus (z.B. bei zerebralen oder kardialen Störungen)
  - hypotone Regulationsstörung, vorwiegend bei immobilen Patienten
  - sensorische Behinderungen: Einschränkungen des Sehens, Hörens, des vestibulären Organs, des Tastsinns
  - Medikamente und Alkoholeinfluß

> Der Sturz kann der Hinweis für den Beginn oder die Verschlimmerung einer chronischen Erkrankung sein.

Gangbild älterer bewegungseingeschränkter Menschen
- kleine Schritte
- vorgebeugte Haltung
- Unbeweglichkeit im Rumpf
- verlangsamte Bewegungen und Reaktionen
- Probleme, die Balance zu halten

Problematik der Bewegungseinschränkungen und Stürze
- **Verletzungsgefahr** bei Stürzen durch fehlenden Schutzreflex: Frakturen von Becken, Femur, Rippen, Kopf und Arme (Humerus, Radius);
  häufig und schwerwiegend sind Frakturen der Hüfte: die **Schenkelhalsbrüche** sind mit einer hohen Sterblichkeitsrate verbunden (ca. 10%), meist bleiben Behinderungen oder Immobilität bestehen, fast die Hälfte der Betroffenen wird pflegebedürftig;

Frakturen oder innere Verletzungen werden manchmal übersehen, wenn der alte Mensch wegen seiner Verwirrtheit oder Sprachstörungen keine Angaben zu Schmerzen machen kann
- **Unsicherheit** aus Angst vor einem erneuten Sturz, die zur Unselbständigkeit oder Immobilität führen kann
- **Angst,** bei Schwächen ins Altenheim abgeschoben zu werden, läßt ältere Menschen ihre Stürze verschweigen

Pflege- und Therapieschwerpunkte
- Sturzursachen suchen und Risikofaktoren vermeiden
- Gangbild, Beweglichkeit, Reaktionsvermögen, Muskelkraft verbessern, um bei einem Sturz das Frakturrisiko zu minimieren

17.1.2 Ernährungsstörungen

Bei den Ernährungsstörungen im Alter lassen sich **zwei Formen** unterscheiden:
- Unterernährung, Abmagerung, Kachexie
- Überernährung

Die **Ursachen** sind sehr vielfältig:
- **physiologische Veränderungen**, Stoffwechselveränderungen: eingeschränktes Durstgefühl, Geschmacks- und Geruchsempfinden geht zurück oder wird durch Medikamenteneinnahme beeinträchtigt
- **psychische Ursachen:** Depressionen, Verwirrtheit, Demenz, Vergeßlichkeit
- **Verweigerung** der Nahrungsaufnahme ist manchmal das einzige „Machtmittel", das alten Menschen (z.B. bei Konflikten mit Pflegepersonen oder Angehörigen) zur Verfügung steht
- die **Angst vor Problemen der Inkontinenz** veranlaßt manche ältere Menschen, das Trinken einzuschränken
- **Abneigung** gegen bestimmte Nahrungsmittel
- andere Erkrankungen, körperliche Behinderung, z.B. bei **Schluckstörungen** (Angst vor dem Verschlucken), Schwierigkeiten beim Essen und Trinken durch Funktionsbeeinträchtigung der Arme, Hände, Einschränkung der Feinmotorik (Ataxie, Rheuma)
- Stenosen im oberen Gastrointestinaltrakt
- Zahn- oder Gebißprobleme (schlecht sitzende oder schmerzende Prothesen)
- Verdauungsstörungen infolge organischer Erkrankungen des Magen-Darm-Trakts
- finanzielle Not

Problematik der Ernährungsstörungen
- Fehl- und Mangelernährung führt zu Leistungsabbau, Schwäche, Infektanfälligkeit, erhöhtes Risiko für Dekubiti, Stürze und Frakturen
- Überernährung (Adipositas) führt zu Überbelastung von Gelenken, Arthrose, Bewegungseinschränkung und Immobilität und beeinträchtigt damit die rehabilitativen Maßnahmen

Pflege- und Therapieschwerpunkte

- Ursachen beheben, wenn möglich
- die Nahrung den Bedürfnissen anpassen
- Ernährung per Sonde

17.1.3 Inkontinenz im Alter

Mehr als fünf Millionen Menschen leiden – laut Schätzungen – unter Inkontinenz. Verschiedene **Grunderkrankungen** können zur Inkontinenz führen (vgl. auch Tab. 17-3):

Tab. 17-3 Inkontinenzformen

Inkontinenzform	Ursachen	Symptome
Streß-inkontinenz	Erschlaffung der Beckenbodenmuskulatur durch schwere Geburten, schwere körperliche Arbeit, Übergewicht, hormonelle Umstellungen	Tröpfeln bei Husten, Niesen, Lachen, Heben, Bücken
Drang-inkontinenz	Übererregbarkeit der Blasenmuskulatur mit starkem Harndrang und spontanen Blasenentleerungen durch Blasenentzündungen, Tumoren, Steinleiden oder: Degeneration des zentralen Nervensystems, Demenz, Morbus Alzheimer, Apoplexie, Medikamente (Diuretika, Schmerz- und Schlafmittel)	Blase entleert sich ganz oder sturzartig, spontan. Zwang zu häufiger Miktion
Überlauf-inkontinenz	Einengung der Harnröhre, Vergrößerung der Prostata, Überdehnung der Blasenwand durch häufige Überfüllungen, neurogene Störungen, Diabetes mellitus. Nierenrückstau führt zu Nierenversagen, Urämie	Ständig abgehender tröpfelnder Urin, ständiger Harndrang, schwacher Harnstrahl, häufige Miktion, Pollakisurie
Reflex-inkontinenz	Neurologische Erkrankungen am Rückenmark oder Gehirn. Multiple Sklerose, Parkinson-Syndrom, Tumoren	Harn geht unkontrolliert ab, Miktion nicht bewußt zu unterbrechen, fehlender Harndrang

- **Harninkontinenz:**
- Harnwegsinfektionen
- Prostatavergrößerungen
- Scheiden-, Blasen-, Gebärmuttersenkungen
- Apoplexie (vgl. Kap. 9)

- **Stuhlinkontinenz:**
- Tumoren im Enddarmbereich
- Darmschleimhautentzündungen, Colon irritabile

Problematik der Inkontinenz
- soziale Probleme: Geruchsbelästigungen führen zur Isolation
- hygienische Probleme: erhöhte Infektionsgefahr
- Hautreizungen, Gefahr von Dekubitus
- psychische Probleme: Vereinsamung, Schamgefühl (Tabuthema)

Pflege- und Therapieschwerpunkte
- Beheben der Ursache, z.B. Operation bei Prostatavergrößerungen, Gebärmuttersenkung
- sorgfältige Hautpflege, um Komplikationen (Infektionen) zu vermeiden
- Versorgung mit Inkontinenzmittel
- Kontinenztraining

17.1.4 Schlafstörungen

Der Schlaf dient der körperlichen, geistigen und seelischen Regeneration. Im Alter verändert sich der **Tag-Nacht-Rhythmus (Schlaf-Wach-Muster);** alte Menschen benötigen weniger Nachtschlaf, weil sie häufig tagsüber für kürzere Zeit einschlafen (bi- oder polyphasisches Schlafverhalten). Da an alte Menschen häufig auch weniger körperliche und geistige Anforderungen gestellt werden, verändert sich auch die **Schlafqualität:** der Schlaf wird flacher, das Aufwachen schneller auslösbar. Schlafunterbrechungen und verminderte Schlaftiefe verstärken das Gefühl, nicht ausgeruht zu sein.
Das subjektive Empfinden spielt hier eine große Rolle. In vielen Fällen bestehen falsche Vorstellungen bzw. zu hohe Erwartungen über Dauer und Tiefe des Schlafs.
Schlafstörungen können akut (ca. zwei bis drei Wochen) oder chronisch (länger als vier Wochen) sein. Man unterscheidet:
- Einschlaf- und Durchschlafstörungen
- Tagesschläfrigkeit

Ca. 30% der alten Menschen leiden unter Beeinträchtigungen ihrer Schlafqualität und unter chronischen Schlafstörungen (Füssgen 1995). Um Schlafstörungen besser beurteilen zu können, ist die **Schlafanamnese** erforderlich. Schlafstörungen können verschiedene **Ursachen** haben:
- körperliche Ursachen
- Hunger, Durst, Stuhl- und Harndrang, nächtliches Wasserlassen
- schwerverdauliches Essen, anregende Genußmittel wie Kaffee und Tee

- Schlafmittelabhängigkeit
- krankheitsbedingte Ursachen
- Schmerzen, Fieber, Husten, Atemnot, Schnupfen, Juckreiz
- Depression, Demenz
- psychische Ursachen
- Angst, Sorgen, Konflikte, Aufregung, Grübeln, Verbitterung, Spannung zwischen Ehepartnern
- Einsamkeit, Trauer (Verlust eines Angehörigen)
- umweltbedingte Ursachen
- Lärm (Schnarchen!), Licht, schlechte Luft
- ungewohnte Umgebung, ungewohntes Bett
- zu hohe oder zu niedrige Raumtemperatur
- Tendenz, mehr Zeit im Bett zu verbringen

Problematik der Schlafstörungen

- Abgespanntheit, Konzentrationsschwäche, verminderte Belastbarkeit
- Reizbarkeit, Nervosität, Ungeduld
- Schläfrigkeit tagsüber
- Sorge um die Schlafstörungen und die negativen Konsequenzen
- zu häufige und unkontrollierte Einnahme von Schlafmitteln

Pflege- und Therapieschwerpunkte

- Beseitigen der Ursache, Information und Aufklärung über physiologische Veränderungen
- schlaffördernde Maßnahmen
- psychotherapeutische Maßnahmen/Interventionen
- evtl. Medikamente

17.1.5 Akute Verwirrtheit

Die akute Verwirrtheit ist eine plötzlich auftretende Bewußtseinseintrübung, die alle Bereiche der psychischen Funktionen gleichmäßig betrifft und als vorübergehender Zustand zu betrachten ist. Bei alten Menschen ist diese Störung häufig der Hinweis auf eine akute physische oder psychische Erkrankung. Die **Ursachen** sind vielfältig:

- zerebrovaskuläre Erkrankung (z.B. Blutungen, Schlaganfall, Infektionen)
- endokrinologische Erkrankungen (z.B. Diabetes mellitus, Schilddrüsenerkrankungen)
- Intoxikationen (z.B. Arzneimittel, Alkohol)
- Dehydratation
- Reizmangel durch längere Bettruhe

Oft tritt bei einer akuten somatischen Erkrankung eine schon bestehende, aber bis dahin nicht erkannte Demenz in Erscheinung, d.h., die Demenz wird „demaskiert".

Beobachtungen
- Vernachlässigung in der Selbstfürsorge
- mangelnde Kooperation bei der Pflege und Therapie
- nächtliche Umtriebigkeit und gestörter Tag-Nacht-Rhythmus
- Weglaufen und Verlaufen
- Aggressivität durch fehlendes Situationsverständnis

Problematik der akuten Verwirrtheit
- Weglauf- und Selbstgefährdung

Pflege- und Therapieschwerpunkte
- Abklärung und Behandlung der Ursache
- Patientenbeobachtung zum Schutz vor Weglauf- und Selbstgefährdung
- Unterstützung in den Selbsthilfeleistungen
- Orientierungshilfe geben (vgl. Kap. 13.1)

> Ein Verwirrtheitszustand ist immer ein **Notfall**. Bei geriatrischen Patienten fehlen oft charakteristische Krankheitszeichen, die plötzliche Verwirrtheit ist häufig der einzige Hinweis auf eine somatische Erkankung.

17.2 Pflegerische und therapeutische Maßnahmen

17.2.1 Sicherheit im Umfeld und Prävention von Stürzen

Ziel
- Stürze vermeiden, sichere Umgebung schaffen

Hilfsmittel
- Gehhilfen (Stock, Rollator, Dreipunktstöcke)
- sicheres Schuhwerk
- Haltegriffe (Bad, Wohnbereich)
- Toilettensitzerhöhung (für Bewegungseingeschränkte)

Gewohnheiten und Vehalten überprüfen

- **Schuhwerk**
- den Patienten schulen, stets intaktes Schuhwerk zu tragen, Verschlüsse zuzumachen und Fersen nicht herunterzutreten
- niemals nur mit den Socken laufen (auch nicht nachts auf die Toilette)
- regelmäßige Fußpflege, Fußprobleme behandeln lassen, um Folgeschäden zu vermeiden, z.B. Nekrosen bei AVK

- **Brillen und Hörgeräte**
  - den Patienten dazu anleiten, Hör- und Sehhilfen immer zu tragen, besonders im öffentlichen Verkehr
  - Brillen und Hörgeräte regelmäßig auf Funktion überprüfen und anpassen lassen

- **Gehhilfen**
  - vorhandene Gehhilfen auf Eignung überprüfen, besonders, wenn diese von verstorbenen Partnern oder Bekannten übernommen wurden
  - den Umgang mit Gehhilfen sorgfältig üben
  - die Handhabung darf den Patienten nicht überfordern, falsch verwendete Hilfsmittel schaden mehr als sie nützen

- **Hüftpolster**
  - bei schlanken, stark sturzgefährdeten Patienten mit Osteoporose kann ein Hüftpolster das Risiko einer Fraktur beim Sturz verringern

- **Medikamente** (Schlafmittel, Psychopharmaka)
  - die Risiken verdeutlichen: eingeschränkte Reaktionsfähigkeit, vor allem nachts unter Medikamenteneinfluß aufzustehen (z.B. zur Toilette)
  - Schlafmittel reduzieren oder absetzen lassen (vom behandelnden Arzt)

- **Alkohol**
  - Risiken verdeutlichen (Sturzgefahr)
  - auf versteckten Alkohol (z.B. in „Stärkungsmitteln") aufmerksam machen

Wohnumfeld überprüfen

- **Risikofaktoren reduzieren**
  - Stolperfallen wie rutschende Teppiche, hohe Türschwellen, Kleinmöbel, die den Weg versperren, aber keinen Halt bieten
  - ausreichende Beleuchtung, besonders bei Treppen
  - einfache Heizsysteme, damit keine Brennmaterialien aus dem Keller geholt werden müssen und damit eine konstante Raumtemperatur möglich ist (gestörte Wärmeregulation führt zu Steifigkeit)
  - täglich benötigte Gegenstände sollen einfach erreichbar sein, um Hochsteigen oder tiefes Bücken zu vermeiden
  - im Bad Haltegriffe, Toilettensitzerhöhung, einfach zu erreichende und zu bedienende Armaturen mit Verbrühungsschutz
  - Sitzmöbel mit ausreichender Sitzhöhe (keine tiefen, weichen Sessel, aus denen man schwer hochkommt)

- **Notrufsystem installieren**
  - z.B. ein umhängbares Funktelefon oder gut erreichbares Telefon mit eingespeicherter Nummer

Um die Betreuung alleine lebender, älterer Menschen zu gewährleisten, kann auf soziale Dienste, Nachbarn, Angehörige oder Freunde zurückgegriffen werden.

17.2.2 Mobilisation älterer Menschen

Körperliche Aktivität

Bewegung erhält die Knochensubstanz oder baut sie auf. Körperliche Aktivität ist daher besonders für Patienten mit Osteoporose wichtig:

- tägliche **Spaziergänge** (30 bis 60 Minuten) im Freien: **Sonnenlicht** ist für den Knochenaufbau wichtig und fördert auch das psychische Befinden
- **gymnastische Übungen,** um den Körper beweglicher und standfester zu machen sowie die Muskeln zu kräftigen, z.B. leichte Yoga-Übungen, Feldenkrais- und Tai-Chi-Übungen
- **Ballfangübungen,** um die Reaktion zu verbessern (geht auch im Sitzen)
- **kinästhetische Bewegungen,** besonders nach Stürzen, um das Aufstehen zu erleichtern (s. Kap. 3)
- **Tanzen** (Seniorenzentren bieten dazu regelmäßig Gelegenheit)

Kräftigung der Muskulatur

- gezieltes Muskeltraining, z.B. bei Osteoporosepatienten: kräftige Rückenmuskulatur entlastet geschädigte Wirbelkörper (besser als ein Korsett)
- den Patienten dazu anhalten, die vom Physiotherapeuten zusammengestellten Übungen regelmäßig zu absolvieren

Mögliche Schwierigkeiten oder Komplikationen

Patienten, die schon einen Sturz (mit Verletzungen) erlebt haben, meiden körperliche Aktivität aus Angst vor einem erneuten Sturz. Mit viel Geduld und Ausdauer muß ihnen Sicherheit vermittelt und Zutrauen zu ihren Fähigkeiten gegeben werden, damit Unselbständigkeit beim Gehen und bei den täglichen Verrichtungen bis hin zur vollständigen Immobilität vermieden werden.

17.2.3 Umgang mit akut verwirrten Patienten

Ziele

- Patienten beruhigen und Ängste nehmen
- Unterstützung in den Selbsthilfeleistungen
- Orientierung geben

Vorgehen

- **Ruhe und Sicherheit vermitteln**

- **Bezugspflege** anwenden, verwirrte Patienten gewinnen dadurch schneller Vertrauen in die neue Umgebung

- Unruhesituationen durch langsames und ruhiges Handeln vermeiden
- vertraute Umgebung schaffen: Einzelzimmer mit persönlichen Gegenständen (z.B. Bilder, Wolldecke, Kissen)
- **Rooming-in,** Anwesenheit von Angehörigen bzw. Vertrauenspersonen, um Sicherheit auch in einer neuen Umgebung zu vermitteln (s. Kap. 1.3.6.1)

- **Patienten beobachten**
- **Bewußtseinslage** kontrollieren
- regelmäßige Kontrolle von Vitalzeichen, Veränderungen im Aussehen, Befinden und Verhalten
- auf **Schmerzäußerungen** achten
- auf **Nebenwirkungen** sedierender Medikamente achten (z.B. Herzklopfen, Bewegungsstörungen, zunehmende Verwirrtheit, Harnverhalt)
- **weglaufgefährdete Patienten:**
- alle Mitarbeiter über den Zustand des Patienten informieren
- tagsüber konstante Beobachtung, evtl. Sitzwache bestellen
- Patienten „**markieren**", Zettel mit Station und Telefonnummer an die Kleidung heften
- Fenster im Patientenzimmer **sichern**

- **Unterstützung bei den Selbsthilfeleistungen**
- bei Vernachlässigung der Körperpflege teilkompensatorische Unterstützungen anbieten
- auf Nahrungs- und **Flüssigkeitszufuhr** achten (Dehydratation verstärkt den Verwirrtheitszustand)
- **sedierte** Patienten nur unter Aufsicht Essen und Trinken lassen (**Aspirationsgefahr)**
- Patienten beim Aufstehen und Gehen begleiten (**Sturzgefahr)**
- bei nächtlicher Unruhe dem Patienten Imbiß oder Kaffee anbieten, beruhigendes Gespräch führen

Mögliche Schwierigkeiten oder Komplikationen

Manche sehr unruhige und verwirrte Patienten, die nicht zu beruhigen sind, müssen aus medizinischen Gründen oder zum Selbstschutz vorübergehend fixiert werden. Die **Fixation** ist laut Gesetz (StGB §239) eine Straftat der Freiheitsberaubung und nur mit dem ausdrücklichen Einverständnis des Patienten möglich. Da dies im Zustand der Verwirrung nicht möglich ist, kann zum Ausschluß der Selbstgefährdung des Patienten eine **einmalige Fixation für 24 Stunden** erfolgen. Erforderlich ist dafür eine **begründete ärztliche Anordnung** und eine lückenlose **schriftliche Dokumentation.** Das längere oder regelmäßige Anbringen von Bettgittern bzw. Fixierungen bedarf der **richterlichen Genehmigung** (Vormundschaftsgericht), falls der Patient sein Einverständnis nicht erklärt.

Das Fixieren von Verwirrten mit Hilfe von Bettgittern, Gurten oder Manschetten erscheint oft als sicherste Methode, eine Selbstgefährdung auszuschließen. Es ist jedoch grundsätzlich davon abzuraten, da es Patienten nur noch unruhiger und aggressiver macht. Deshalb sind **Sitzwachen** der Fixierung vorzuziehen.

17.2.4 Pflegerische Maßnahmen bei Schlafstörungen

Die pflegerischen Maßnahmen richten sich nach der Ursache der Schlafstörungen und sind den individuellen Gewohnheiten und Bedürfnissen des Patienten anzupassen:

- **Schlafrituale**
  - fördern das Einschlafen
  - abendliche Körperpflege, Lesen, Beten
  - Getränke anbieten: warme Milch, Kaffee, Bier, Wein
  - Vorbereiten des Zimmers, z.B. lüften, Heizung runterstellen, geeignete Lagerung, Bettdecke, Raumaromatisierung mit Lavendel

- **Bewegung**
  - Gymnastik, Abendspaziergang

- **atemstimulierende Einreibung** (vgl. Kap. 8.2.1.1)

- **beruhigende Ganzkörperwäsche**
  - Wassertemperatur ca. 37 bis 40 °C, evtl. Zusatz von Lavendel
  - nur eine Pflegeperson wäscht
  - warme Zimmertemperatur, ruhige Atmosphäre
  - weicher Waschlappen und weiches Handtuch, Waschlappen gut auswringen
  - Waschung erfolgt in Haarwuchsrichtung
  - Reihenfolge: Oberkörper, Arme, Handbad, Rücken, Beine, Fußbad Intimpflege wird separat durchgeführt

- **Ernährung**
  - leichtverdauliche Kost am Abend, kleinere Abendmahlzeit

- **Schlafmittel**
  - sind indiziert bei vorübergehenden und situationsabhängigen Schlafstörungen sowie bei persistierenden Schlafstörungen, die sich nicht anders beeinflussen lassen
  - Schlafmittel nur für kurze Zeit und nach Anordnung des Arztes

17.2.5 Ernährung im Alter

Altersgerechte Ernährung kann einen wichtigen Beitrag zur Prävention von Krankheiten leisten. Weiterhin dient sie dem allgemeinen Wohlbefinden des alten Menschen.

Grundsätze für die Ernährung im Alter

- ausreichende **Flüssigkeitszufuhr** (mind. 1,5 l/Tag)
- **Abnahme des Kalorienbedarfs** aufgrund des reduzierten Grundumsatzes: Beispiel: ein 80jähriger Mann braucht ca. 2100 kcal/Tag, abhängig von der körperlichen Aktivität, bei bestimmten Krankheitsbildern kann der Bedarf erhöht sein
- ausreichend Kohlenhydrate, modifizierter Fettkonsum: auf ungesättigte Fettsäuren achten
- Kalziumversorgung sichern, z.B. durch Milch und Milchprodukte, da Kalziummangel die Entstehung der Osteoporose begünstigt
- Vitamin D und Sonnenexposition
- ballaststoffreiche Kost zur **Obstipationsprophylaxe,** dabei auf ausreichende Flüssigkeitszufuhr achten
- bei der Zusammenstellung der Ernährung auf Begleiterkrankungen achten, z.B. Diabetes, Herz-Kreislauf-Erkrankungen (salzarm, vgl. Kap. 16.2.3), rheumatische Erkrankungen

Die **Beratung** bei einer evtl. erforderlichen **Ernährungsumstellung** muß unbedingt die Gewohnheiten des alten Menschen und seine individuellen Bedürfnisse berücksichtigen. Eine dauerhafte Umstellung ist häufig nur durch kleine Schritte zu erzielen und ohne Kompromisse nicht realisierbar.

Unterstützung bei der Nahrungsaufnahme

- Nahrungsaufnahme hat eine **kommunikative Funktion,** das Essen sollte daher in Gemeinschaft eingenommen werden können
- ansprechende Zubereitung der Nahrung, bei der Zubereitung helfen
- regelmäßige Essenszeiten
- Eß- und Trinkgewohnheiten berücksichtigen
- Atmosphäre wichtig, Zeit lassen, Serviette, sitzende Position
- Getränk anbieten, auf ausreichende Flüssigkeitszufuhr achten
- Temperatur prüfen
- Portion individuell wählen
- Tassen und Becher nur halbvoll
- geeignete Hilfmittel verwenden: z.B. verstärkte Griffe (vgl. Abb. 10-3)
- nach dem Essen Händewaschen ermöglichen und Mundpflege anbieten

17.2.6 Sondenernährung

Ziele

- ausreichende Ernährung, z.B. bei Schluckstörungen und fehlenden Schutzreflexen (Schluck-, Würge-, Hustenreflex) oder bei Stenosen im oberen Verdauungstrakt

Richtlinien

- Sondennahrung genau auf die Bedürnisse des Patienten abstimmen
- Zusammensetzung und Menge nach ärztlicher Anordnung

> ! Bei falscher Anwendung der Sondennahrung kommt es häufig zu starken Durchfällen. Die Hinweise des Herstellers sind unbedingt zu beachten.

Formeldiäten

Formeldiäten sind industriell hergestellte flüssige Nahrungen, die eine exakte definierte Zusammensetzung haben. Es gibt **vollbilanzierte, bedarfsdeckende Diäten,** die der Zusammensetzung einer vollwertigen Ernährung entsprechen, und **Zusatzdiäten,** mit denen ein zusätzlicher Bedarf (z.B. an Einweiß) ausgeglichen werden kann.
Standarddiäten liegen als ballaststoffreiche, -arme oder -freie Präparate vor.
Hochmolekulare Formeldiät: Die Nährstoffe liegen als große Moleküle vor, sie müssen vom Körper noch aufgespalten werden.
Indikationen: Kachexie, Passagebehinderung, Schluckstörungen
Niedermolekulare Formeldiät („Astronautenkost"): Die Nahrung muß nicht mehr aufgespalten werden, sie wird komplett resorbiert.
Indikationen: Vorbereitung diagnostischer Maßnahmen, Chemo- und Strahlenenteritis, entzündliche Darmerkrankungen (Morbus Crohn)

Sonden

- nasogastrale Sonde (Magensonde)
- PEG-Sonde (perkutane endoskopische Gastrostomie)
  bei Patienten, die über einen längeren Zeitraum enteral ernährt werden müssen; dabei wird während einer Magenspiegelung ein Katheter durch die Bauchdecke gelegt (Abb. 17-1)

Pflege der Sonden

- **bei nasogastraler Sonde:**
  - Sonde spannungsfrei fixieren
  - Fixierung an der Nase täglich wechseln
  - Nasenpflege
- **bei PEG:**
  - bei einer neu angelegten Sonde ist der Verband täglich zu erneuern
  - ab der zweiten Woche nur ein- bis zweimal wöchentlich Verbandwechsel

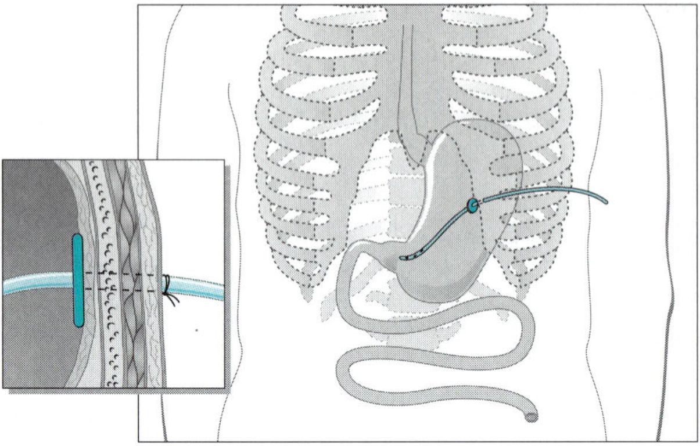

Abb. 17-1 Perkutan endoskopische Magensonde

- sobald die Eintrittsstelle reizlos ist, kann auf einen Verband verzichtet werden
- wenn der Patient einen Verband wünscht, genügt eine trockene Schlitzkompresse mit Fixierung

Verabreichung von Sondennahrung

- **hygienische Aspekte** beachten
- Händedesinfektion vor jeder Manipulation bei der Sonde
- Sondenbesteck täglich wechseln
- Haltbarkeit der Sondennahrung beachten, Nahrung vorschriftsmäßig lagern
- Mundpflege vor der Nahrungsverabreichung regt die Verdauung an
- Sondennahrung nach Herstellerangaben vorbereiten, die Temperatur sollte mindestens Zimmertemperatur, höchstens 30 °C betragen, sonst Gefahr des Eiweißzerfalls
- Oberkörper hochlagern
- Kontrolle der Sonde (Aspiration von Magensaft)
- Absaugen von Nahrungsresten
- Applikationsgerät mit der Sonde verbinden

• **portionsweise Gabe (Bolusgabe)**
- Vorteil: physiologischer, Patient spürt ein Sättigungsgefühl
- Nachteil: Gefahr des Erbrechens
- Einlaufgeschwindigkeit einstellen und wiederholt kontrollieren
- oder: Nahrung manuell eingeben: maximal 100 ml in 5 bis 10 Minuten
- oder: Applikation per Schwerkraft: maximal 100 ml in der Stunde

- **kontinuierliche Gabe** per Schwerkraft oder Ernährungspumpe
- Vorteil: bessere Verträglichkeit
- bei duodenaler und jejunaler Gabe immer erforderlich
- Patienten beobachten
- Magensonde nach der Nahrungsgabe mit Tee spülen und abklemmen
- Patienten nach der Nahrungsgabe noch eine halbe Stunde in sitzender Position lassen
- Dokumentation der Maßnahme

Mögliche Schwierigkeiten oder Komplikationen
- Unverträglichkeit, Durchfälle
- Aspiration bei Reflux

17.2.7 Pflegerische Maßnahmen bei Inkontinenz im Alter

Die einzelnen Maßnahmen richten sich nach der Art und Ursache der Störung (vgl. Tab. 17-3).

- **Toilettentraining**
- Blase an bestimmte Entleerungszeiten gewöhnen, um einem spontanen Urinabgang durch rechtzeitiges Wasserlassen zuvorzukommen, anfangs ca. alle zwei Stunden, je nach Erfolg die Zeiten verlängern oder verkürzen
- **Beckenbodentraining**
- mit speziellen gymnastischen Übungen wird die Muskulatur der Bauchdecke und des Beckenbodens gestärkt
- in Zusammenarbeit mit geschulten Krankengymnasten vornehmen
- erfolgversprechend bei leichteren Formen der Streßinkontinenz
- **Versorgung mit urinauffangenden Systemen** (vgl. Kap. 8.2.5)
- **psychische Betreuung**
- Vertrauensbasis schaffen durch Verständnis und adäquaten Umgang mit Schamgefühl
- Intimpflege möglichst eigenständig vornehmen lassen
- **weitere kontinenzfördernde Faktoren**
- leicht zu öffnende Kleidungsverschlüsse
- wärmende Unterwäsche

C

Weiterführende Aspekte der Rehabilitation

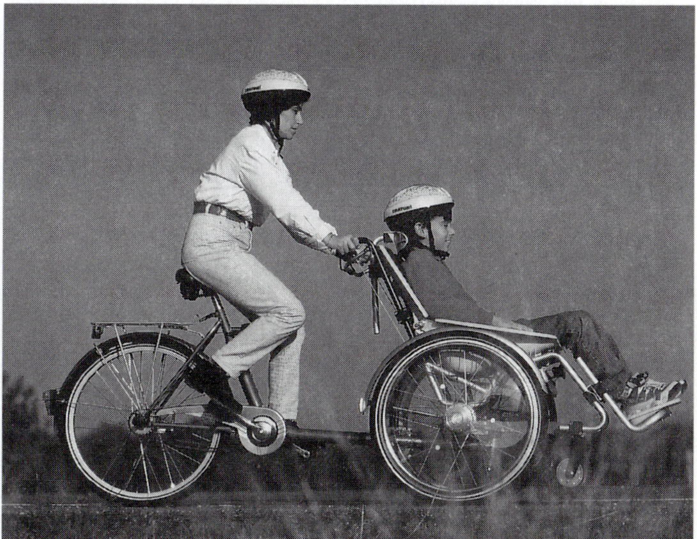

18 Krankheitsverarbeitung

Claudia Wintersberger

Die Krankheitsverarbeitung ist ein wichtiger Aspekt in der Rehabilitation. Die Betroffenen müssen sich mit ihrem Schicksal auseinandersetzen, lernen, mit Behinderungen zu leben und sich auch häufig von ihrem „alten" gewohnten Leben verabschieden, um neue Wege zu finden. Dieses erfordert häufig einen langen **Prozeß der Trauer** bzw. der Krankheitsverarbeitung.

Faktoren, die die Krankheitsverarbeitung beeinflussen

Die individuelle Krankheitsverarbeitung hängt von unterschiedlichen Faktoren ab (vgl. v. Cramon, Mai, Ziegler, 1995):

- medizinische Faktoren und neuropsychologische Defizite

Beeinträchtigungen des Patienten können die Bewältigungsmöglichkeiten einschränken und den Betroffenen daran hindern, soziale Ressourcen für sich zu mobilisieren.

- prämorbide psychische Störungen

Wenn der Betroffene schon vor der Erkrankung nur bedingt in der Lage war, die Anforderungen des Alltags zu bewältigen, können selbst geringfügige zusätzliche Defizite zu gravierenden Anpassungsproblemen führen.

- Kausalattribution und Kontrollerwartung

Das Bedürfnis des Patienten, die Krankheitsfolgen oder den Unfall zu verstehen sowie die Folgen bzw. die Möglichkeiten eigener Einflußnahme abzuschätzen, gibt Aufschluß über die subjektive Krankheitswahrnehmung (z.B. Über- oder Unterschätzung der Defizite).

- lebensgeschichtlich entwickelte Lernerfahrungen

Die Art und Weise, wie der Betroffene frühere kritische Lebensereignisse bewältigt hat, gibt Aufschluß über sein Repertoire an Bewältigungsmöglichkeiten.

- soziale Realität: materielle und soziale Ressourcen bzw. Stressoren

familiäre, berufliche und finanzielle Situation, Wohnbedingungen, Freizeitgestaltung, Sozialkontakte

Der Prozeß der Krankheitsverarbeitung

Der Prozeß der Krankheitsverarbeitung läuft in verschiedenen Phasen ab:

- Schockzustand, Fassungslosigkeit
- Trauern, Gefühl, „daß nichts mehr geht"
- Verleugnen, das „Nicht-wahrhaben-Wollen", die Suche nach Beweisen, die z.B. die gestellte Diagnose widerlegen
- allmähliches Annähern an die Realität, häufig von Depressionen begleitet

- aktives Auseinandersetzen mit der Realität, evtl. Dynamik, neu anzufangen und aufzubauen

Dieser Prozeß verläuft individuell unterschiedlich. Verweilen in einzelnen Phasen oder Auslassen einzelner Phasen ist möglich.
Maßgeblich für eine erfolgreiche Krankheitsverarbeitung des Betroffenen sind seine **Bewältigungsstrategien,** d.h. seine Fähigkeiten, sich mit Problemen auseinanderzusetzen und sie zu lösen.
Bei sehr starker Belastung und unzureichenden Bewältigungsstrategien kann es zu psychischen und physischen Beeinträchtigungen kommen, die auch als **Anpassungsstörungen** bezeichnet werden.

18.1 Anpassungsstörungen

Anpassungsstörungen sind **emotionale Beeinträchtigungen,** die mit **emotionalem Leiden** einhergehen. Sie treten als Folge eines belastenden Lebensereignisses oder nach schwerer körperlicher Krankheit auf. Die Störung beginnt in der Regel innerhalb eines Monats nach Auftreten des Belastungsfaktors und hält meist **nicht länger als sechs Monate** an (vgl. ICD 10). Anpassungsstörungen **nach einer Hirnschädigung** treten häufig erst nach einer längeren Kranheitsphase auf, da der Betroffene psychisch erst auf das Ereignis reagiert, wenn er die Defizite und Behinderungen im Alltag wahrnimmt und subjektiv leidet.
Zu den häufigsten Symptomen zählen:
- depressive Verstimmung
- ängstliche Gestimmtheit
- körperliche Beschwerden
- Rückzug
- Hemmung im beruflichen Bereich

Problematik der Anpassungsstörungen
- Beeinträchtigung der Bereitschaft, an rehabilitativen Maßnahmen mitzuarbeiten
- Schwächung des Selbstvertrauens und des Selbstwertgefühls
- Belastung für Familie und Partnerschaft
- Einschränkung sozialer Kontakte
- Einschränkung der Leistungsfähigkeit (z.B. bei der beruflichen Wiedereingliederung)

Therapieschwerpunkte
Therapeutisches **Ziel** ist es, den Patienten bei seinem **Verarbeitungs- und Trauerprozeß zu begleiten** und Möglichkeiten einer alternativen Lebensgestaltung im Bereich Familie, Freizeit und Beruf zu erarbeiten.
Therapeutische Maßnahmen sind:
- Gesprächstherapie
- detaillierte medizinische Information des Patienten über die Erkrankung und die daraus resultierenden Störungen und Beschwerden
- Unterstützung in sozialrechtlichen bzw. beruflichen Belangen
- Betreuung der Familienangehörigen (Angehörigenarbeit, s. Kap. 1.4)

- Anwenden **therapeutischer Techniken:**
- Entspannungstraining
- Selbstsicherheitstraining
- kognitive Strategien, z.B. Entwicklung eines neuen Selbstbildes, Auseinandersetzung mit prämorbiden Leistungsansprüchen
- Aufbau und Anbahnung von Aktivitäten
- Abbau von Vermeidungsverhalten
- in einigen Fällen kann der vorübergehende **Einsatz von Psychopharmaka** notwendig sein

Der therapeutische Ansatz sollte **ressourcenorientiert** sein, da Patienten in der Regel stark auf ihre Defizite fokussiert sind.

Pflegerische Schwerpunkte

- **Beobachtung**

Informationen sind an Ärzte, Psychologen oder Sozialarbeiter weiterzuleiten.

- **einfühlsamer Umgang mit dem Patienten**

- das Gespräch suchen
  Zuhören, Ernstnehmen und Mitfühlen (nicht Mitleiden!) sind oft schon eine große Hilfe, auch wenn es nicht auf alle Fragen eine Antwort und für alle Probleme eine Lösung gibt.
- den Kontakt halten
  Manche Patienten ziehen sich völlig in sich zurück, um nicht von den negativen und bedrohlichen Aspekten ihrer Situation überwältigt zu werden (Schutzmaßnahme). Bei dieser Reaktion ist es besonders wichtig, den Betroffenen Anwesenheit und Ansprechbarkeit zu signalisieren.
- Positives verstärken
  Viele Patienten neigen dazu, sich nur mit ihren Defiziten auseinanderzusetzen und ihre Ressourcen, Stärken sowie Fortschritte zu übersehen. Pflegekräfte sollten positive Aspekte und Verbesserungen konkret aufzeigen und Erfolge positiv verstärken.

Fortschritte sind den Betroffenen häufig anhand früherer Pflegeplanungen und -berichte zu verdeutlichen.

18.1.1 Depressive Verstimmungen

Depressive Verstimmungen sind eine häufige Form der Anpassungsstörungen nach schweren Erkrankungen. Schwierig ist die Unterscheidung, ob eine Depression eine **Reaktion auf einen Belastungsfaktor** oder die **Folge einer organischen Störung**, z.B. einer Hirnschädigung, ist.

Eine depressive Gestimmtheit entwickelt sich häufig auf der Basis negativen Denkens, das sich im Lauf der Lebensgeschichte des Patienten verfestigt hat und durch belastende Ereignisse in besonderem Maße aktiviert wird. **Kognitive Muster** depressiv gestimmter Patienten sind:
- negatives Selbstbild
- ständige negative Interpretation der eigenen Erfahrungen
- negative Zukunftserwartungen

Systematische Denkfehler halten den Glauben des Patienten an die Gültigkeit seiner negativen Konzepte aufrecht, z.B.:
- Alles-oder-nichts-Denken: alles wird entweder als schlecht und negativ oder (meist bei anderen Personen) als positiv und ideal angesehen
- Katastrophisierung: es wird immer das Schlimmste befürchtet
- Personalisierung: jedes negative Ereignis wird auf die eigene Person bezogen
- selektive Abstraktion: aus einem Detail werden Schlußfolgerungen für die gesamte Situation gezogen
- Generalisierung: spezifische Erfahrungen werden verallgemeinert

Beobachtungen

- **somatische Beschwerden,** z.B. Kopfschmerzen, Schlafstörungen, verschwommenes Sehen, Herz- und Magen-Darm-Beschwerden, Kloßgefühl, Schluckstörungen, verstärkte Geräuschempfindlichkeit, Atembeklemmung
- **emotionale Beschwerden,** z.B. Traurigkeit, die unbegründet erscheint oder in keinem Verhältnis zum Anlaß steht, Trost- und Mutlosigkeit, Minderwertigkeitsgefühle, Angst
- **verminderte Motivation,** z.B. Interessensverlust, Antriebshemmung
- **kognitive Beschwerden,** z.B. Konzentrationsstörungen, interne Ablenkbarkeit (Grübelneigung), Gedächtnisschwäche, verlangsamtes Denken, Selbstvorwürfe, Schuldgefühle, Pessimismus
- **motorische Beschwerden,** z.B. Verlangsamung, Inaktivität, psychomotorische Unruhe
- **gestörte Interaktion,** z.B. Beziehungsstörungen, sozialer Rückzug

> Im Gegensatz zu Patienten mit einer hirnorganisch bedingten Antriebsminderung (Hypobulie), empfinden depressiv Gestimmte einen **enormen Leidensdruck** und wünschen sich eine Verbesserung ihres Zustandes (vgl. Kap. 10.1.5.1).

Problematik der depressiven Verstimmung

• Überforderung

Jede Form von Aktivität und Anforderung kann den depressiv Gestimmten ängstigen. Die Betroffenen gehen Aufgaben, die ihnen gestellt werden, gerne aus dem Weg. Sobald sie auf Schwierigkeiten stoßen, fühlen sie sich in ihrer Grundannahme „Ich kann überhaupt nichts mehr!“ bestätigt. Sie finden zweifelhafte Erklärungen, warum die Therapie gerade bei ihnen nicht funktionieren kann. Hier ist es wichtig, den Betroffenen zu beruhigen, und ihm zu erklären, daß alleine schon der Versuch, kleine Aufgaben zu bewältigen, einen wichtigen Schritt darstellt.

- **Suizidgefährdung** (vgl. Kap. 18.1.3)

Bei depressiven Patienten kann es auch zu Suizidtendenzen kommen. In der Regel ist der Suizid vermeidbar, wenn die Gefährdung erkannt wird und eine Behandlung erfolgt.

! Antidepressiva steigern das Aktivitätsniveau und den Antrieb, so daß die Suizidgefahr zunächst zunimmt, wenn die depressive Stimmungslage noch nicht wesentlich verbessert ist.

Pflege- und Therapieschwerpunkte

- Beobachtung des Patienten
- Aufbau positiver Aktivitäten
- Einsatz kognitiver Behandlungstechniken (vgl. Kap. 7.3.3.1)

18.1.2 Ängstliche Gestimmtheit und Angststörungen

Die ängstliche Gestimmtheit ist eine überstarke, emotionale Reaktion auf veränderte Lebensumstände (z.B. schwere Erkrankung). Durch starke, angstauslösende Situationen, z.B. einen epileptischen Anfall in einem Aufzug erleiden oder ein Sturz aus einem Rollstuhl, kann es auch zu Angststörungen kommen, die nicht mehr zu den Anpassungsstörungen zählen, sondern als **eigenständige Erkrankung** anzusehen sind. Die Ängste bei Angststörungen sind unangemessen, zu häufig, zu stark, sie halten lange an, belasten den Betroffenen sehr und führen zum Vermeiden wichtiger Aktivitäten, z.B. der Rehabilitationsmaßnahmen.
Unter **Panikstörungen** versteht man plötzliche und unerwartete Panikanfälle oder -attacken.

Beobachtungen

Die Angst kann sich in verschiedenen Formen äußern (Tab. 18-1)

Problematik der ängstlichen Gestimmtheit und der Angststörungen

- zunehmende Beeinträchtigung von Partnerschaft, Beruf und Freizeit
- Alkohol- und Medikamentenmißbrauch
- Traurigkeit und Depression
- Rückzug, Isolation
- Vermeiden angstauslösender Situationen; daraus entwickeln sich häufig weitere Angststörungen

Wer immer vor der Angst flieht, wird keine Angst verspüren, aber irgendwann auch gar nichts mehr tun können!

Tab. 18-1 Bereiche, in denen sich Angst äußern kann

Somatischer Bereich	Kognitiv-emotionaler Bereich	Verhalten und Reaktion
– feuchte Hände – Herzrasen – erhöhte Atemfrequenz – Schweißausbrüche – Zittern – Stechen in der Brust – erhöhter Muskeltonus	– Konzentrationsschwäche – Gedanken, die um die mögliche Gefahr kreisen („Bestimmt wird etwas Schlimmes passieren", „es wäre schrecklich, wenn ich umfiele") – Gefühl der Anspannung, Ruhelosigkeit – Unfähigkeit zur Entspannung – Weinen – Reizbarkeit	– Vermeidung – Flucht

Menschen, die unter starken Ängsten leiden, nehmen häufig körperliche Veränderungen sehr schnell wahr und bewerten sie als bedrohlich. So kann z.B. schon eine Kurzatmigkeit nach Treppensteigen den Angstkreis in Gang setzen. Die Betroffenen geraten in den **„Teufelskreis" der Angst,** der zu einer ständigen Verstärkung der Angstproblematik führt (Abb. 18-1).

Pflege- und Therapieschwerpunkte

Das Therapie**prinzip** besteht darin, **den Angstkreis zu durchbrechen**. Angststörungen sind nicht immer therapiebedürftig, in vielen Fällen genügen eine sachgerechte Aufklärung, kleine Hilfestellungen und Ermutigungen, die Ängste zu überwinden sowie das Erlernen von Strategien, die bei akuten Angstgefühlen hilfreich sind, z.B. Entspannungstechniken.

In vielen Fällen sind verhaltenstherapeutische Maßnahmen wirksam:
- Information über die Angststörungen
- Klärung der angstauslösenden Bedingungen sowie der aktuellen Angstbewältigungsstrategien, z.B. durch das Führen eines **Angsttagebuchs** im Rahmen der Selbstbeobachtung
- gedankliche Übungen, die eine veränderte Interpretation der als bedrohlich erlebten Angstsymptomatik anstreben; die Patienten lernen, die Angstsituationen realistisch zu bewerten
- **aktive Angstbewältigung** durch:
  - Konfrontationsbehandlung (Kap. 18.2.2.1)
  - oder systematische Desensibilisierung: die Patienten lernen, auf kritische Situationen nicht mit Angst, sondern mit Entspannung zu reagieren. Die Situationen werden anfangs nur in der Vorstellung (in sensu), später auch in der Realität (in vivo) aufgesucht. Dabei kommen verschiedene Entspannungstechniken zur Anwen-

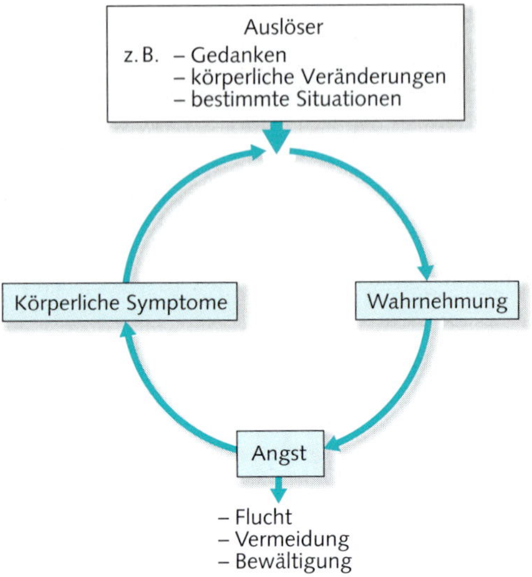

Abb. 18-1 „Teufelskreis" der Angst

dung, z.B. autogenes Training, progressive Muskelentspannung, *Biofeedback*

In einigen Fällen ist eine **Unterstützung durch Psychopharmaka** sinnvoll.

18.1.3 Suizidtendenzen

Erschwerte Krankheitsverarbeitung oder unbewältigte Lebenskonflikte können zu Krisen und auch zu Suizidtendenzen eines Patienten führen, insbesondere wenn eine depressive Symptomatik besteht. Suizidtendenzen unterteilt man in:

- Suizidgedanken und -phantasien
- Suizidankündigungen
- Suizidversuche

Bei der Entstehung von Suizidtendenzen spielen die **Belastbarkeit,** die **Toleranzfähigkeit** und die **psychische Struktur** des Betroffenen eine wesentliche Rolle. **Risikogruppen** sind:

- Alkoholiker, Medikamenten- und Drogenabhängige
- Depressive aller Art (ca. 50%!)
- alte und vereinsamte Menschen
- Personen, die bereits einen Suizid angekündigt oder einen Suizidversuch unternommen haben

Beobachtungen

Den meisten Suiziden geht eine charakteristische Befindlichkeit voraus, die auch als **präsuizidales Syndrom** bezeichnet wird, und in der Regel folgende Merkmale aufweist (Ringel, 1989):
- **zunehmende Einengung** der persönlichen Möglichkeiten (situative Einengung), der Gefühlswelt (dynamische Einengung), der zwischenmenschlichen Beziehungen (Isolation), der Wertewelt (Interesselosigkeit, Gleichgültigkeit, mangelndes Selbstwertgefühl)
- gehemmte und gegen die eigene Person gerichtete Aggression
- Suizidphantasien (Tab. 18-2)

Das präsuizidale Syndrom entwickelt sich in den meisten Fällen allmählich.

> Genaues **Beobachten** und **Wahrnehmen der Signale** sind erforderlich, um eine Gefährdung zu erkennen und Gegenmaßnahmen zu ergreifen.
> Vorsicht ist geboten bei „unheimlicher Ruhe" nach vorherigen Suizidäußerungen und Unruhe.

Problematik der Suizidtendenzen

Die Selbsttötung als Teil der Selbstbestimmung des Menschen ist ein gesellschaftlich heftig diskutiertes Thema.
„Es geht nicht darum, prinzipiell Menschen gegen ihren Willen am Leben zu erhalten, sondern darum, Menschen eine Chance zu geben,

Tab. 18-2 Stadien der suizidalen Entwicklung

	Stufe I: Erwägung	Stufe II: Abwägung	Stufe III: Entschluß
Phantasie	**Vorstellung, tot zu sein** – Suizid als mögliche Problemlösung – angenehme Vorstellung, daß andere um einen trauern und ihr „interesseloses Verhalten" bedauern	**Vorstellung, Hand an sich zu legen** – keine konkreten Pläne über Durchführung – innerer Kampf zwischen selbsterhaltenden und selbstzerstörenden Kräften	**Fixierung auf eine bestimmte Methode** – genaue Planung der Durchführung, oft bis in alle Einzelheiten
beobachtbares Verhalten	**Rückzug** – Isolation – Aggressionshemmung	**Direkte Suizidankündigungen, Drohungen und Voraussagen** – Hilferufe – Kontaktsuche	**Indirekte Suzidankündigungen** – Vorbereitungshandlungen – auffallende Ruhe

aus der krankhaften psychischen Verfassung, unter der sie leiden, herauszukommen und ihnen dann ein lebenswertes Leben zu ermöglichen. Wo dies nicht gelingt, ist auch die Grenze einer moralisch vertretbaren Selbstmordverhütung erreicht." (Ringel, 1989, S. 47)

Pflege- und Therapieschwerpunkte

- Suizidgefährdung erkennen
- Suizidverhütung

18.2 Pflegerische und therapeutische Maßnahmen

18.2.1 Umgang mit depressiv gestimmten Patienten

Kontakt aufbauen

Um Kontakt zu einem depressiven Patienten zu bekommen, muß dem Betroffenen in jedem Fall ein großes Maß an **Empathie** und **Akzeptanz** entgegengebracht werden. Nur so ist es möglich, ihn mit seinen Leiden kennenzulernen und die Situation **aus seiner Sicht** zu verstehen.

Richtlinien

- allgemeine, nicht persönliche Äußerungen vermeiden („Wie geht's?", „Das wird schon wieder!")
- Äußerungen und Klagen des Patienten durch genaues Hinterfragen konkretisieren (W-Fragen stellen, vgl. Kap. 7.2)
- Feedback des Patienten einholen („Wie denken Sie über diesen Vorschlag?")
- alle positiven Äußerungen verstärken
- positive Aktivitäten unterstützen und verstärken

Mögliche Schwierigkeiten oder Komplikationen

Depressive Patienten sind leicht überfordert, sie brechen den Kontakt dann sofort ab.

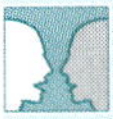

Um den **Kontaktabbruch** zu **vermeiden**, sind folgende Grundsätze zu beachten:

- Kontaktaufnahme behutsam beginnen
- den Patienten einbeziehen und infomieren
- Erwartungen und Anforderungen nicht zu hoch setzen
- Therapieziele in Absprache mit dem Patienten vereinbaren

18.2.1.1 Aufbau positiver Aktivitäten

Positive Aktivitäten sind Tätigkeiten oder Ereignisse, die vom Patienten als positiv und angenehm erlebt werden, z.B.:

- **aktiv initiierte Tätigkeiten**, wie Musik hören, Kinobesuch
- **Ereignisse/Erlebnisse,** wie ein Kompliment, ein Geschenk oder eine gute Nachricht erhalten

Ziele

Positive Aktivitäten sollen die Stimmung des Depressiven verbessern, indem sie ihm positive Erfahrungen ermöglichen und sein Aktivitätsniveau steigern. Auf diese Weise soll der **„Teufelskreis" der Depression** durchbrochen werden (Abb. 18-2).
Weiterhin tragen positive Aktivitäten dazu bei, die **soziale Kompetenz** des Betroffenen zu **stärken** und seine **Abhängigkeit zu vermindern**.

> Je mehr positive Aktivitäten der Patient regelmäßig erlebt und ausführt, desto besser fühlt er sich; die verbesserte Stimmung steigert wiederum seine Bereitschaft, aktiver zu sein.

Vorgehen

- der Betroffene erhält die Aufgabe, täglich eine bestimmte Anzahl positiver Aktivitäten zu planen, auszuführen und sie in einem **Selbstbeobachtungsprotokoll** (Tab. 18-3) zu dokumentieren; die Aufgaben sollten leicht zu bewältigen sein, um Überforderung oder Scheitern zu vermeiden
- er wird aufgefordert, seine **Tagesstimmung zu bewerten**
- das Planen der Aktivitäten und die Bewertung der Stimmung sollten abends erfolgen, da in dieser Zeit das Aktivitätsniveau in der Regel am höchsten ist
- nach einem Zeitraum von ca. zwei bis vier Wochen sind die Aufzeichnungen in ein **Diagramm** zu übertragen, in der Regel geht daraus der **Zusammenhang** zwischen Häufigkeit positiver Aktivitäten und Verbesserung der Stimmung deutlich hervor (Abb. 18-3)

18

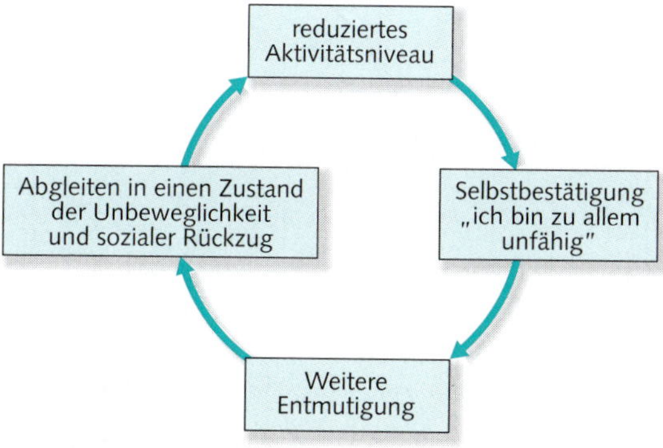

Abb. 18-2 „Teufelskreis" der Depression

Tab. 18-3 Selbstbeobachtungsprotokoll für depressive Patienten

Patientenname: Datum:

Positive Aktivitäten:

1. Spaziergang gemacht
2. gebadet
3. Musik gehört
4. Postkarte erhalten
-
-
-

Einstufung der Tagesstimmung:

schlechteste je erlebte Stimmung 0 1 2 3 4 5 6 7 8 9 10 beste je erlebte Stimmung

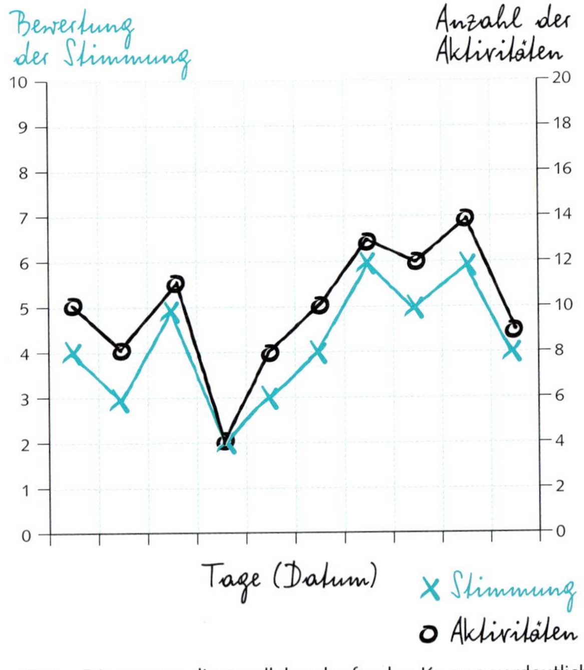

Abb. 18-3 Diagramm: die parallel verlaufenden Kurven verdeutlichen den Zusammenhang von Stimmung und Aktivität

18.2.2 Umgang mit ängstlich gestimmten und angstgestörten Patienten

Im Vordergrund steht die Hilfestellung, die Angst zu überwinden.

Richtlinien
- die Angst ernst nehmen
- die Patienten nicht unvorbereitet in angstbesetzte Situationen drängen
- unbegründete Ängste nicht durch Zuwendung verstärken, z.B. bei Herzklopfen nicht ständig den Blutdruck messen

> Überfürsorglichkeit ist zu vermeiden, sie kann den Betroffenen in seiner Angst bestätigen.

18.2.2.1 Konfrontationsbehandlung

Die Konfrontationsbehandlung ist ein Verfahren, das von professionellen Therapeuten angewendet wird. Bei ersten Therapieerfolgen können Pflegekräfte in enger Absprache mit den Therapeuten den Patienten bei der Durchführung der Übungen begleiten.
Die Patienten werden **in der Realität** mit angstauslösenden Situationen konfrontiert. Sie erfahren, wie sie ihre Gedanken und Gefühle aktiv beeinflussen können, daß ihre Angst von selbst abklingt und nicht zur befürchteten Katastrophe führt. Man unterscheidet **zwei Techniken:**
- **Flooding**: besonders angstauslösende Situationen mit höchster Intensität werden in kurzen Abständen aufgesucht (Reizüberflutung)
- **Habituation:** angstauslösende Situationen mit mittlerem Erregungsniveau werden aufgesucht und allmählich gesteigert

Ziel
- Lernen, die Angst bewältigen

Vorbereitung
- das Vorgehen mit dem Patienten genau besprechen und planen
- den Patienten instruieren, so lange in der angstbesetzten Situation zu bleiben, bis die Angst von selbst geringer wird
- ausreichend Zeit einplanen

Vorgehen
- gemeinsam mit dem Patienten eine angstbesetzte Situation aufsuchen, z.B. im Aufzug fahren
- er soll seine Angst nicht unterdrücken oder sich ablenken
- er soll auf keinen Fall die Situation vorzeitig verlassen (Fluchtvermeidung)

- bei Angstgefühlen den Patienten auffordern, die erlernten Entspannungstechniken anzuwenden
- den Patienten für das Ausführen der Konfrontationsübung (nicht für seine Angstfreiheit) positiv verstärken und auch zur Selbstverstärkung anhalten
- die therapeutische Begleitung sobald wie möglich ausschleichen

! Diese Maßnahmen dürfen von Pflegekräften **niemals eigenverantwortlich** ausgeführt werden.

Mögliche Schwierigkeiten oder Komplikationen

- diese Methode ist für den Patienten sehr belastend
- bei Abbruch der Behandlung (Flucht) besteht die Gefahr, daß die Angst sich verstärkt

18.2.3 Umgang mit suizidgefährdeten Patienten und Suizidverhütung

Bei Suizidgefährdung eines Patienten ist eine **professionelle Intervention** erforderlich. Pflegekräfte können dazu beitragen, daß der Betroffene die notwendige Unterstützung erhält, um seine Krise zu überwinden.

Richtlinien (vgl. Ringel, 1989)

- Wachsamkeit und Bereitschaft zu mitmenschlicher Verantwortung
- Beistehen in der Krise durch möglichst intensive Zuwendung
- Weitervermittlung an die zuständigen Stellen und Institutionen
- persönlicher Einsatz zur Förderung eines antisuizidalen Klimas, z.B. Gesprächsbereitschaft, Verständnis für Schwächen, aktives Zuhören

Im Umgang mit suizidgefährdeten Patienten sollte folgendes **vermieden werden:**

- vorschnelle Tröstung
- Ermahnung, Ratschlag, Belehrung
- Verallgemeinerungen, Herunterspielen des Problems
- beurteilen und kommentieren
- nachforschen, ausfragen und analysieren
- vorschnelle Aktivitäten entwickeln

Suizidgefährdung erkennen

Um den Grad der Gefährdung zu erkennen, sind neben dem Beobachten präsuizidaler Symptome das direkte Gespräch und das gezielte Befragen unverzichtbar (Tab. 18-4).

Gefährliche Vorurteile zum Thema „Suizid“

Es gibt eine Reihe von irreführenden Vorurteilen, die für die Betroffenen fatale Auswirkungen haben können. Einige sind von Kuess (1985) klar widerlegt und können ein Anstoß sein, die eigene Einstellung zu überdenken:

– „Wer von Selbsttötung spricht, tut es nicht."
80% der Menschen, die einen Suizid verüben, kündigen diesen vorher an und geben damit ihrer Umwelt eine Chance, ihnen zu helfen.

– „Wer sich wirklich umbringen will, ist nicht aufzuhalten."
Die meisten Suizide werden im Rahmen einer Krise ausgeführt; eine entsprechende Krisenbewältigung kann den Suizid verhindern.

– „Wer es einmal versucht hat, versucht es immer wieder."
Rund 80% aller Suizidversuche sind einmalige Ereignisse im Leben der Betroffenen.

– „Ein Suizidversuch ist nur Erpressung."
Zweifellos setzt ein Suizidversuch die Umgebung unter starken Druck. Dies kann jedoch nur ein Hinweis dafür sein, wie groß das Anliegen des Betroffenen ist, sich der Umwelt mitzuteilen.

– „Wenn man jemanden auf Selbsttötungsgedanken oder -pläne hin anspricht, bringt man ihn erst auf die Idee, sich umzubringen."
Die Möglichkeit, Suizidgedanken mit jemanden besprechen zu können, entlastet den Betroffenen meist erheblich.

Tab. 18-4 Fragen an suizidale Patienten (nach Sonneck, 1985)

Suizidalität	Haben Sie schon daran gedacht, sich das Leben zu nehmen?
Vorbereitung	Wie würden Sie es tun? (Je konkreter die Vorstellung, desto größer das Risiko!)
Suizidgedanken	Denken Sie bewußt daran oder drängen sich derartige Gedanken, auch wenn Sie es nicht wollen, auf? (Sich passiv aufdrängende Gedanken sind gefährlicher!)
Ankündigungen	Haben Sie schon über Ihre Absichten mit jemandem gesprochen? (Ankündigungen immer ernst nehmen!)
Einengung	Haben sich Ihre Interessen, Kontakte zu anderen etc. gegenüber früher reduziert?

19 Spätrehabilitative Maßnahmen zur Rückführung in Alltag und Beruf

Brigitte Schuhbauer

Spätrehabilitative Therapie wird in Deutschland in öffentlichen und privaten Krankenhäusern angeboten. In Akutkliniken gibt es spezielle Abteilungen, so daß der Patient von der Intensivstation über die Frührehabilitation bis zur Spätrehabilitation an einem Ort betreut werden kann. Außerdem haben sich gerade in den letzten Jahren einige spezielle Rehabiliationszentren, z.T. mit angegliederten Tageskliniken, entwickelt. Zu den Maßnahmen der spätrehabilitativen Therapie zählen:

- das alltagsorientierte Training
- das berufsorientierte Training
- freizeitorientierte Aktivitäten

Die Trainings werden von Fachpflegekräften und Fachtherapeuten durchgeführt.

Ausschlaggebend für die Auswahl der richtigen Einrichtung sollte der Genesungsprozeß, das angestrebte und das zu erwartende Rehabilitationsziel des Betroffenen sein.

19.1 Das alltagsorientierte Training

Das alltagsorientierte Training umfaßt:

- die Wegeorientierung, das Training mit öffentlichen Verkehrsmitteln und das Verkehrstraining
- das Einkaufstraining
- das Haushaltstraining
- das individuelle Training

Die einzelnen Trainings sind im Bedarfsfall miteinander zu kombinieren. Sie kommen bei Patienten mit unterschiedlichen Erkrankungen und Störungen zur Anwendung, z.B. bei Gedächtnis- und Orientierungsstörungen, Sprachstörungen, Hemiparesen und Ataxien.

19.1.1 Wegeorientierung, Training mit öffentlichen Verkehrsmitteln und Verkehrstraining (Abb. 19-1)

Ziele

- Orientierung und Sicherheit gewinnen
- Unabhängigkeit des Patienten, dadurch Entlastung der Angehörigen
- Entwickeln von Strategien, mit der Behinderung umzugehen

Voraussetzungen

- der Patient muß belastbar und in stabiler körperlicher Verfassung sein
- er muß längere Zeit (anfangs ein bis zwei Stunden am Tag) außerhalb der Klinik verbringen können
- der Patient soll zur Person und zur Situation orientiert sein

Vorgehen

- die Pflegekraft (bzw. jeder Therapeut) erklärt/zeigt dem Patienten den Weg, z.B. vom Patientenzimmer zum Therapieraum
- bei Bedarf Wiederholung
- der Patient soll versuchen, sich markante Punkte einzuprägen, und sich ggf. Notizen machen

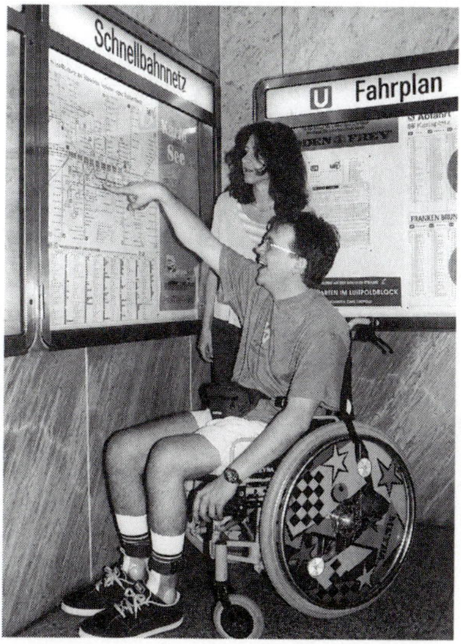

Abb. 19-1 Patient orientiert sich am Streckenplannetz des öffentlichen Verkehrssystems

- der Patient versucht, die Pflegekraft zu führen und selbständig den richtigen Weg, das richtige Verkehrsmittel (z.B. Bus, U-Bahn) zu finden
- die Pflegekraft beobachtet, wie sich der Patient orientiert und korrigiert ggf. den vom Patienten gewählten Weg
- sie begleitet den Patienten in gewisser Distanz, bleibt aber „unsichtbar", der Patient soll sich dabei nicht auf die Begleitperson verlassen, dieses Vorgehen ist unbedingt mit dem Patienten abzusprechen

Jede Pflegekraft und jeder Therapeut geht immer nach dem gleichen, individuell festgelegten Weg vor.

Beobachtungen der Pflegekraft/des Therapeuten

- Wie *exploriert* der Patient?
- Wie ist seine topographische Orientierung?
- Wie ist sein Verkehrsverhalten, z.B. bei Ampelübergängen?
- Welche Strategien setzt er ein? (Einkaufsliste abhaken, Notizen machen)
- Wie plant er? (Reihenfolge der Geschäfte, Zeiteinschätzung)
- Wie löst er Probleme? (Passanten fragen, Gestik einsetzen)
- Wie geht er mit Geld um? (Gibt er nur Geldscheine aus, zählt er das Rückgeld?)
- Wie macht sich der Aphasiker verständlich? (Gestisch, mit Notizzettel)

Mögliche Schwierigkeiten oder Komplikationen

- „Weglauftendenz"
- Frustrationserlebnisse, z.B. bei aphasischen Patienten, die sich sprachlich nicht verständigen können, oder bei gedächtnisgestörten Patienten, die sich markante Punkte nicht einprägen können

Dem „Verirren" ist vorzubeugen, indem der Patient die Anschrift und Telefonnummer des Krankenhauses sowie seines Ziels bei sich trägt.

19.1.2 Das Einkaufstraining

Ziele

- Wünsche und Bedürfnisse äußern
- selbständig Einkäufe erledigen

Voraussetzung

- der Patient soll sich im Krankenhaus und der näheren Umgebung auskennen

Vorgehen (Abb. 19-2)

- die Pflegekraft spricht vor dem Einkaufen mit dem Patienten die Einkaufsliste durch und überprüft, ob er alles verstanden hat
- der Patient wählt das richtige Geschäft selbständig aus
- er sucht im Geschäft die Waren selbständig und korrekt aus, kauft die richtige Menge und bezahlt
- er transportiert die Einkäufe selbständig, ein Rollstuhlfahrer stellt sich dabei den Korb z.B. auf den Schoß
- die Pflegekraft beoachtet die Handlungen des Patienten und unterstützt ihn, wenn er Hilfe braucht (vgl. Kap. 19.1.1)

Mögliche Schwierigkeiten oder Komplikationen

- gestörter Umgang mit Geld, z.B. bei Aphasikern: Geldscheine und Münzen werden nicht richtig erkannt, Geldbeträge nicht oder falsch verstanden, Rückgeld kann nicht überprüft werden
- Überforderung, wenn mehrere Geschäfte aufgesucht werden müssen

19.1.3 Das Haushaltstraining

Das Haushaltstraining ist ein **Bereich der Ergotherapie** und erfolgt in der Gruppe. Wichtige alltagspraktische Tätigkeiten, die z.B. bei der Zubereitung einer Mahlzeit anfallen, können auch im Einzeltraining auf der Station geübt werden. Beispiele:

- Umgang mit einem Mikrowellengerät
- Zubereitung von Getränken (Kaffee, Tee)
- Tisch decken (Tischdienst in einer Patientengruppe)
- Abspülen, Abtrocknen
- Staubsaugen
- Wäsche waschen, zum Trocknen aufhängen, falten, bügeln

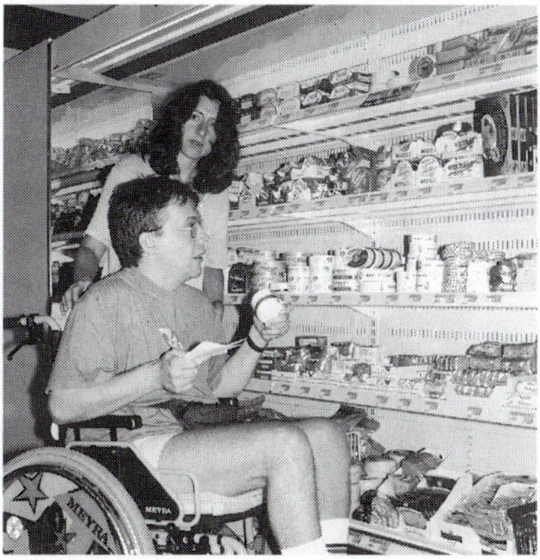

Abb. 19-2 Patient mit Einkaufsliste am Warenregal

Ziele

- Selbständigkeit in Teilbereichen der Haushaltsführung
- Eintrainieren von Hilfsmitteln

Voraussetzungen

- Motivation des Patienten
- ausreichende motorische Fähigkeiten

Hilfsmittel (Abb. 19-3)

- Tellerrand
- Griffverstärker aus Moosgummi oder Schaumstoff zum Halten von Besteck
- Einhand-Eßbrett bzw. Nagelbrett
- rutschfeste Unterlagen
- Einhanddosenöffner

> Hilfsmittel sollen in der Rehabilitationseinrichtung ausprobiert und ihre Verwendung eintrainiert werden, bevor sie für den Gebrauch zu Hause angeschafft werden.

Vorgehen

- individuell je nach Tätigkeit und Vorwissen des Patienten
- der Patient soll lernen, mit „normalen" Küchengeräten umzugehen, nur wenn dies nicht möglich ist, sind Hilfsmittel einzusetzen

Mögliche Schwierigkeiten oder Komplikationen

- Irritation und Unsicherheit im Umgang mit ungewohnten Hilfsmitteln
- Verletzungsgefahr

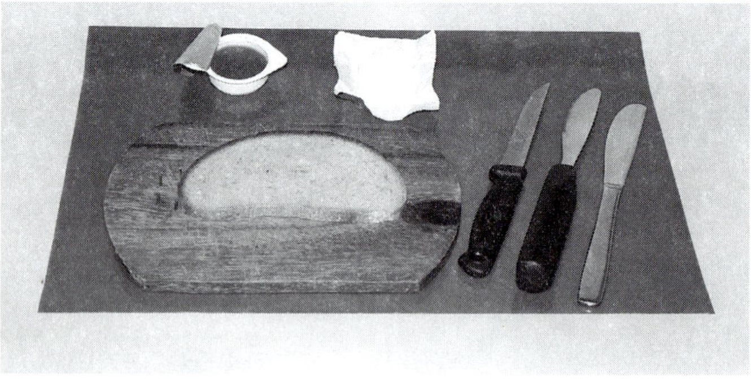

Abb. 19-3 Hilfsmittel beim Haushaltstraining: Nagelbrett, Anti-Slip-Matte, verdickter Messergriff

19.1.4 Das individuelle Training

Ziele

- sich an ärztliche Anordnungen halten und damit Verantwortung für die eigene Krankheit übernehmen
- pflegerische Tätigkeiten, falls erforderlich, erlernen, und zu Hause selbständig ausführen

Beispiele für Trainingsinhalte:

- Medikamente selbst richten und selbständig einnehmen
- regelmäßige selbständige Blutdruck- bzw. Blutzuckerkontrollen
- mit Diäten umgehen (Diabetes, cholesterinarme Diät)
- subkutane Injektionen aufziehen und verabreichen (z.B. Insulin, Heparin)

Voraussetzungen

- der Patient muß informiert und motiviert sein
- er muß Einsicht in die Trainingsmaßnahme haben

Hilfsmittel

- Tablettentagesdosierspender (Dispenser)
- elektronisches Blutdruckmeßgerät, z.B. für das Handgelenk
- elektronisches Blutzuckermeßgerät
- schriftliches Informationsmaterial über entsprechende Diät

Vorgehen

- Uhrzeiten mit dem Patienten absprechen (z.B. „Wann erfolgt die Tabletteneinnahme?“, „Wann wird der Blutdruck gemessen?“)
- dem Patienten Meßwerte erklären und diese von ihm einschätzen lassen, z.B. den optimalen und pathologischen Blutdruckwerten
- die einzelnen Tätigkeiten schrittweise mit dem Patienten einüben
- anfangs häufiger überprüfen, ob der Patient die Tätigkeiten korrekt ausführt
- den Patienten dazu anhalten, die Meßwerte zu dokumentieren

Den Patienten die jeweilige Tätigkeit ausprobieren lassen und noch vorhandene Fähigkeiten nutzen.

Mögliche Schwierigkeiten oder Komplikationen

- Patienten mit Lese- und Sprachverständnisstörungen (z.B. Aphasie) brauchen häufig zusätzliche Unterstützung, da sie schriftliche Informationen nicht verstehen können

Bei aphasischen Patienten mit farbigen Symbolen arbeiten.

19.2 Das berufsorientierte Training

Das berufsorientierte Training wird denjenigen Patienten angeboten, bei denen die Chance besteht, daß sie nach ihrer Erkrankung bzw. nach der Rehabilitation wieder in die Arbeitswelt oder in ihren Beruf zurückkehren. Es gliedert sich in:
- Belastungserprobung
- Arbeitsversuch

19.2.1 Die Belastungserprobung

Die Belastungserprobung (BLE) ist ein wichtiges Instrument der beruflichen Rehabilitation. Sie ist dem Arbeitsversuch vorgeschaltet und bietet dem Patienten noch während seines Rehabiliationsaufenthalts die Möglichkeit, sich beruflich zu erproben.

BLE-Einsatzmöglichkeiten

- **innerhalb einer Rehabilitationseinrichtung**
  - Werkstattbereich (Schlosserei, Schreinerei, Elektrowerkstätte)
  - diverse Arbeitsplätze am PC (Archiv, Aufnahme, Abrechnung)
  - Lagerhaltung, Wäscherei, Poststelle
  - die Bettenstationen (ärztlicher und pflegerischer Bereich), das Labor, der Krankenfahrdienst
  - Bücherei, Pforte, Blumenladen, Friseur usw.

- **außerhalb der Rehabilitationseinrichtungen**
  - externe Einsatzstellen wie öffentliche Ämter (z.B. Gartenbauamt, Bauamt, Planungsbüros, Schulen etc.)

Aufgaben des Pflegepersonals
- Kontakte zu hausinternen BLE-Stellen pflegen
- interne BLEs vorbereiten (mit Psychologen)
- zeitliche Koordination der BLE mit anderen Therapien
- den Patienten in den Arbeitsbereich einarbeiten
- Hilfsmittel cotherapeutisch eintrainieren (mit Psychologen)
- Verhaltensbeobachtung an der BLE-Stelle
- Verhaltensprotokolle führen (mit Psychologen)
- Beurteilung der Kontaktperson am BLE-Platz einholen
- BLE-Bericht schreiben (Wenz, 1996)

Die Pflegekraft betreut damit den Patienten umfassend während der BLE, sie ist gleichzeitig Ansprechpartner für den Kollegen der ausgewählten BLE-Einsatzstelle. Da diese Tätigkeiten in der pflegerischen Ausbildung nicht unterrichtet werden, ist eine enge Zusammenarbeit mit Psychologen und Sozialtherapeuten sehr wichtig.

Vorgehen

- Beginn mit meist zwei bis drei Trainingseinheiten pro Woche, die ca. ein bis zwei Stunden dauern
- Anforderung und Stundenzahl kontinuierlich bis zur Maximalbelastbarkeit erhöhen
- nach spätestens drei Monaten die BLE mit einer schriftlichen Beurteilung abschließen

Mögliche Schwierigkeiten oder Komplikationen

- Überforderung: häufig stehen die Patienten unter einem enormen Druck; Erfolgserlebnisse sind besonders am Anfang sehr wichtig
- das Niveau der Tätigkeit in der BLE ist häufig niedriger als das der beruflichen Tätigkeit des Patienten; häufig akzeptieren die Patienten nur schwer, zukünftig eine Anlern- oder Hilfstätigkeit auszuüben

Fallbeispiel: Herr P. leidet nach einem Schädel-Hirn-Trauma an einem amnestischen Syndrom. Er nimmt neue Informationen nicht auf und kann sie nicht erinnern. Auch für den Zeitraum von ca. sechs Monaten vor der Hirnschädigung besteht ein Erinnerungsdefizit.
Herr P. war vor seinem Unfall als Angestellter einer Versicherung im Verwaltungsdienst tätig. Es soll nun geprüft werden, ob Herr P. in der Lage ist, Routinetätigkeiten am PC zu bewältigen. Dazu wird ihm die Möglichkeit geboten, in der Krankenhausverwaltung einfache Bildschirmarbeit zu erledigen. Die Tätigkeit umfaßt Patientendaten anhand immer gleicher PC-Masken zu überprüfen, ggf. zu ergänzen oder zu berichtigen. Es handelt sich damit um eine Routinetätigkeit, die gleichzeitig Konzentration und Flexibilität erfordert. Herr P. bekommt in der Aufnahme des Krankenhauses einen eigenen Arbeitsplatz und einen festen Ansprechpartner aus dem Kreis der dort Beschäftigten.
Beobachtungskriterien für die betreuende Pflegekraft sind:

- Schreibt sich Herr P. Arbeitsschritte auf?
- Arbeitet er systematisch?
- Benötigt er externe Hilfen (z.B. Abhaksystem)?
- Kann er sich einzelne Schritte merken?
- Welche Art von Fehler treten auf?
- Sind es immer die gleichen Fehler?
- Wie ist das Arbeitstempo?
- Werden Pausen gemacht?
- Kann sich Herr P. an Abmachungen halten?
- Wie zuverlässig ist er?
- Wie korrekt führt er die Arbeit aus?
- Kann sich er sich noch steigern, hinsichtlich der Arbeitszeit, Arbeitstempo, Arbeitsinhalt usw.?

19.2.2 Der Arbeitsversuch

Der Arbeitsversuch ist eine Rehabilitationsmaßnahme im Rahmen der Berufsförderung zur Erhaltung der Erwerbsfähigkeit und Wiedereingliederung in die alte Berufstätigkeit. Nach Abschluß der medizini-

schen Rehabilitation und einer erfolgreich verlaufenen Belastungserprobung findet der Arbeitsversuch üblicherweise am früheren Arbeitsplatz statt, falls der Patient diese Tätigkeit noch ausführen kann.
Der Arbeitsversuch beginnt in der Regel mit einer reduzierten täglichen Arbeitszeit, das Arbeitspensum kann – wie bei der Belastungserprobung – allmählich gesteigert werden.
Vorteile:
- der Rehabilitierende hat die Möglichkeit, seine frühere Arbeit wieder aufzunehmen
- frühere soziale, berufsbezogene Kontakte bleiben eventuell erhalten
- Steigerung des Selbstwertgefühls durch die Arbeit und das Einkommen
- Übernahme der Kosten für technische Arbeitshilfen bzw. Einrichtung eines behindertengerechten Arbeitsplatzes durch die staatliche Berufsförderung

19.3 Freizeitorientierte Aktivitäten

Das Begleiten und Betreuen der Patienten auch in ihrer „therapiefreien" Zeit ist ein wesentlicher Bestandteil der therapeutischen Arbeit der Pflegekraft.
Zu den freizeitorientierte Aktivitäten zählen:
- Wochenendurlaub
- Entspannungstraining
- Malen und Gestalten
- Patientenversammlung
- externe Gruppe
- Restaurantbesuche

Diese Aktivitäten sind bereits in der Klinik oder Tagesklinik anzubahnen und auszuprobieren.

19.3.1 Wochenendurlaub

Der Wochenendurlaub ermöglicht stationären, auch pflegebedürftigen Patienten, im eigenen Zuhause auszuprobieren, wie sie mit den in der Therapie erlernten Fähigkeiten im Alltag zurechtkommen.

> Der Wochenendurlaub ist ein wichtiges Trainingsfeld und für den Reintegrationsprozeß jedes Patienten unabdingbar.

Voraussetzungen
- bei pflegebedürftigen Patienten: die Angehörigen in die Pflege regelmäßig miteinbeziehen und über Therapie- und Pflegeziele informieren
- zuverlässige Medikamenteneinnahme des Patienten (Kontrolle durch Angehörige)

Mögliche Schwierigkeiten oder Komplikationen

- Patienten nehmen den Wochenendurlaub zwar in Anspruch, halten sich aber nur in der Wohnung auf, da sie z.B. von Nachbar nicht „im Rollstuhl" gesehen werden möchten
- Angst, die neue Situation zu Hause nicht bewältigen zu können: diese Patienten sind häufig innerhalb des stationären Alltags selbständig, wehren neue Erfahrungen aber ab (Hospitalisierung)
- Überlastung der Familienangehörigen, besonders bei gereizten oder aggressiven Patienten

19.3.2 Entspannungstraining

Eine leicht zu erlernende Entspannungsmethode ist die aus dem autogenen Training entwickelte **„Progressive Muskelentspannung nach Jacobson"**. Sie wird vor allem bei Patienten angewandt, die unter ständiger Anspannung stehen, unter Schlafstörungen leiden und viel grübeln.
Bei dieser Entspannungsmethode werden nacheinander einzelne Muskelpartien zuerst an- und dann entspannt. Sie ist auch für Patienten mit Hemiplegie geeignet.

19.3.3 Malen und Gestalten

Die Möglichkeiten zum freien Malen und Gestalten sollte in keiner Rehabilitationseinrichtung fehlen. Patienten mit unterschiedlichen Erkrankungen bilden unter der Leitung eines Kunsttherapeuten (bzw. einer Pflegekraft) eine **feste Gruppe**, die sich z.B. einmal wöchentlich trifft.
Für den aphasischen Patienten kann Malen das **Ausdrucksmedium** sein, für einen depressiven Patienten eine Möglichkeit, die **Krankheit zu verarbeiten.** Bei Patienten mit Neglectstörung kann Malen und Gestalten dazu beitragen, ihm die vernachlässigte Seite bewußtzumachen.
Das **Analysieren** der gestalteten Objekte oder Bilder ist nicht unbedingt erforderlich, bietet aber auch die Möglichkeit, Gefühle zum Ausdruck zu bringen.

> Allen Personen im Rehabilitationsteam sollte bewußt sein, daß Malen und Gestalten eine **entspannende Beschäftigung ohne Leistungsanspruch** darstellt.

19.3.4 Freizeitgestaltung

Die Freizeitgestaltung ist innerhalb der sozialen Rehabilitation von großer Bedeutung, besonders wenn aufgrund einer Behinderung eine berufliche Wiedereingliederung mißlingt oder nur schwer möglich ist.
Rechtzeitig vor der Entlassung aus der Klinik sind vorhandene Hob-

bies zu aktivieren, Kontakte anzubahnen bzw. zusammen mit dem Patienten neue Betätigungsfelder zu entdecken.

- **Patientenversammlung**

Regelmäßige Patientenversammlungen in einer Abteilung/Station bieten den Patienten vielfältige Aktivitätsmöglichkeiten:
- Besprechen von Problemen
- Planen gemeinsamer Aktivitäten, z.B. Sommer-, Weihnachtsfest; die Patienten übernehmen dabei selbständig die Organisation
- Besprechen der Aufgabenverteilung auf der Station: z.B. Tischdienst, Kaffee kochen für die nächste Patientenversammlung, Video besorgen für den nächsten Videoabend

Die Pflegekraft stellt sich als **Moderator** zur Verfügung, während Entscheidungen weitgehendst von den Patienten getroffen werden sollen (Cramon, 1988).

- **Externe Gruppe**

In der externen Gruppe unternehmen Patienten gemeinsam Aktivitäten außerhalb der Klinik, z.B. Museumsbesuche, Einkaufsbummel, Spaziergänge und Kinovorstellungen.
Die Patienten wählen ihre Aktivitäten selber aus und gestalten sie selbständig, die Pflegekraft greift lediglich unterstützend ein.
Behinderte Patienten können auf diese Weise das **sichere Verhalten im Straßenverkehr** erlernen. Wichtig dabei ist auch die **Erfahrung in der Gruppe**, die Interaktion mit den anderen Patienten und dem Personal. Gemeinsam werden neue Situationen gemeistert, die Patienten erfahren **Solidarität.** Die externe Gruppe gibt den Patienten oft den Anstoß, sich trotz der Behinderung nicht in die Patientenrolle zurückzuziehen, sondern sich wieder mit der Umwelt aktiv auseinanderzusetzen.

- **Individuelle Aktivitäten**

Die rehabilitative Pflege umfaßt auch die Aufgabe, den Patienten bei seinen persönlichen Erledigungen, z.B. Einkäufen, oder beim Ausüben alter und neuer Hobbys, z.B. Gartenarbeit in einem Therapiegarten, Spaziergänge, zu unterstützen.
Bei **Restaurantbesuchen** übt die Pflegekraft die Funktion der **Begleitperson** aus. Rollstuhlpflichtige oder orientierungsgestörte Patienten haben so die Möglichkeit, die Klinik außerhalb der Therapie zu verlassen und sich in das öffentliche Leben zu integrieren.

20 Wie geht es weiter?

Heinrich Sening

Mit dem Ende der medizinischen Rehabilitation und zunehmender Selbständigkeit stellt sich für den Betroffenen und das Rehabilitationsteam die Frage „Wie geht es weiter"?

Berufsleben

Viele ältere behinderte Menschen haben große Schwierigkeiten, nach der Rehabilitation ihren **Beruf** wieder aufzunehmen, auch eine **Umschulung** kommt meist nicht mehr in Frage.
Der **vorzeitige Ruhestand** mit einer Berufs- bzw. Erwerbsunfähigkeitsrente wird in der Regel angestrebt.
Bei jüngeren Patienten, die wegen ihrer Behinderung eine längere soziale und berufliche Rehabilitation benötigen, deren pflegerischer Bedarf jedoch gering ist, bieten sich **Einrichtungen zur Langzeitrehabilitation** mit speziellen Förderprogrammen an.
Leicht behinderte Patienten haben die größten Chancen, in ihren alten Beruf wieder einzusteigen. Der Einstieg erfolgt in der Regel mit einer **reduzierten Wochenarbeitszeit** für mehrere Wochen, im Sinne eines **Arbeitsversuchs,** und steigert sich bei positiver Entwicklung zu einem regulären Arbeitspensum.

Wohnen

Für die meisten Betroffenen bedeutet das Ende der stationären Rehabilitation der Anfang eines neuen Lebensabschnitts in den eigenen vier Wänden. Angehörige und Sozialstationen unterstützen den Behinderten und „gleichen" seine motorischen und kognitiven Defizite aus. Je nach Schweregrad der Behinderung sind **Umbaumaßnahmen** bzw. eine **behindertengerechte Wohnung** und eine vermehrte **ambulante Betreuung** notwendig.

Soziales Leben

Der Alltag von Behinderten bringt eine Vielzahl von Problemen mit sich: Konflikte mit den meist überforderten Partnern oder Kindern, finanzielle Probleme und das Gefühl der Abhängigkeit und Isolation, Depressionen sowohl des Behinderten als auch seiner Angehörigen sind die Folgen. Selbsthilfegruppen bzw. eine professionelle psychologische Betreuung sind unverzichtbare Hilfen zur sozialen Rehabilitation.

20.1 Tagesklinik und ambulante Rehabilitation

Tageskliniken sind nichtstationäre Behandlungseinrichtungen, die meist an Rehabilitationskliniken angebunden sind. Sie bieten ortsansässigen Patienten nach der stationären Entlassung die Möglichkeit, notwendige Behandlungen, z.B. Krankengymnastik, Sprach- oder Ergotherapie, für einige Wochen oder Monate in Anspruch zu nehmen.

Vorteile von Tageskliniken

- der Behinderte wohnt zu Hause, er kann sich zusammen mit seinen Angehörigen mit seiner neuen Situation vertraut machen (Selbständigkeit)
- der Behinderte kann Probleme, die im häuslichen Umfeld entstehen, in der Tagesklinik mit dem Arzt, Therapeuten oder Psychologen besprechen
- der Übergang von der kontinuierlichen Betreuung in der Klinik zur Selbständigkeit zu Hause erfolgt schrittweise; die soziale Rehabilitation wird dadurch unterstützt
- soziale Kontakte mit anderen Betroffenen sind möglich
- der Klinikaufenthalt erfolgt nur zur Therapie, Kosten für Unterkunft und Verpflegung fallen nicht an, die Tageskliniken sind daher kostengünstiger

Ambulante Rehabilitation

Für Behinderte, die zu weit von einer Tagesklinik entfernt wohnen, bietet sich die Möglichkeit der ambulanten Therapie an. Bundesweit führen **niedergelassene Therapeuten** in den Bereichen Krankengymnastik, Logopädie und Ergotherapie eine nachklinische Behandlung weiter. Auch **private Krankenpflegeorganisationen** bieten ambulante Rehabilitation, vor allem Selbsthilfetraining, an. Diese Möglichkeit besteht vor allem in Großstädten (Adressen im Anhang).

20.2 Anschlußheilbehandlung

Die Anschlußheilbehandlung (AHB) ist eine Rehabilitationsmaßnahme der Rentenversicherungsträger für Patienten, denen aufgrund ihrer Erkrankung eine langfristige Behinderung droht. Die AHB erfolgt in Spezialkliniken, schließt unmittelbar an die medizinische Früh- oder Spätrehabilitation an und ist auf **vier Wochen** begrenzt. **Voraussetzungen** für die Aufnahme sind: abgeklungene Akutphase, eine abgeschlossene Wundheilung, Selbsthilfefähigkeit, (begrenzte) Geh- und Transportfähigkeit.

20.3 Fördereinrichtungen für die nachklinische Rehabilitation

Einrichtungen für die nachklinische Rehabilitation bieten die Möglichkeit zur sozialen und beruflichen Rehabilitation für einen längeren Zeitraum an (ca. ein bis zwei Jahre), sie arbeiten nach einem speziellen stufenweise aufgebauten Förderprogramm. Die Rehabilitanden leben in der Regel in kleinen Wohngruppen (mit Einzel- bzw. Doppelzimmer) und werden von einem therapeutischen Team betreut.
Das **Förderprogramm** zielt auf das selbständige Bewältigen des Alltags, auf die soziale Rehabilitation (Fördern der sozialen Kompetenz) und bereitet die Rehabilitanden auf eine adäquate Berufstätigkeit vor.
Das Programm umfaßt folgende **mögliche Angebote:**
- medizinische und psychologische Betreuung
- therapeutische Angebote (Krankengymnastik, Logopädie, Ergotherapie, Kunst- und Musiktherapie, Yoga etc.)
- alltagspraktisches Training
- Förderung in eigenen Werkstätten (Technik, Büro, Gartenbau, Hauswirtschaft etc.), die auf die berufliche Tätigkeit oder die Freizeit abgestimmt ist
- berufliche Rehabilitation (in eigenen Werkstätten oder externen Firmen)
- Beratung und Seminare für Angehörige

20.4 Selbsthilfegruppen

Eine Selbsthilfegruppe ist ein Zusammenschluß von Betroffenen, der **Hilfe zur Selbsthilfe** anbietet. Sie gibt den Behinderten und ihren Angehörigen Hilfestellung in Fragen der Betreuung und dient als **Begegnungsstätte,** in der neue Kontakte geknüpft werden können.
Selbsthilfegruppen arbeiten in der Regel ehrenamtlich, erhalten keine öffentlichen Gelder für ihre Arbeit und finanzieren sich überwiegend durch Mitgliedsbeiträge oder durch Veranstaltungen und Spenden (Adressen im Anhang).
Selbsthilfegruppen engagieren sich auch in der Öffentlichkeit und auf politischer Ebene, um auf die Situation sowie auf Mißstände der Betroffenen aufmerksam zu machen.

Potentielle Leistungen von Selbsthilfegruppen:
- Beratung und Betreuung durch Informationsbroschüren, Fachbroschüren, Mitgliederzeitschriften, evtl. wissenschaftlicher Fachbeirat
- gezielte Einzelhilfe in Notfällen (Notruftelefon)
- Organisation landesweiter Angehörigentreffen und regionaler Arbeitskreise
- Öffentlichkeitsarbeit, Interessenvertretung, z.B. bei Sozialministerien

20.5 Das Betreuungsrecht

Das Betreuungsrecht, das 1992 in Kraft trat, ersetzt die alte Regelung über die Entmündigung und Gebrechlichkeitspflegschaft für Erwachsene, es verbessert dadurch die Rechtsstellung der behinderten, hilfsbedürftigen und alten Menschen.
Der Vormundschaft ging eine Entmündigung voraus, die den Betroffenen weitgehend seiner bürgerlichen Rechten enthob, so daß dieser keine Rechtsgeschäfte mehr abschließen konnte. Die Gebrechlichkeitspflegschaft war eine Zwangspflegschaft und der Betroffene wurde per Gericht als geschäftsunfähig erklärt.

Was ist eine Betreuung?

Eine Betreuung ist eine gesetzliche Vertretung zur Regelung von Angelegenheiten, die der Betroffene nicht mehr selbständig ausführen kann. Sie gilt nur so lange, wie sie erforderlich ist, nach spätestens **fünf Jahren** muß die Betreuungsstelle überprüft werden. Die Betreuung wirkt sich nicht automatisch auf die Geschäftsfähigkeit des Betroffenen aus. Ein gerichtlicher **Einwilligungsvorbehalt** besteht nur, wenn eine persönliche Gefährdung oder eine Gefährdung des Vermögens vorliegt.
Die Betreuung hat keinen Einfluß auf das Wahlrecht, außer wenn sich die Betreuung auf **alle** Angelegenheiten erstreckt.
Die Betreuung tritt gegenüber privaten oder öffentlichen Hilfen zurück, d.h. sie ist nicht erforderlich, wenn die Unterstützung durch Lebenspartner, Verwandte, Nachbarn oder soziale Dienste ausreicht.

Wer kann Betreuer werden?

- geeignete Personen, die der Betroffene selbst vorschlägt: z.B. Vater, Mutter, Verwandte, Nachbarn
- Personen, die nicht in einem Interessenskonflikt oder Abhängigkeitsverhältnis zu dem Betreuenden stehen (Leiter oder Pflegeperson eines Heims, in dem der zu Betreuende wohnt, kommen z.B. nicht in Frage)
- in Ausnahmefällen ein Verein oder eine Behörde

Aufgaben eines Betreuers

- den persönlichen Kontakt mit den zu Betreuenden pflegen
- Organisation der Haushaltsführung und Pflege
- wichtige Entscheidungen besprechen
- die Wünsche und Interessen des zu Betreuenden berücksichtigen

20.6 Nachteilsausgleiche für Behinderte

Behinderte Menschen müssen im öffentlichen Leben viele Nachteile in Kauf nehmen. Nachteilsausgleiche sollen die finanzielle Mehrbelastung mildern. Die Leistungen sind vom Grad der Behinderung abhängig, Schwerbehinderte erhalten deshalb höhere „Zuwendungen“.
Folgende Nachteilsausgleiche sind möglich:

- steuerliche Erleichterungen (erhöhte Sonderausgaben, absetzbare Pauschalbeträge, Kinderbetreuungskosten)
- Vergünstigungen im Personenverkehr (Nah-, Fern- und Flugverkehr, Freifahrten)
- Vergünstigungen bei eigenem Pkw (reduzierte Steuer und Versicherung), Behindertenparkplätze
- Vergünstigungen bei der Wohnraumbeschaffung (Wohngeld)
- Rundfunkgebührenbefreiung und Telefongebührenermäßigung
- sonstiges: Möglichkeit des vorzeitigen Ruhestandes, ermäßigte Eintrittspreise, verlängerte Kindergeldzahlung, Portobefreiung für notwendige Brief- und Paketsendungen

20.7 Der Schwerbehindertenausweis (Abb. 20-1)

Der Schwerbehindertenausweis ist die gesetzliche Voraussetzung, Nachteilsausgleiche in Anspruch zu nehmen. Er ist mit entsprechenden Merkzeichen versehen, die Auskunft über die Art und den Grad der Behinderung sowie über weitere gesundheitliche Merkmale geben. Der Schwerbehindertenausweis ist beim zuständigen **Versorgungsamt** zu beantragen. Er ist **fünf Jahre gültig** und kann auf Antrag **verlängert** werden.

Die **Farbe Grün** berechtigt in öffentlichen Verkehrsmitteln, einen für Schwerbehinderte ausgezeichneten Sitzplatz zu beanspruchen, die **Farben Grün-Orange** auf der Vorderseite berechtigen zur unentgeltlichen Beförderung im öffentlichen Personenverkehr.

20

- **Merkzeichen auf dem Schwerbehindertenausweis:**
- **aG**: außergewöhnliche Gehbehinderung
- **G**: Bewegungsfähigkeit im Straßenverkehr erheblich eingeschränkt
- **H**: Hilflos
- **Bl**: Blind
- **RF**: Befreiung von der Rundfunkgebührenpflicht
- **1. KL**: Berechtigung zur Benutzung der 1. Klasse mit Fahrausweis der 2. Klasse

- **Merkzeichen auf Aufweisen mit orangefarbenem Flächenaufdruck:**
- **B**: ständige Begleitung notwendig (kostenlose Beförderung der Begleitperson)
- **G**: Bewegungsfähigkeit im Straßenverkehr eingeschränkt

- **Sondergruppen**
- **VB**: Kriegsversehrter mit Anspruch auf Versorgung
- **EB**: Kriegsversehrter mit Anspruch auf Entschädigung

- **Freifahrten**

Für alle Freifahrten in den öffentlichen Verkehrsmitteln oder der Deutschen Bundesbahn sind **Wertmarken im Behindertenausweis** erfor-

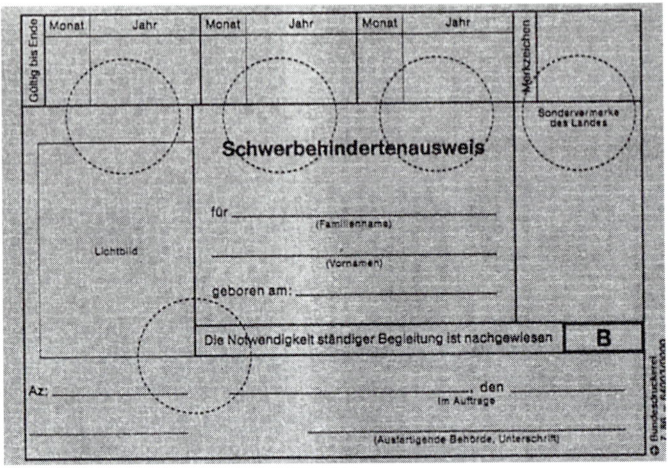

Gültig bis Ende | Monat | Jahr | Monat | Jahr | Monat | Jahr

Merkzeichen

Sondervermerke des Landes

Schwerbehindertenausweis

für ______________
(Familienname)

____
(Vornamen)

geboren am: ______________

Lichtbild

Die Notwendigkeit ständiger Begleitung ist nachgewiesen | B

Az: ______________ ______________, den ______________
Im Auftrage

______________ ______________
(Ausfertigende Behörde, Unterschrift)

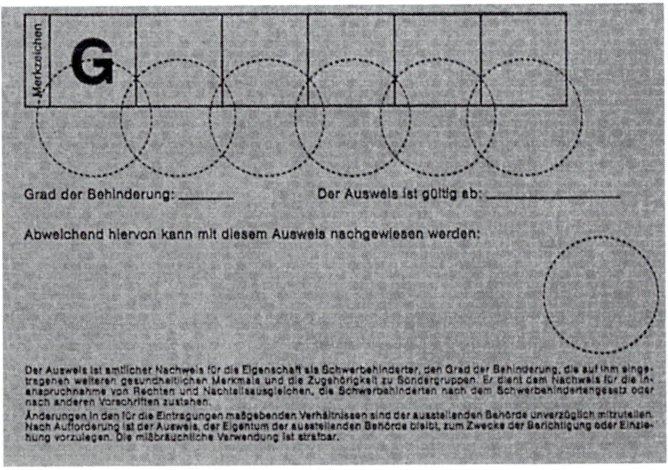

Merkzeichen | G

Grad der Behinderung: ______ Der Ausweis ist gültig ab: ______________

Abweichend hiervon kann mit diesem Ausweis nachgewiesen werden:

Der Ausweis ist amtlicher Nachweis für die Eigenschaft als Schwerbehinderter, den Grad der Behinderung, die auf ihm eingetragenen weiteren gesundheitlichen Merkmale und die Zugehörigkeit zu Sondergruppen. Er dient dem Nachweis für die Inanspruchnahme von Rechten und Nachteilsausgleichen, die Schwerbehinderten nach dem Schwerbehindertengesetz oder nach anderen Vorschriften zustehen.

Änderungen in den für die Eintragungen maßgebenden Verhältnissen sind der ausstellenden Behörde unverzüglich mitzuteilen. Nach Aufforderung ist der Ausweis, der Eigentum der ausstellenden Behörde bleibt, zum Zwecke der Berichtigung oder Einziehung vorzulegen. Die mißbräuchliche Verwendung ist strafbar.

Abb. 20-1 Schwerbehindertenausweis, Vorder- und Rückseite

derlich, sie werden vom Versorgungsamt ausgestellt und sind jährlich neu zu kaufen bzw. zu beantragen.

D

Anhang

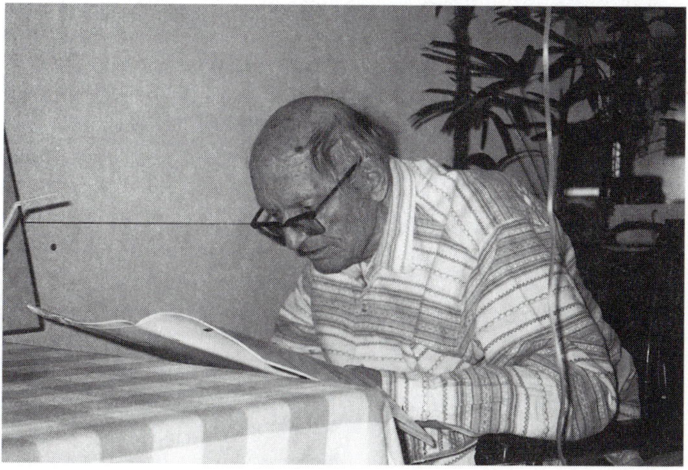

Lexikon

Agraphie Unfähigkeit zu schreiben, wird durch Schädigung einer bestimmten Region der Hirnrinde verursacht

Alexie Unfähigkeit zu lesen, wird durch Schädigung einer bestimmten Region der Hirnrinde verursacht

Alien-Hand-Syndrom die betroffene Hand führt selbständig Bewegungen aus, die nicht dem Willen des Patienten entsprechen oder es kommt bei beidhändigen Tätigkeiten zu einem störenden Konflikt beider Hände

Anosodiaphorie nicht adäquates Bewerten oder Bagatellisieren der Krankheits- bzw. Störungsfolgen (Sorglosigkeit)

Anosognosie fehlende Krankheitseinsicht

Appetenz allgemeine Bezeichnung für die Anziehung, Annäherung an attraktive Reize, für das Streben, sie zu erreichen

Apraxie Störungen in der Handlungsplanung und der Handlungsausführung

Awareness Einsicht, Bewußtsein

Balneologie Die Lehre von der Anwendung und Heilwirkung von Wasser, Licht, Luft, Klima und Moor

Benutzungsverhalten („utilization behavior") „zwanghaftes" Benutzen von Gegenständen (entsprechend ihrer Funktion), obwohl die Situation die Benutzung dieses Gegenstandes nicht erfordert

Biofeedback Methode der Psychotherapie, bei der vegetative oder motorische Funktionen, z.B. Herzfrequenz, Blutdruck, Atemfrequenz, durch Instrumente aufgezeichnet und als akustische oder optische Signale bewußt wahrnehmbar gemacht werden. Hierdurch kann eine Selbstbeeinflussung von unwillkürlich ablaufenden Vorgängen des vegetativen Nervensystems verhaltenstherapeutisch erlernt werden.

Dysarthrie Störung der Sprechmotorik

Exploration Zielgerichtetes Erkundungsverhalten in einer neuartigen Reizsituation. In der Psychotherapie versteht man darunter ein systematisches Befragen des Patienten nach seinen Lebensgewohnheiten und persönlichen Problemen, damit diese vor Beginn der eigentlichen Behandlung erfaßt und berücksichtigt werden können.

expressiv „ausdrückend", bei einer Sprachstörung auf das Sprechen und Schreiben bezogen

Hemianopsie halbseitiger Gesichtsfeldausfall

Intention Absicht, aufmerksame Hinwendung auf ein Objekt oder Ziel

In-vitro-Übungen psychotherapeutische Übungen auf der gedanklichen Ebene, Beispiel: ein angstgestörter Patient stellt sich eine angstauslösende Situation vor und versucht sich zu entspannen.

In-vivo-Übungen psychotherapeutische Übungen in der wirklichen Lebenssituation auf der Handlungsebene, Beispiel: der Therapeut begleitet einen angstgestörten Patienten in einer angstauslösenden Situation (Konfrontationsübung)

Kinesiologie Griechisch-römische Bezeichnung für die Bewegungslehre des Körpers und die Funktionen der Organe, Vorläufer der Physiologie

Kinesiotherapie Alle die zur Behandlung angewandten therapeutischen Maßnahmen, z.B. Gymnastik, sportliche Aktivitäten, Massagen, Bäder

Klonus rhythmische Zuckungen der Extremitäten

Landmarken bestimmte Merkmale einer Umgebung, an denen man sich orientieren kann, z.B. Schilder, Farbmarkierungen

Neglect-Dyslexie Lesestörung aufgrund eines Neglects

Nivellierung Verflachung, Unterschiede ausgleichen oder aufheben

Perseveration Wiederholen von Handlungen, Gedanken oder Worten

Piktogramme die Sprache ersetzende Symbole oder Zeichnungen

Plausibilitätskontrolle genauer Abgleich zwischen der Zielvorgabe und der erreichten Lösung

rezeptiv „aufnehmend", bei einer Sprachstörung auf das Verstehen und Lesen bezogen

skandierend stoßweise, abgehackt

Stimulus in der Psychologie jeder Reiz, der ein Verhalten auslöst

Stimuluskontrolle (Reizkontrolle) Wurde ein Verhalten, z.B. durch Belohnung, in bestimmten Reizsituationen verstärkt, so wird es mit dieser assoziiert. Die Wahrscheinlichkeit nimmt deshalb zu, daß das Verhalten unter ähnlichen Bedingungen wieder auftritt und durch entsprechende Reize erneut ausgelöst werden kann. Das Verhalten gelangt somit unter die Kontrolle von auslösenden Reizen (Stimuli).

Thermen Griechisch-römische Badeanstalten der Antike, sie galten als Orte der Erholung, der prophylaktischen und therapeutischen Behandlungen

Vedische Lehren Die ältesten, aus dem Sanskrit stammenden, in Versen und Prosa niedergeschriebenen heiligen Schriften des Hinduismus

Verhaltenskybernetik Das Forschungsgebiet Verhaltenskybernetik existiert in den USA seit den 40er Jahren und untersucht die zentrale Rolle von Bewegung in Wahrnehmung, Lernen und Interaktion. Sie liefert durch experimentelle Forschung die Grundsätze der Kinästhetik, die sich auf Selbstkontrolle, sensorische Differenzierung und Integration von menschlichen Funktionen beziehen (Hatch/Maetta/Schmidt, 1996)

Verhaltensmodifikation/modifizieren „Methode zur Korrektur von Verhaltensweisen, die von einer Mehrheit als sozial abweichend bewertet werden. Für die klinischen und psychiatrischen Anwendungsgebiete wird auch der Begriff „Verhaltenstherapie" verwendet, für die Anwendung in Erziehung, Sozialarbeit und Gesellschaft der Oberbegriff „Verhaltensmodifikation". Sie versucht Verhalten des Menschen den sozialen Normen gemäß zu modifizieren, indem sie Erkenntnisse und Methoden der experimentellen Psychologie, speziell der Lernpsychologie und der Sozialpsychologie anwendet." (Zeier 1984)

verhaltenssteuernde Pläne Die Struktur von Handlungen eines Menschen wird durch übergeordnete kognitive Ziele und Pläne beeinflußt. Diese sind mit Verhaltens-„Regeln" für das Handeln einer Person verknüpft. Beispiel: Eine Person hat Angst vor Einsamkeit und Zurückweisung als übergeordnetes Lebensthema und unternimmt daher alles, um diese Angst zu vermeiden. Diesem Thema kann ein subjektiver „Plan" untergeordnet sein, der sie dazu veranlaßt, soziale Anerkennung zu suchen und Zurückweisungen zu vermeiden. Diese Person wird u. U. ein „Workaholic", die sich als Mensch nur dann wertvoll fühlt, wenn ihre Arbeit Anerkennung findet.

Verstärkerplan der Verstärkerplan beinhaltet festgelegte Bedingungen, nach denen bestimmte Reaktionen verstärkt werden

Adressen

Informationsstellen und Hilfsorganisationen

„Schädel-Hirn-Patienten in Not e.V."
Bayreuther Straße 33
92224 Amberg
Tel. 0 96 21/6 36 66
Notruftelefon (Tag und Nacht erreichbar): Tel. 0 96 21/6 48 00

Kuratorium ZNS für Unfallverletzte mit Schäden des zentralen Nervensystems
Humboldtstraße 30
53115 Bonn
Tel. 0 28/63 11 53
Fax 0 28/63 03 97

Bund Deutscher Hirnbeschädigter
Humboldtstraße 32
53115 Bonn
Tel. 0 28/65 10 12
Fax 0 28/69 39 14

Bundesselbsthilfeverband Schlaganfallbetroffener und gleichartig Behinderter (BSB) e.V.
Altenessener Str. 392
45329 Essen
Tel. 02 01/35 00 21

CERES – Verein zur Hilfe für Cerebralgeschädigte
Steinlachallee 14
72072 Tübingen
Tel. 0 70 71/7 13 32

Interessengemeinschaft Frührehabilitation für Hirnverletzte e.V.
Guttenbergstr. 16
96151 Breitbrunn
Tel. 0 95 36/4 91

Bundesarbeitsgemeinschaft Hilfe für Behinderte e.V.
Kirchfeldstr. 149
40215 Düsseldorf
Tel. 02 11/31 00 60
Fax 02 11/3 10 06 48

Deutsche Parkinson Vereinigung – Bundesverband e.V.
Moselstr. 31
41464 Neuss
Tel. 0 21 31/41 01 67 17
Fax 0 21 31/4 54 45

Bundesverband für die Rehabilitation der Aphasiker e.V.
Georgstr. 9
50389 Wesseling
Tel. 0 22 36/4 66 98
Fax 0 22 36/8 31 76

Deutsche Alzheimer Gesellschaft e.V.
Mauerkircherstr. 21
81679 München
Tel. 0 89/98 66 23

Bundesarbeitsgemeinschaft für Rehabilitation
Walter-Kolb-Str. 9–11
60594 Frankfurt
Tel. 0 69/6 05 01 80

Vereinigung für die Rehabilitation Behinderter e.V.
Friedrich-Ebert-Allee 9
69117 Heidelberg
Tel. 0 62 21/2 54 85

Stiftung für Bildung und Behindertenförderung
Leonberger Str. 220
70199 Stuttgart
Tel. 07 11/6 49 24 17

VIF – Verein Integrationsförderung
Klenzestr. 57c
80469 München
Tel. 0 89/2 01 54 66

Dachverband Psychosozialer Hilfsvereinigungen e.V.
Thomas-Mann-Str. 49a
53111 Bonn
Tel. 02 28/63 26 46
Fax 02 28/69 17 59

Deutsche Rheuma-Liga
Bundesverband e.V.
Rheinallee 69
53173 Bonn
Tel. 02 28/95 75 00
Fax 02 28/9 57 50 20

Malteser-Telefon (bundesweiter sozialer Infodienst)
Goltsteinstr. 89
50968 Köln
Tel. 02 21/34 10 11

SEKIS - Selbsthilfe Kontakt- und Informationsstelle des Paritätischen Wohlfahrtsverbandes
Lotharstr. 95
53115 Bonn
Tel. 02 28/9 14 59 17

KISS – Kontakt- und Informationsstelle für Selbsthilfegruppen
Gaußstraße 21
22765 Hamburg
Tel. 0 40/39 57 67

Nationale Kontakt- und Informationsstelle zur Anregung und Unterstützung von Selbsthilfegruppen (Nakos)
Albrecht-Achilles-Str. 65
10709 Berlin 31
Tel. 0 30/8 91 40 19
Fax 0 30/8 93 40 14

Mutabor e. V.
Ambulante Intensiv-Förderung für Menschen mit erworbenen Hirnschäden
Margot Wingruber
Ickstattstraße 7
80469 München
Tel. 0 89/2 02 22 11

Stiftung Pfennigparade:
REVERSY – Rehabilitationszentrum für hirnverletzte Unfallopfer
Barlachstraße 24–38
80804 München
Tel. 0 89/30 61 60
Fax 0 89/30 61 64 84

Fort- und Weiterbildung

Einführungs- und Aufbaukurse
Basale Stimulation
OBIG GmbH
Altendorfer Straße 97–101
45143 Essen
Telefon: 02 01/23 36 17
Fax: 02 01/22 15 59

„Führen im Alltag“ oder „Wenn die Organisation des ZNS zerfällt und es an gespürter Information mangelt“
Therapiezentrum Burgau
Dr. Friedl-Straße 1
89331 Burgau

Kuratorium Wohnen im Alter e.V.
– Bildungszentrum –
Biberger Str. 10
D-82008 Unterhaching
Tel. 0 89/66 55 85 07
Fax 0 89/66 55 85 45

Institut für Kinästhetik IfK AG
Zollrain 2
CH-5000 Aarau
Tel. 0 62-8 23 11 12
Fax 0 62-8 23 73 08

Reisen für Behinderte

BSK-Reisedienst
Altkrautheimer Str. 17
74238 Krautheim
Tel. 0 62 94/6 80

Bundesarbeitsgemeinschaft des Clubs Behinderter und ihrer Freunde e.V.
Eupener Str. 5
55131 Mainz
Tel. 0 61 31/22 55 14

Literaturhinweise

Affolter, F. (1987): Wahrheit, Wirklichkeit und Sprache. Neckar Verlag GmbH, Villingen-Schwenningen

Affolter, F./Bischofsberger, W. (1993): Wenn die Organisation des zentralen Nervensystems zerfällt und es an gespürter Information mangelt. Neckar Verlag GmbH, Villingen-Schwenningen

Aggleton/Chalmers (1989): Pflegemodelle und Pflegeprozeß. In: DKZ, 42. Jg., Heft 5, S. 19–22

Aggleton/Chalmers (1993): Zukunftsmodelle für die Pflege. In: DKZ, 46. Jg., Heft 10, S. 13–16

Arbeitsgemeinschaft der Pflegekassenverbände in Bayern, Verband der Bayerischen Bezirke (1997): Rahmenkonzept – Aktivierende Dauerpflege bei erworbener Hirnschädigung in vollstationären Pflegeeinrichtungen und Einrichtungen der Kurzzeitpflege.

Arbeitsgruppe Geriatrisches Assessment, Schriftenreihe Geriatriepraxis (1997): Geriatrisches Basisassessment. Handlungsanleitung für die Praxis (Hrsg), 2. Auflage, Medizinverlag, München

Arns, W. (1978): Neurologie und Psychiatrie für Krankenpflegeberufe. 4. überarb. u. erw. Auflage, Thieme, Stuttgart

Bandler, R./Grinder, J. (1981): Neue Wege der Kurzzeittherapie. Jungfermann Verlag, Paderborn

Bartolome, G. (1993): Diagnostik und Therapie neurologisch bedingter Schluckstörungen. G. Fischer, Stuttgart

Bateson, G. (1990): Ökologie des Geistes. Suhrkamp, Frankfurt/Main

Bauer, H. J. (1989): Medizinische Rehabilitation und Nachsorge bei Multipler Sklerose. G. Fischer, Stuttgart

Bauer, H. J. (1989): Praktische Probleme der Multiplen Sklerose. 4. Auflage, G. Fischer, Stuttgart

Berlit/Seeger (1996): Neurologie. 2. Auflage, Springer Verlag, Berlin

Bienstein, Chr. (1995): Pflegestandards. In: Pflege aktuell, Jg., Heft 1–3, S. 24–26, S. 103–107, S. 201–202

Bienstein/Fröhlich (1991): Basale Stimulation in der Pflege. Verlag Selbstbestimmtes Leben, Düsseldorf

Bitsch, Th. (1995): Klinikleitfaden Rheumatologie. Jungjohann

Blechschmidt, E. (1989): Wie beginnt das menschliche Leben. Christiana Verlag, Stein am Rhein, Schweiz

Botschafter/Moers (1991): Pflegemodelle in der Praxis, 8. Folge: Dorothea E. Orem. In: Die Schwester/Der Pfleger, 30. Jg., Heft 8, S. 701–707

Brooks, C. (1991): Erleben durch die Sinne. Deutscher Taschenbuch Verlag, München

Buck, M. (1993): Rehabilitation bei Querschnittslähmung. Ein multidisziplinärer Leitfaden. Springer-Verlag, Berlin, Heidelberg

Bundesarbeitsgemeinschaft medizinisch-beruflicher Rehabilitations-Zentren (1993): Empfehlungen der Arbeitsgemeinschaft Neurologisch-Neurochirurgische Frührehabilitation. Heft 8

Cavanagh, S. (1994): Pflege nach Orem. Lambertus, Freiburg im Breisgau

Clauss, G. (Hrsg.) (1995): Fachlexikon ABC Psychologie. 5. Aufl., Thun Verlag, Frankfurt am Main.

von Cramon/Mai/Ziegler (1993): Neuropsychologische Diagnostik. VCH, Weinheim
von Cramon/Mai/Ziegler (1995): Neuropsychologische Diagnostik. Chapman & Hall GmbH, Weinheim
von Cramon, D./Zihl, J. (1988): Neuropsychologische Rehabilitation. Grundlagen – Diagnostik – Behandlungsverfahren. Springer Verlag, Berlin
Davies, P. (1986): Hemiplegie. Springer Verlag, Heidelberg
Degen, R. (1988): Die cerebralen Anfallsleiden – Epilepsie. Vieweg, Braunschweig/Wiesbaden
Delbrück, H.; Haupt, H. (1996): Rehabilitationsmedizin: Urban & Schwarzenberg, München
Deutsche Gesellschaft für Verhaltenstherapie (DGV Hrsg.) (1988): Theorien und Methoden. Forum 11 Verlag, Tübingen
Doenges/Moorhouse (1993): Pflegediagnosen und Maßnahmen. Huber-Verlag, Bern
Dorsch, F. (1982): Psychologisches Wörterbuch. 10 Auflage, Huber-Verlag, Bern
Emge, D. (1994): Das Modell der Selbstfürsorge nach D. Orem. Unveröffentliche Ausgabe, München
Estapé, R. (1989): Die Bedeutung der Exteropropriozeption (taktil-kinästhetisches System) für das verbale und nichtverbale Verhalten nach Hirnläsion. Therap. Umschau/Revue therapeutique, Verlag Hans Huber, Bern, Stuttgart, Toronto
Feil, Naomi (1994): The Validation Breakthrough. 2. Auflage, Health Professions Press, Baltimore, Maryland
Feil, Naomi (1990): Validation. Delle Karth Verlag, Wien
Feil, Naomi (1993): Ausbruch in die Menschenwürde. Wiener Verlag, Himberg
Feldenkrais, M. (1994): Der Weg zum reifen Selbst – Phänomene menschlichen Verhaltens. Junfermann Verlag, Paderborn
Fiechtner/Meier (1981): Pflegeplanung. Recom, Basel
Fliegel, S. (1995): Stichwort Verhaltenstherapie. Heyne Verlag, München
Freyberger, Harald J. (1991): Depression. Bund Verlag GmbH, Köln
Fröhlich, Andreas (1991): Basale Stimulation. Bundesverband für spastisch Gelähmte und andere Körperbehinderte, Verlag selbstbestimmtes Leben, Düsseldorf
Fröhlich, Andreas (1994): Wahrnehmungsstörung und Wahrnehmungsförderung. Edition Schindele, Heidelberg
Fröhlich, W.D. (1994): dtv-Wörterbuch zur Psychologie. Deutscher Taschenbuch Verlag, München.
Füssgen, I. (1996): Der ältere Patient. 2. Auflage, Urban & Schwarzenberg, München
Geisseler, T. (1991): Halbseitenlähmung. Hilfe zur Selbsthilfe. Springer Verlag, Heidelberg
Glaesener/Ließ/Schmallenbach (1989): Muskeldehnungstechniken zur Beeinflussung des Spasmus. in Grüninger, W. (Hrsg.), Spinale Spastik. Berlin, Überreuter
Goldenberg, G. (1997): Neuropsychologie: Grundlagen, Klinik, Rehabilitation. G. Fischer, Stuttgart
Gordon, M. (1994): Pflegediagnosen. Ullstein Mosby, Berlin
Grond, E. (1988): Praxis der psychischen Altenpflege. 7. Auflage, Werkverlag Dr. E. Banaschewski, München-Gräfelfing
Grond, E. (1992): Die Pflege verwirrter alter Menschen. 7. Auflage, Lambertus Verlag, Freibung i. Br.
Hahn, J.-M. (1997): Checkliste Innere Medizin. Thieme, Stuttgart
Hatch/Maetta/Schmidt (1996): Kinästhetik – Interaktion durch Berührung und Bewegung in der Pflege. DBfK Verlag, Eschborn

Hautzinger, J. (1996): In: Meermann/Vandereycken: Verhaltenstherapeutische Psychosomatik. Klinik, Praxis, Grundversorgung. 2. Aufl., Schattauer Verlag, Stuttgart.

Hoffmann, N. (1992): Verhaltenstherapie und kognitive Verfahren. pal – Verlagsgesellschaft, Mannheim

Hufnagl/Mielke/Hacke (1996): Aktuelles Wissen Hoechst, Reihe: Psychiatrie/Neurologie; Von zerebralen Durchblutungsstörungen bis zur vaskulären Demenz. Hoechst Marion Roussel Deutschland GmbH, Bad Soden

Internationale Klassifikation psychischer Störungen (1993): ICD 10, Kapitel V (F); klinisch-diagnostische Leitlinien/Weltgesundheitsorganisation. Dilling (Hrsg.). 2. korr. Aufl., Hans Huber Verlag, Bern, Göttingen, Toronto, Seattle

Käppeli, S. (1988): Pflege und Pflegetheorien. In: Krankenpflege, 42. Jg., Heft 1, S. 5–8

Kanfer, F. H./Reinecker, H./Schmelzer, D. (1996): Selbstmanagement – Therapie. Springer Verlag, Berlin, Heidelberg u.a.

Kelley, W./Harris, E./Ruddy, S./Sledge, C. (1997): Textbook of Rheumatology. Fourth Edition, Vol. 1, W. B. Saunders Company, Philadelphia

Kirkevold, M (1997): Pflegetheorien. Urban & Schwarzenberg, München

Kirschnick/Wald (1997): Pflegeleitfaden für Krankenschwestern und Krankenpfleger. Urban & Schwarzenberg, München

König, Pöllmann, Wehner, Wötzel (1997): Therapie der Multiplen Sklerose. Pflaum, München

Kruse/Nikolaus (1992): Geriatrie. Springer Verlag, Berlin

Kuess, S. (1985): In: Krisenintervention und Suizidverhütung. s. Sonneck, S. 92–93.

Lyons, A. S. (1980): Die Geschichte der Medizin im Spiegel der Kunst. Deutsche Erstveröffentlichung, DuMont, Köln

Marriner-Tomey, A. (1992): Pflegetheoretikerinnen und ihr Werk. Recom, Basel

Montagu, A. (1974): Körperkontakt – Die Bedeutung der Haut für die Entwicklung des Menschen. Klett-Cotta Verlag, Stuttgart

Orem, D.(1991): Nursing, Concept of Practice. 4. Auflage, Mosby Year Book, St. Louis, USA

Piaget, Jean (1973): Das Erwachen der Intelligenz beim Kinde. 2. Auflage

Pikler, E.(1988): Laßt mir Zeit. Pflaum Verlag, München

Pöck, K.(1982): Neurologie. Springer Verlag, Heidelberg

Pössl/Mai (1996): Rehabilitation im Alltag. Gespräche mit Angehörigen hirngeschädigter Patienten. EKN-Materialien für die Rehabilitation 10, Borgmann Publishing GmbH, Dortmund

Popper/Eccles (1989): Das Ich und sein Gehirn. 8. Auflage, Serie Piper

Prosiegel, M. (1991): Neuropsychologische Störungen und ihre Rehabilitation. Pflaum Verlag, München

Regula/Schmidli-Bless (1991): Pflegerisches Fachwissen nach dem Modell der Selbstpflege von D. Orem. 1. u. 2. Teil. In: Pflege, Band 4, Heft 1 + 2, S. 65–72 u. S. 135–144

Reinecker, H. (1994): Grundlagen der Verhaltenstherapie. Beltz, Psychologische Verlagsunion, Weinheim

Remschmidt, H. (1977): Psychologie für Krankenpflegeberufe. 2.Aufl., Georg Thieme Verlag, Stuttgart

Ringel, Erwin (1989): Selbstmord. – Appell an die anderen. 4. Aufl., Chr. Kaiser Verlag, München

Roper, Nancy (1988): Principles of Nursing in Process Context. Churchill Livingstone

Ross, A.O., Petermann, F. (1987): Verhaltenstherapie mit Kindern und Jugendlichen. Methoden und Anwendungsgebiete. Hippokrates Verlag, Stuttgart

Ruge/Rehfeld (1995): Geriatrische Rehabilitation im therapeutischen Team. Thieme Verlag, Stuttgart

Sacks, O. (1987): Der Mann der seine Frau mit einem Hut verwechselte. Rowohlt Verlag, Hamburg
Schachtner, C. (1996): Die Ressourcen-Orientierung in der Pflege. Pflege, Band 9, Heft 2, S. 198–205
Schlettig/Von der Heide (1993): Bezugspflege. Springer Verlag, Berlin, Heidelberg
Schmidt/Drexel/Jochheim (1995): Lehrbuch der Physikalischen Medizin und Rehabilitation. Gustav Fischer Verlag, Stuttgart
Seidler, E. (1980): Geschichte der Pflege des kranken Menschen. 5. Aufl., Berufskunde 1, Kohlhammer, Stuttgart Berlin, Köln, Mainz
Sittler/Kruft (1997): Pflegeleitfaden Altenpflege. Urban & Schwarzenberg, München, Wien Baltimore
Sonneck, G. (1985): Krisenintervention und Suizidverhütung. Ein Leitfaden für den Umgang mit Menschen in Krisen. Facultas Universitätsverlag, Wien. S. 66–83
Stahl, T. (1993): Neurolinguistisches Programmieren. PAL Verlagsgesellschaft, Mannheim
Stöhrer/Madersbacher/Palmtag (Hrsg.) (1997): Neurogene Blasenfunktionsstörung. Neurogene Sexualstörungen. Springer Verlag, Berlin
Stösser, A. von (1992): Pflegestandards. 2. Auflage, Springer Verlag, Berlin, Heidelberg
Urbas, L. (1994): Die Pflege des Hemiplegiepatienten nach dem Bobath-Konzept. Thieme Verlag, Stuttgart
Vester, F. (1984): Neuland des Denkens. Deutscher Taschenbuch Verlag, München
Vester, F. (1991): Denken, Lernen, Vergessen. Deutscher Taschenbuch Verlag, München
Vester, F. (1991): Leitmotiv vernetztes Denken. Heyne Verlag, München
Vogel, A. (1994): Rooming-in bei erwachsenen Schädel-Hirn-Verletzten. Unveröffentlichte Ausgabe, München
Wiese, M.(1996): Auf der Suche nach den biologischen Wurzeln des Selbstpflege- und Pflegeverhaltens. Teil 1 + 2, Pflege, Band 9, Heft 2 u. 3, S. 105–112 u. S. 189–197
Wittchen, H.-U. (1993): Ratgeber Angst. Was Sie schon immer über Angst wissen wollten! Karger Verlag, Basel, Freiburg, Paris, u.a.
Wood (1984): Behaviour Disorders Following Severe Brain Injury: their presentation and Psychological Management. Oxford University Press, Oxford New York
Zwierlein, E. (1997): Klinikmanagement. Erfolgsstrategien für die Zukunft. Urban & Schwarzenberg, München

Abbildungsnachweis

Abb. 1-1 Heinrich Sening
Abb. 1-4a–c modifiziert nach Cavanagh, S. (1994): Pflege nach Orem. Lambertus, Freiburg im Breisgau
Abb. 2-2 Erika Date
Abb. 2-3 Erika Date
Abb. 2-4 Erika Date
Abb. 3-1 Elfriede Götz-Ahmed
Abb. 3-2 Wigger/Knipfer (1998): Pflegeleitfaden Anästhesie/Intensivpflege. Urban & Schwarzenberg, München, gezeichnet von Henriette Rintelen
Abb. 3-4 Elfriede Götz-Ahmed
Abb. 3-5 Elfriede Götz-Ahmed
Abb. 3-6 Elfriede Götz-Ahmed
Abb. 3-8 Elfriede Götz-Ahmed
Abb. 3-9 Elfriede Götz-Ahmed
Abb. 4-2 Erika Date
Abb. 4-3 Erika Date
Abb. 4-4 Erika Date
Abb. 4-5 Erika Date
Abb. 4-6 Erika Date
Abb. 5-1 Erika Date
Abb. 5-2 Erika Date
Abb. 7-3 Zwierlein, E. (1997): Klinikmanagement. Erfolgsstrategien für die Zukunft. Urban & Schwarzenberg, München, gezeichnet von Esther Schenk-Panic
Abb. 8-3 Liebsch (1998): Neurologie. Urban & Schwarzenberg, München, gezeichnet von Henriette Rintelen
Abb. 8-4 Kirschnick, O. (1996): Pflegeleitfaden für Auszubildende und Tutoren. Urban & Schwarzenberg, München, gezeichnet von Walter Lob
Abb. 8-5 Kirschnick/Wald (1997): Pflegeleitfaden für Krankenschwestern und Krankenpfleger. Urban & Schwarzenberg, München
Abb. 8-6 Heinrich Sening
Abb. 8-7 Heinrich Sening
Abb. 8-8 Heinrich Sening
Abb. 8-9 Heinrich Sening
Abb. 8-10 Heinrich Sening
Abb. 8-11 Heinrich Sening
Abb. 8-12a–d Heinrich Sening
Abb. 8-13 Kirschnick, O. (1996): Pflegeleitfaden für Auszubildende und Tutoren. Urban & Schwarzenberg, München, gezeichnet von Walter Lob
Abb. 8-14 a–c Heinrich Sening
Abb. 8-15 Heinrich Sening
Abb. 9-1 Heinrich Sening
Abb. 9-2 Herbert Engelhardt
Abb. 9-3 Brigitte Schuhbauer
Abb. 9-4 Heinrich Sening
Abb. 9-5 Prosiegel, M. (1991): Neuropsychologische Störungen und ihre Rehabilitation. Pflaum, München
Abb. 9-6 Brigitte Schuhbauer
Abb. 9-7 Kirschnick/Wald (1997): Pflegeleitfaden für Krankenschwestern und Krankenpfleger. Urban & Schwarzenberg, München
Abb. 9-8 Elfriede Götz-Ahmed
Abb. 9-9 Elfriede Götz-Ahmed
Abb. 9-10 Heinrich Sening
Abb. 9-11 Heinrich Sening
Abb. 10-3 Heinrich Sening
Abb. 10-4 Heinrich Sening
Abb. 10-5 Heinrich Sening
Abb. 10-6 a,b Kirschnick/Wald (1997): Pflegeleitfaden für Krankenschwestern und Krankenpfleger. Urban & Schwarzenberg, München
Abb. 11-1 Renate Mühlstraßer
Abb. 11-2 Heinrich Sening
Abb. 11-3 Renate Mühlstraßer
Abb. 11-4 Renate Mühlstraßer
Abb. 14-1a Sittler/Kruft (1997): Pflegeleitfaden Altenpflege. Urban & Schwarzenberg, München

Abb. 14-1b Annette Steffek
Abb. 15-2 Mischo-Kelling/Zeidler (1997): Innere Medizin, 3. Aufl., Urban & Schwarzenberg, München
Abb. 15-3 Sittler/Kruft (1997): Pflegeleitfaden Altenpflege. Urban & Schwarzenberg, München, gezeichnet von Henriette Rintelen
Abb. 16-2 Fa. Joh. Stiegelmeyer GmbH & Co. KG, Herford
Abb. 17-1 Sittler/Kruft (1997): Pflegeleitfaden Altenpflege. Urban & Schwarzenberg, München, gezeichnet von Henriette Rintelen
Abb. 19-1 Heinrich Sening
Abb. 19-2 Heinrich Sening
Abb. 19-3 Heinrich Sening
Abb. 20-1 Ratgeber für Behinderte, Bundesministerium für Arbeit und Sozialverordnung

Kapitelaufmacher

Teil A Erika Date
Teil B Heinrich Sening
Teil C Robert Hoening, Spezialfahrzeuge GmbH, Leonberg
Teil D Annette Steffek

Register

A

B

C

D

E

F

G

H

I

J

K

N

O

P

S

T

U

V

W

Z